高等学校医学规划教材
（供临床、全科、基础、预防、护理、口腔、检验、药学等专业用）

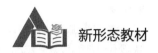
新形态教材

病理生理学

Binglishenglixue

（第2版）

主　审　王万铁

主　编　金可可

副主编　汪　洋　许益笑　郝卯林

编　者（按姓氏拼音排序）

陈　健（杭州医学院）　　　　　　陈维亚（杭州师范大学）

戴雍月（温州医科大学）　　　　　杜月光（浙江中医药大学）

郝卯林（温州医科大学）　　　　　金可可（温州医科大学）

倪世容（浙江中医药大学）　　　　邱晓晓（温州医科大学）

汪　洋（温州医科大学）　　　　　王方岩（温州医科大学）

王万铁（温州医科大学）　　　　　王　卫（温州医科大学）

许益笑（温州医科大学）　　　　　姚素艳（锦州医科大学）

应　磊（温州医科大学）　　　　　郑绿珍（温州医科大学）

高等教育出版社·北京

内容提要

本书在第1版基础上修订而成。全书共18章,包括绪论,疾病概论,水、电解质代谢紊乱,酸碱平衡紊乱,糖代谢紊乱,脂代谢紊乱,缺氧,发热,应激,缺血再灌注损伤,休克,弥散性血管内凝血,心功能不全,呼吸功能不全,肝功能不全,肾功能不全,脑功能不全,多器官功能障碍综合征等,在借鉴了国内外同类教材精华的同时,以实用性为原则,在内容取舍和文字上,力求删繁就简,重点突出,使全书结构更加紧凑,适教适学。全书配数字课程,包括教学PPT、微视频、自测题等数字资源,以适合教育数字化、信息化的发展需要。本书供高等医学院校临床、全科、基础、预防、护理、口腔、检验、药学等专业使用,也可作为其他专业本科生和临床医务人员的参考书。

图书在版编目(CIP)数据

病理生理学 / 金可可主编 . -- 2 版 . -- 北京:高等教育出版社,2021.2(2023.12 重印)

供临床、全科、基础、预防、护理、口腔、检验、药学等专业用

ISBN 978-7-04-055742-8

Ⅰ. ①病… Ⅱ. ①金… Ⅲ. ①病理生理学 - 医学院校 - 教材 Ⅳ. ① R363

中国版本图书馆 CIP 数据核字(2021)第 036920 号

总 策 划 吴雪梅 杨 兵
策划编辑 董 梁 责任编辑 董 梁 封面设计 李卫青 责任印制 存 怡

出版发行	高等教育出版社	网 址	http://www.hep.edu.cn
社 址	北京市西城区德外大街4号		http://www.hep.com.cn
邮政编码	100120	网上订购	http://www.hepmall.com.cn
印 刷	北京华联印刷有限公司		http://www.hepmall.com
开 本	787mm×1092mm 1/16		http://www.hepmall.cn
印 张	17.25		
字 数	425千字	版 次	2012 年 11 月第 1 版
			2021 年 3 月第 2 版
购书热线	010-58581118	印 次	2023 年 12 月第 4 次印刷
咨询电话	400-810-0598	定 价	34.00元

数字课程（基础版）

病理生理学

（第2版）

主编　金可可

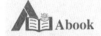
Abook

病理生理学（第2版）

病理生理学
（第2版）
● 主编　金可可

　　病理生理学（第2版）数字课程与纸质教材一体化设计，紧密配合。数字课程涵盖了PPT、微视频、自测题等资源。 充分运用多种形式媒体资源，极大地丰富了知识的呈现形式，拓展了教材内容。在提升课程教学效果同时，为学生学习提供思维与探索的空间。

用户名：[　　　]　　密码：[　　　]　　验证码：[　　　]　　5360　忘记密码？　[登录]　注册

http://abook.hep.com.cn/55742

扫描二维码，下载Abook应用

前　言

　　病理生理学是一门理论性、实践性很强的医学基础课，也是一门沟通基础医学和临床医学的桥梁学科，与其他基础医学学科相互渗透，在医学教育体系中占有特殊而重要的地位。

　　本教材以高等医学院校本科教学大纲要求为依据，体现"三基"，即基本理论、基本概念和基本技能，突出思想性、科学性、先进性、启发性和适用性。教材针对性、系统性强，简明实用。本教材在第 1 版基础上修订，在不改变原教材框架的前提下，更新了相关领域的研究进展，并对章节作了调整。新增"糖代谢紊乱""脂代谢紊乱"和"多器官功能障碍综合征"三章，删去"细胞信号转导异常与疾病"及"细胞凋亡与疾病"两章，使教材内容更加符合医学类相关专业学生的培养目标。本书共 18 章，每章正文前列有"学习目标""核心概念""引言"，利于学生课前预习；正文中适当位置插入"知识拓展"，以拓宽学生的知识面；正文末列有"本章小结""复习思考题"，便于学生课后复习。本教材配有数字课程，包括教学 PPT、微视频和自测题等数字资源，利于学生更好地复习和巩固教学内容，拓展知识。

　　本教材由杭州师范大学、杭州医学院、浙江中医药大学、锦州医科大学及温州医科大学的专家、教授共同编写，教材编写过程中得到了温州医科大学教务处、基础医学院领导的大力支持，主审王万铁教授对本教材进行认真审阅，在此深表谢意！

　　本教材虽经全体编写人员反复讨论、修改，但由于水平有限，书中疏漏在所难免，恳请同仁和读者不吝批评指正。

金可可

2020 年 9 月

目　录

第一章
绪　　论

学习目标

掌握病理生理学、病理过程、循证医学的概念，了解病理生理学的任务、性质、内容、研究方法及其学科性质。

核心概念

病理生理学　病理过程　循证医学

引言

病理生理学是一门理论性、实践性很强的医学基础理论课，是运用各种研究方法与手段，综合分析群体水平、个体水平、器官系统水平、细胞水平和分子水平上获得的研究结果，为探讨人类疾病的发生发展规律、发病机制及其防治提供理论依据。

第一节　病理生理学的任务、性质与内容

病理生理学（pathophysiology）是一门研究疾病发生、发展、转归规律和机制的科学，研究范围很广，但着重探讨患病机体的功能、代谢的变化和机制，阐明疾病的现象和本质，为疾病的防治提供理论和实验依据。

病理生理学是一门沟通基础医学和临床医学的桥梁学科，并且与其他基础医学学科相互渗透而成为一门综合性的边缘学科，在医学中占有重要地位。病理生理学的桥梁作用表现在，它是基础课中围绕疾病进行探讨的学科之一；临床医学为病理生理学研究内容的选择提供了方向，并使其研究成果得以验证和付诸实践；而病理生理学的新理论、新技术，又不断深化了对疾病本质的认识，促进了临床医学的发展。因此，它在基础与临床各学科（如内科学）间架起"桥梁"，承前启后、互相促进。病理生理学的综合性边缘作用表现为，它主要探讨疾病的机制和表现，以揭示疾病的本质；所以它既要应用生理学、生物化学、人体解剖学、医学微生物学、医学遗传学、医学细胞生物学等医学基础学科的理论，又不是这些学科理论的简单叠加和堆砌，而是将基础医学多学科中的形态、功能、代谢方

1

面的各种有关知识加以综合、分析，通过科学思维应用到患病的机体，从而正确认识疾病中出现的各种变化。

疾病种类繁多，每一种疾病都具有其独立的特征，有其特定的发生、发展及转归的规律，而不同的疾病又可以具有一些相同的变化和共同的发病规律，因此病理生理学主要包括以下三部分内容：

1. 总论 包括绪论和疾病概论。主要讨论疾病的概念、疾病发生的原因与条件、疾病发生发展中的一般规律和共同机制及疾病的转归等问题。

2. 病理过程（pathological process） 也称基本病理过程，指多种疾病中可能出现的共同的、成套的功能、代谢和形态结构的病理变化，包括水、电解质代谢紊乱，酸碱平衡紊乱，糖代谢紊乱，脂代谢紊乱，缺氧，发热，应激，缺血再灌注损伤，休克，弥散性血管内凝血等。病理过程不是一个独立的疾病，而是疾病的重要组成部分，一个病理过程可出现在多种疾病中，而一种疾病中又可先后或同时出现多种病理过程。当然，病理过程也具有独立的发生、发展规律。

3. 各论 又称各系统器官病理生理学。主要论述体内几个主要系统的某些疾病在发生、发展过程中可能出现的一些常见而共同的病理过程，这些变化在临床上称为综合征。如心功能不全、呼吸功能不全、肝功能不全、肾功能不全和脑功能不全等。

第二节 病理生理学的主要研究方法

病理生理学是基础医学中的一门理论性学科，也是一门实验性学科。常用的研究方法和手段有以下三种。

一、动物实验研究

动物实验包括急性和慢性动物实验，是病理生理学研究疾病的主要手段。由于有关疾病的大部分实验研究不能在人体中进行，为此，首先需要在动物身上复制类似人类疾病的模型，或者利用动物的某些自发性疾病，人为地控制某些条件，以对患病时机体的功能、代谢变化进行深入的动态观察，并在必要时对动物疾病进行实验治疗，探索疗效的机制。但应该强调的是，人与动物既有共同点，又有本质上的区别，因此动物实验研究的结果不能简单地用于临床，而只有把动物实验结果和临床资料相互比较，深入进行分析和综合后，才能被临床医学借鉴和参考，并为探讨临床疾病的病因、发病机制及防治提供依据。

二、临床实验研究

病理生理学研究的是疾病和患病机体的功能代谢变化，人体是其主要对象。患者患病及治疗过程中的症状和体征等变化的临床观察，有时还需对患者进行长期随访，以探索疾病发展的动态规律，尤其是在不损害患者健康的前提下，进行各种必要的临床实验研究是病理生理学研究疾病的重要方法。

三、疾病的流行病学研究

为了从宏观和微观世界中探讨疾病发生的原因和条件，疾病发生、发展的规律和趋势，从而为疾病的预防、控制和治疗提供依据，因此，传染和非传染群体的流行病学调查已成为研究疾病的常用方法和手段。

近年来，人们对循证医学（evidence-based medicine）给予了高度重视。循证医学是从20 世纪 90 年代在临床医学领域内迅速发展起来的一门新兴学科，是一门遵循科学证据的医学，其核心思想是任何医疗卫生方案、决策的确定都应遵循客观的临床科学研究产生的最佳证据，从而制订出科学的预防对策和措施，达到预防疾病、促进健康和提高生命质量的目的。因此，循证医学是以证据为基础、实践为核心的医学，病理生理学的研究也必须遵循该原则。

◀ 知识拓展 ▶

循证医学是指慎重、准确和明智地应用目前可获取的最佳研究证据，同时结合临床医师个人的专业技能和长期临床经验，考虑患者的价值观和意愿，完美地将三者结合在一起，制订出具体的治疗方案。

第三节　病理生理学发展简史

病理生理学是一门年轻的学科，它的发展历史是同人类对疾病本质的认识过程密切联系的，是医学发展和临床实践的必然产物。

19 世纪中叶，法国生理学家 Claude Bernard 等开始在动物身上复制人类疾病的模型，用实验的方法研究患病时机体的功能、代谢变化，创立了实验病理学，这便是病理生理学的雏形。从此，普通病理学（general pathology）或病理学（pathology）就包括了对疾病的形态结构和功能代谢两大方面的研究内容。随着医学的飞速发展和对疾病研究的不断深入，病理学逐渐分化成病理解剖学和病理生理学，前者侧重以形态学方法探讨疾病的本质；后者侧重以功能代谢方法研究疾病的机制。1879 年，俄国的喀山大学首次开设病理生理学课程，1924 年，苏联及东欧一些国家在高等医药院校建立病理生理学教研室并开展病理生理学教学。欧美各国的病理生理学较长时间分散在其他学科领域中或以专题讲座形式讲授，但近年来也已在一些医学院校开设病理生理学课程，并出版了多本病理生理学教科书。

1954 年，我国邀请苏联专家举办全国性病理生理学师资进修班，1956 年，全国高等医学院校相继建立病理生理学教研室，开展病理生理学的教学和科研工作。1985 年，成立了国家级一级学会——中国病理生理学会（Chinese Association of Pathophysiology，CAP），1991 年成为国际病理生理学会（International pathophysiological society，IPS）的成员和组建者之一。我国的病理生理学正在飞跃地发展，不断壮大。活跃在医学领域中的我国病理生理学工作者在教学和科研中取得了一系列令人瞩目的成就，为医学科学和人类的健康做出了应有的贡献。

本 章 小 结

　　病理生理学是一门以患病机体为对象，着重从功能、代谢的角度研究疾病发生、发展及转归的规律和机制的医学基础科学。病理生理学课程由绪论、疾病概论、基本病理过程和系统器官病理生理组成，是沟通基础医学和临床医学的桥梁学科。动物实验研究、临床实验研究及流行病学研究是病理生理学的主要研究方法。

复习思考题

　　1. 病理生理学的主要任务是什么？
　　2. 基本病理过程与疾病有何区别？

（王万铁　黄丹娜）

数字课程学习

　　⬇ 教学 PPT　　▶ 微视频　　✎ 自测题

第二章
疾 病 概 论

【学习目标】

掌握健康、疾病、死亡、脑死亡、完全康复、不完全康复等概念；熟悉疾病发生、发展的一般规律、共同机制及转归；了解临终关怀、安乐死等概念及疾病发生的原因与条件。

【核心概念】

健康 疾病 死亡 康复 脑死亡

【引言】

疾病种类繁多，每一种疾病都具有其独立的特征，有其特定的发生、发展及转归的规律，而不同的疾病又可以具有一些相同的变化和共同的发病规律，本章主要介绍疾病、健康、死亡、康复等概念，并探讨疾病发生的原因与条件、疾病发生发展中的一般规律和共同机制及疾病的转归等问题。

第一节　健康与疾病

一、健康的概念

长期以来，人们常常认为不生病就是健康（health），但实际上此种观点是不全面的。世界卫生组织（World Health Organization，WHO）提出：健康不仅是没有疾病或病痛，而且是躯体上、精神上和社会上处于完好状态，包括躯体健康、心理健康、社会健康、道德健康等。因此，一个健康的人应该具有强壮的体魄、健全的精神状态、高尚的道德修养和良好的社会适应能力。例如，有的人并无器质性病变，也没有精神疾病，但性格古怪或孤僻，心理状态很不稳定，不能视为健康。吸烟、酗酒等不良生活方式及与家庭、邻里、同事不和睦等不完善的社会关系，也是社会上不健康的表现。心理和社会上的不良状态为躯体疾病的发生埋下了隐患。

在许多情况下，从健康到疾病是一个由量变到质变的过程，两者之间存在亚健康

（subhealth）的中间状态。处于亚健康状态的人，可以有各种不适的自我感觉，如乏力、精神不振等，但各种临床检查和化验结果常为阴性。如果亚健康状态没有引起人们足够的重视，任其发展就会导致疾病的发生。

> **◀知识拓展▶**
>
> 　　亚健康是指机体在内、外环境刺激下引起心理、生理上的异常变化，但未达到明显病理性的程度，包括身体成长亚健康、心理素质亚健康、情感亚健康、思想亚健康及行为亚健康。主要表现为功能性改变、体征改变（现有医学技术不能发现）、生命质量差及慢性疾病伴随的病变部位之外的不健康体征。

二、疾病的概念

疾病（disease）是机体在一定病因损害性作用下，因机体自稳（homeostasis）调节紊乱而发生的异常生命活动过程。疾病过程中因病因与机体相互作用，在一定条件下体内可产生各种复杂的功能、代谢和形态结构的异常变化，而这些变化又可使机体各器官系统之间、机体与外环境之间的协调关系发生障碍，从而引起各种症状、体征。此时，机体对环境适应能力降低，工作和劳动能力减弱或丧失，甚至危及生命。

第二节　病因学

病因学（etiology）是研究疾病发生的原因与条件及其作用规律的科学，即疾病是因何发生的。

一、疾病发生的原因

疾病发生的原因简称病因（etiological factor），又可称为致病因素。它是指作用于机体的众多因素中，能引起疾病并赋予该疾病以特征性的因素。

病因的种类繁多，一般分成以下几大类。

（一）生物性因素

生物性因素是很常见的致病因素，主要包括病原微生物（如细菌、病毒、真菌、支原体、立克次体、衣原体、螺旋体等）和寄生虫（如原虫、蠕虫等）。这类病因通过一定的途径侵入机体，其致病作用与病原体致病力的强弱和侵入机体的病原体数量有关，且与机体对病原体的感受性及防御能力有关，并常常构成一个传染过程。

（二）理化性因素

此类病因包括物理性因素如机械力、温度（如高温引起的烧伤、低温引起的冻伤）、大气压、噪声、电离辐射等和化学性因素如强酸、强碱、化学毒物（如一氧化碳、氰化物、有机磷农药等）或动植物毒性物质（如河豚毒、蕈毒等）等。理化性因素致病常可发生在一些突然事故、特殊环境中。

（三）营养性因素

营养过剩和营养不足均可引起疾病。长期大量摄入高热量食物可引起肥胖，并与动脉粥样硬化的发生有密切关系；维生素A、D摄入过多也可引起中毒等。营养物质摄入不足（或因需求增加致相对不足）可引起营养不良；维生素B_1缺乏可引起脚气病；维生素D缺乏可引起佝偻病；缺碘可引起甲状腺肿等。

（四）遗传性因素

人类某些疾病与遗传因素有关，已发现由遗传引起的疾病有两种情况：

1. 直接遗传引起的遗传性疾病　如血友病、色盲、唐氏综合征等，主要是通过遗传物质基因的突变或染色体的畸变发生的。

2. 遗传易感性引起的疾病　如精神分裂症、高血压病、糖尿病等。某些家庭中的人具有易患某种疾病的素质的现象称为遗传易感性，这些人具有遗传素质，即具备易得这类疾病的遗传特性。

（五）先天性因素

先天性因素是指能损害胎儿发育的因素，而不是遗传物质的改变。如孕妇患风疹时，风疹病毒可能损害胎儿而引起先天性心脏病。又如某些化学物质、药物等也可导致胎儿畸形或缺陷。

（六）免疫性因素

机体的免疫反应在防止和对抗感染的过程中起着重要作用。然而，许多疾病的发生发展又与免疫反应密切相关。

1. 变态反应性疾病　在某些机体中免疫系统对一些抗原的刺激常发生异常强烈的反应，从而导致组织、细胞的损害和生理功能障碍。这种异常的免疫反应，称为变态反应或超敏反应。如异种血清蛋白，某些致病微生物，甚至某些食物（虾、蛋类）、药物（青霉素等），都可引起变态反应性疾病。

2. 自身免疫性疾病　有些个体能对自身抗原发生免疫反应并引起自身组织的损害，称自身免疫性疾病。如系统性红斑狼疮、类风湿关节炎、溃疡性结肠炎等。

3. 免疫缺陷病　机体的体液免疫或细胞免疫缺陷可引起免疫缺陷病，如艾滋病、低丙种球蛋白血症等。

（七）精神、心理、社会因素

近年来随着生物医学模式向生物－心理－社会医学模式的转换，精神、心理、社会因素引起的疾病越来越受到重视。因为人不仅是生物学领域内的生物，更重要的是人是社会范畴里的生物，因此，社会因素与疾病发生密切相关。社会进步，经济发展，生活、劳动和卫生条件的改善及计划免疫的实施等，可以增进健康，预防和减少疾病的发生。心理因素、精神因素在疾病发生发展中也具有重要作用。如长期精神紧张、精神创伤、忧思过度等，可引起高血压病、应激性溃疡、神经症等。变态心理和变态人格也可导致身心疾病的发生。

病因还有很多，不可能全部列出。疾病的发生可以主要由一种病因引起，也可以由多种病因同时作用或先后参与，在疾病发生、发展过程中起叠加或协同的作用。

二、疾病发生的条件

疾病发生的条件，主要是指那些能够影响疾病发生的各种机体内外因素，包括年龄、性别等体内因素，气温、地理环境等自然因素和国家经济状况、教育水平等社会因素。它们本身虽然不能引起疾病，但是可以左右病因对机体的影响，或者影响机体状态而起到促进或阻止疾病发生发展的作用。如人体受凉后容易患感冒、气管炎或肺炎，是因人体遭受寒冷时抗体生成减少，上呼吸道黏膜淤血，气管黏膜的纤毛运动也减弱，局部抵抗力降低，原在上呼吸道的病原体得以繁殖而致病。

能够通过作用于病因或机体而促进疾病发生发展的因素称为疾病的诱发因素，简称诱因（induced factor）。例如，高血压病是脑血管意外的病因，而情绪激动、寒冷刺激、酗酒等诱因的存在，往往可促进血压的突然上升并使原有病变的脑血管破裂。

必须强调，病因和条件的划分不是绝对的，而是相对的，应针对某个具体疾病而言。对于不同的疾病，同一个因素可以是某一个疾病发生的原因，也可以是另一个疾病发生的条件。例如寒冷是冻伤的原因，但也是感冒、肺炎、关节炎等疾病发生的条件。因此，要阐明某一疾病的原因和条件，认识它们在疾病发生中的作用，必须进行具体的分析和研究。

第三节 发 病 学

发病学（pathogenesis）是研究疾病发生、发展过程中一般规律和共同机制的科学。

一、疾病发生发展的一般规律

疾病发生发展的一般规律主要是指各种疾病发生发展过程中一些普遍存在的、共同的基本规律。

（一）损伤与抗损伤并存

致病因素作用于机体引起损伤时，机体调动各种防御、代偿功能对抗致病因素及其所引起的损伤。损伤与抗损伤贯穿于疾病的始终，双方力量的对比决定着疾病的发展和转归（图 2-1）。当损伤占优势，则病情恶化，甚至死亡；反之，当抗损伤占优势，则病情缓解，直至痊愈。如外伤性出血引起血压下降、组织缺氧等损伤时，机体出现血管收缩、心率加快、血凝加速等抗损伤反应。若损伤较轻，通过抗损伤反应和适当治疗，机体便可康复；若损伤严重，抗损伤反应不足以抗衡损伤性变化，又无适当治疗，就可导致创伤性或失血性休克而死

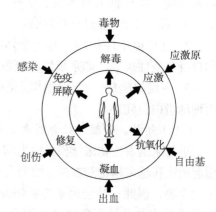

图 2-1 疾病时体内的损伤与抗损伤反应

亡。应当强调的是损伤与抗损伤性反应之间无严格的界限，他们之间可以相互转化。上述血管收缩有抗损伤意义，但持续时间过长，便可加重组织缺氧，引起酸中毒及肾衰竭等病理过程，即原来的抗损伤反应变成了损伤因素。

（二）因果交替

在疾病的发生发展过程中，原因和结果可以相互交替和相互转化，也就是说，由原始致病因素引起的后果，可以在一定的条件下转化为另一些变化的原因。这种因果交替的过

程常是疾病发展的重要形式。在疾病发展过程中，如果几种变化互为因果，形成环式运动，而每循环一次都使病情进一步恶化，称为恶性循环。例如，酸中毒可引起高钾血症，后者又加重酸中毒，最后导致机体死亡。如及时适当地治疗，纠正酸中毒，阻断因果转化和恶性循环，形成良性循环，疾病就向康复的方向发展。

（三）局部与整体关联

任何疾病基本上都是整体疾病，而各组织、器官等部位的病理变化，均是全身性疾病的局部表现。局部的病变可以通过神经和体液途径影响整体，反之，机体的全身功能状态也可以通过这些途径影响局部病变的发展。例如，局部的毛囊炎，除了引起局部充血、水肿等炎症反应外，严重时可通过神经及体液途径影响全身，从而出现白细胞升高、发热等全身性反应。反之，有时毛囊炎看似局部病变，给予单纯的局部治疗，疗效欠佳，仔细追查才发现局部的毛囊炎仅是全身代谢障碍性疾病——糖尿病的局部表现，只有治疗糖尿病后，局部的毛囊炎才会得到控制。因此，应该充分认识到在每一个疾病发生发展过程中局部与整体之间的关系，两者都有其各自的特征，而且随病程的发展彼此间的联系又不断变化，同时还可以发生彼此间的因果转化，此时究竟是全身病变还是局部病变占主导地位，应具体分析。

二、疾病发生的基本机制

疾病发生的基本机制（mechanism）是指参与很多疾病发病的共同机制，因此，它不同于个别疾病的特殊机制。近年来，由于医学基础理论的飞速发展，各种新方法新技术的应用，不同学科间的横向联系，使疾病基本机制的研究逐渐从整体水平、器官水平、细胞水平深入到分子水平。

（一）神经机制

致病因素直接侵犯神经系统或通过神经反射引起神经功能紊乱，使神经系统本身或其他器官功能异常，从而导致疾病的发生，称为神经机制（neural mechanism）。例如，乙型脑炎病毒可直接破坏神经组织；而长期精神紧张、焦虑可影响神经反射或神经递质的分泌，导致器官功能障碍。

（二）体液机制

有的致病因素是通过体液机制（humoral mechanism）引起疾病的，即致病因素引起体液量和质的变化，导致内环境的紊乱和疾病的发生。体液因子可通过内分泌、旁分泌和自分泌三种形式作用于靶细胞，影响细胞的代谢与功能。

实际上，神经机制和体液机制是密不可分的，高血压发病中的神经－体液机制就是一个典型的例子。而神经－体液机制主要是从神经调节障碍和体液因子分泌异常来解释疾病发生的原理。

（三）细胞机制

细胞机制（cellular mechanism）指致病因素直接或间接作用于组织细胞，导致细胞的功能代谢障碍，从而引起细胞的自稳调节紊乱。如机械力、高温、肝炎病毒等致病因素引起的细胞损伤除直接破坏细胞外，主要引起细胞膜和细胞器功能障碍。如细胞膜的各种离子泵功能失调，造成细胞内外离子失衡，细胞内 Na^+、Ca^{2+} 聚积，细胞水肿甚至死亡。细胞器功能异常主要表现为线粒体功能障碍，能量生成不足。认识细胞功能、代谢和结构的损伤及其机制从细胞水平上解释了疾病发生的原理。

（四）分子机制

近年来，随着基因研究的深入，发现了多种与疾病有关的基因，它们可以是来自先天遗传，也可以是由环境因素中多种致病因素对 DNA 损害所致，此即为疾病发生的分子机制（molecular mechanism）。由基因本身突变、缺失或其表达调控障碍引起的疾病，称为基因病（genopathy）。由一个致病基因引起的基因病称单基因病，如多囊肾等；由多个基因共同控制其表型性状的疾病称多基因病，又称多因子疾病，如糖尿病等。而由 DNA 遗传性变异引起的一类以蛋白质异常为特征的疾病，称为分子病（molecular disease），主要包括酶缺陷所致的疾病，如 I 型糖原沉积病，血浆蛋白和细胞蛋白缺陷所致的疾病如镰状细胞贫血，受体病如重症肌无力和膜转运障碍所致的疾病如胱氨酸尿症等。总之，从分子医学角度看，患病时形态和功能的异常，是某些特定蛋白质结构或功能的变异，而这些蛋白质又是细胞核中相应基因对细胞受体和受体后信号转导作出应答反应的产物，因此，基因及其表达调控状况是决定身体健康或疾病的基础。

第四节　疾病的转归

疾病都有一个发生发展的过程，大多数疾病发生发展到一定阶段后终将结束，这就是疾病的转归。疾病的转归（sequelae）有康复和死亡两种形式，转归主要取决于致病因素作用于机体后发生的损伤与抗损伤的力量对比和疾病是否得到正确而及时的治疗。

一、康复

康复（rehabilitation）分成完全康复与不完全康复两种。

（一）完全康复

完全康复（complete rehabilitation）是指患病时所发生的损伤性变化完全消失，机体的自稳调节恢复正常。

（二）不完全康复

不完全康复（incomplete rehabilitation）是指患病时的损伤性变化得到控制，但基本病理变化尚未完全消失，经机体代偿后功能代谢部分恢复，主要症状消失，有时可能留有后遗症。

二、死亡

传统上把心跳、呼吸的永久性停止作为死亡（death）的标志，认为死亡是一个过程，包括濒死期、临床死亡期与生物学死亡期。近年来，随着复苏技术的普及与提高、器官移植的开展，对死亡有了新的认识。目前一般认为死亡是指机体作为一个整体的功能永久停止，但是并不意味各器官组织同时均死亡，因此提出了脑死亡（brain death）的概念。脑死亡是指全脑的功能永久性停止，目前一般均以枕骨大孔以上全脑死亡作为脑死亡的标准。一旦出现脑死亡，就意味着人的实质性死亡。因此，脑死亡成了近年来判断死亡的一个重要标志。

判断脑死亡的标准：①自主呼吸停止：进行 15 min 人工呼吸后仍无自主呼吸；②不

可逆性深昏迷：无自主性肌肉活动，对外界刺激完全失去反应；③颅神经反射消失：对光反射、角膜反射、咳嗽反射、吞咽反射等均消失；④瞳孔散大、固定；⑤脑电波完全消失；⑥脑血液循环完全停止。

在没有条件做脑血管造影、脑电图及用人工呼吸机进行抢救时，一般就可根据心跳、呼吸的永久性停止来诊断脑死亡，因为它能导致全脑功能永久性丧失。

采用脑死亡概念的意义在于：可协助医务人员判断死亡时间和确定终止复苏抢救的界线；同时为器官移植创造了良好的时机和合法的根据。因为对脑死亡者借助呼吸、循环辅助装置，在一定时间内维持器官组织低水平的血液循环，可为器官移植手术提供良好的供体。此外，也为器官灌流、组织和细胞培养等实验研究提供良好的材料。

脑死亡与植物状态不同，后者是指受害者的大脑皮质功能严重损害，处于不可逆的深昏迷状态，意识活动丧失，但皮质下中枢尚可维持自主呼吸运动和心跳，对外界刺激也能产生一些本能的反射。处于此种状态的人称为植物人（vegetative being），系各种原因造成的大脑皮质广泛性损伤，而皮质下功能尚保存或部分保存的一种特殊意识障碍状态。对待植物人，是用昂贵的费用提供各种营养维持这种状态，还是放弃对其生命的维持，尚有争议。

> **◀知识拓展▶**
>
> 植物人具有以下特征：①随意运动丧失，但肢体对疼痛性刺激有时有屈曲性逃避反应；②智能、思想、意志、情感及其他有目的的活动均已丧失，但眼睑可以睁开，眼球呈现无目的活动，有时即使眼睛可以注视，也不能辨认；③主动饮食能力丧失，但有时有吞咽、咀嚼、磨牙等动作；④大小便失禁；⑤脑电图平坦或出现静息电位，受伤后数月可有高波幅慢波，或有偶然的 α 节律。

三、临终关怀与安乐死

临终关怀（hospice care）是指为临终患者及其家属提供医疗、护理、心理、社会等方法的全方位服务与照顾，使患者在较为安详、平静中接纳死亡。目前国内已出现一些临终关怀医院。

> **◀知识拓展▶**
>
> 临终关怀并非一种治愈疗法，而是一种专注于患者在将要逝世前的几个星期甚至几个月的时间内，减轻其疾病的症状、延缓疾病发展的医疗护理。包括身关怀、心关怀、道业关怀（或灵性关怀）。

安乐死（euthanasia）是指患有不治之症的患者在濒死状态时，为了免除其精神和躯体上的极端痛苦，用医学方法结束其生命。虽然安乐死已提出多年，但因其涉及的众多医学、社会学及伦理学问题尚未解决，因此许多国家（包括中国）尚未通过立法施行。

◀知识拓展▶

　　安乐死必须符合下列条件：①从现代医学知识和技术上看，患者患不治之症并已临近死期；②患者极端痛苦，不堪忍受；③必须是为解除患者死前痛苦，而不是为亲属、国家、社会利益而实施；④必须有患者神志清醒时的真诚嘱托或同意；⑤原则上必须由医师执行；⑥必须采用社会伦理规范所承认的妥当方法。

本 章 小 结

　　疾病概论主要讨论疾病发生发展中的普遍规律、病因学和发病学的一般问题。致病因素能引起疾病并赋予该疾病以特征性，而条件是指能影响疾病发生发展的各种体内外因素。疾病遵循因果交替的规律不断发展，体内损伤与抗损伤的斗争决定疾病的发展方向，其发生的基本机制是神经机制、体液机制、细胞机制及分子机制，康复或死亡是疾病的最终结局。

复习思考题

1. 举例说明损伤与抗损伤反应在疾病发展过程中的作用。
2. 举例说明什么是因果交替规律。
3. 何为脑死亡？判断脑死亡的标准有哪些？
4. 简述先天性疾病与遗传性疾病的区别。

（王万铁　张　赛）

数字课程学习

⤓教学PPT　▶▶微视频　✎自测题

第三章

水、电解质代谢紊乱

掌握高渗性脱水及低渗性脱水的概念、病因、机制及对机体的影响，等渗性脱水的概念；水肿的概念、发病机制；低钾血症和高钾血症的概念、病因、机制及对机体的影响。熟悉水中毒的概念、原因、机制以及对机体的影响；水肿的分类、特点及对机体的影响。了解正常水钠代谢；水中毒的机制与对机体的影响，盐中毒的概念；高渗性脱水、低渗性脱水、等渗性脱水、水肿及低钾血症和高钾血症防治的病理生理基础。

核心概念

高渗性脱水　　低渗性脱水　　水肿　　低钾血症　　高钾血症

引言

水和电解质广泛分布于机体细胞内外，正常的水、电解质代谢与生命活动息息相关。水、电解质代谢紊乱与临床医学有着密切而广泛的联系。水在体内并非以纯水状态存在，体内的水与溶解于其中的溶质共称为体液，溶质包括电解质、低分子有机物及蛋白质等。在神经－内分泌系统的调节作用下，体内水和电解质在一定范围内保持稳定。疾病和外界环境的剧烈变化常会引起水、电解质代谢紊乱，从而导致体液的容量、分布、电解质浓度和渗透压的变化。这些紊乱如得不到及时纠正，可使全身各器官系统特别是心血管系统、神经系统的功能和机体的物质代谢发生相应的障碍，严重时可导致死亡。因此，水、电解质代谢紊乱在临床上具有十分重要的意义，纠正水、电解质代谢紊乱的输液疗法是临床上经常使用和极为重要的治疗手段。

第一节　水、钠代谢

一、正常水、钠平衡

（一）体液的容量和分布

成人体液总量占体重的 60%，其中细胞内液约占体重的 40%，细胞外液约占体重的 20%，细胞外液中的血浆约占体重的 5%，组织间液约占 15%。细胞外液中还有极少部分分布于一些密闭的腔隙（如关节腔、颅腔、胸膜腔、腹膜腔）中，称跨细胞液（transcellular fluid）或第三间隙液。

体液总量的分布因年龄、性别和胖瘦而不同。新生儿体液占体重的百分比最高，达 80% 左右，婴幼儿约占 70%，学龄前儿童约为 65%。成年男性体液约占体重的 60%，女性皮下脂肪比较丰富，而脂肪组织含水量较小，故女性体液约占体重的 50%。此外，体液总量随脂肪的增加而减少，脂肪组织含水量为 10% ~ 30%，而肌肉组织的含水量为 25% ~ 80%，因此，肥胖的人体液总量占体重的比例比瘦的人少，瘦人对缺水有更大的耐受性。

（二）体液的电解质成分

体液中主要的电解质有 Na^+、K^+、Ca^{2+}、Mg^{2+}、Cl^-、HCO_3^-、HPO_4^{2-} 和 SO_4^{2-} 等。细胞外液主要的阳离子是 Na^+，其次是 K^+、Ca^{2+}、Mg^{2+} 等，阴离子主要是 Cl^-，其次是 HCO_3^-、HPO_4^{2-}、SO_4^{2-} 及有机酸和蛋白质。细胞内液主要的阳离子是 K^+，其次是 Na^+、Ca^{2+}、Mg^{2+}，主要的阴离子是 HPO_4^{2-} 和蛋白质，其次是 Cl^-、HCO_3^-、SO_4^{2-} 等。各部分体液中所含阴、阳离子数的总和相等，以保持电中性。

（三）体液的渗透压

溶液的渗透压取决于溶质的分子或离子的数目，而与颗粒的大小、电荷和质量无关。体液中发挥渗透作用大的溶质主要是电解质。体液的渗透压 90% ~ 95% 来源于 Na^+、Cl^- 和 HCO_3^-，其余 5% ~ 10% 由其他离子、葡萄糖、氨基酸、尿素及蛋白质等构成。血浆总的渗透压是由血浆中电解质与非电解质等所有溶质颗粒总数所表现出来的渗透效应。血浆渗透压中由血浆蛋白质产生的胶体渗透压仅占血浆渗透压的 1/200，但由于血浆蛋白不能自由通过毛细血管壁，对维持血管内外液体的交换和血容量具有十分重要的作用。血浆中晶体物质虽然质量很小，但数目比蛋白质多得多，故血浆渗透压主要决定于离子浓度。通常血浆渗透压在 290 ~ 310 mmol/L 之间，在此范围内称等渗，低于此范围的称低渗，高于此范围的称高渗。

（四）水、钠平衡及调节

1. 水平衡　正常人每天水的摄入和排出处于动态平衡。水的来源有饮水、食物水和代谢水，代谢水为糖、脂肪、蛋白质等营养物质在体内氧化生成的水（每 100 g 糖氧化时产生 60 mL 水，每 100 g 脂肪可产生 107 mL 水，每 100 g 蛋白质可产生 41 mL 水）。

机体排出水分的途径有四个，即消化道（粪）、皮肤（显性汗和非显性蒸发）、肺（呼吸蒸发）和肾（尿）。必须指出的是，正常成人每天至少必须排出 500 mL 尿液才能清除体内的代谢废物。因为成人每天尿液中的固体物质（主要是蛋白质代谢终产物以及电解质）一般不少于 35 g，在尿液中的最大浓度为 60 ~ 70 g/L，所以每天排出 35 g 固体溶质的最低尿量为 500 mL，再加上非显性汗和呼吸蒸发以及粪便排水量，则每天最低排出的水量为 1 500 mL。要维持水分出入量的平衡，每天需水 1 500 ~ 2 000 mL，称日需量。在正常情况下每天水的出入量保持平衡（表 3-1）。尿量则视水分的摄入情况和其他途径排水的多少而增减。

2. 钠平衡　正常成人每天所需的钠为 4 ~ 6 g。天然食物中含钠甚少，因此人们摄入的钠主要来自食盐，摄入的钠几乎全部由小肠吸收。肾是主要的排钠器官，汗液也可以排出少量钠。正常情况下排出和摄入钠的量几乎相等。

表 3-1 正常人每日水的摄入和排出量

摄入（mL）		排出（mL）	
饮水	1 000 ~ 1 300	尿量	1 000 ~ 1 500
食物水	700 ~ 900	皮肤蒸发	500
代谢水	300	呼吸蒸发	350
		粪便水	150
合计	2 000 ~ 2 500		2 000 ~ 2 500

3. 水、钠平衡的调节 水、钠代谢是通过神经 – 内分泌系统来调节的。水平衡主要由渴感和抗利尿激素（antidiuretic hormone，ADH）调节，钠平衡主要受醛固酮和心房钠尿肽调节。

（1）渴感的调节作用：渴感中枢位于下丘脑视上核侧面，与渗透压感受器邻近。血浆晶体渗透压升高或血容量减少都可以刺激渴感中枢，反射性引起口渴的感觉，机体主动饮水而补充水的不足。

（2）抗利尿激素的调节作用：ADH 由下丘脑视上核和室旁核的神经元合成，并沿着这些神经元的轴突运至神经垂体贮存。刺激 ADH 合成和释放的因素有渗透性和非渗透性两类。血浆渗透压增高可以使下丘脑神经核或其周围的渗透压感受器细胞发生渗透性脱水，从而导致 ADH 分泌。非渗透性刺激即血容量和血压变化可通过左心房和胸腔大静脉处的容量感受器和颈动脉窦、主动脉弓的压力感受器而影响 ADH 的分泌。

ADH 的主要作用是通过水通道蛋白（aquaporin，AQP）调节集合管对水的重吸收。当 ADH 与位于集合管主细胞的受体结合后，激活腺苷酸环化酶，使环磷酸腺苷（cAMP）生成增加，后者经蛋白激酶 A 使水通道蛋白磷酸化。磷酸化的水通道蛋白从细胞内移位至细胞膜，使集合管对水的通透性增高。

（3）醛固酮的调节作用：醛固酮是由肾上腺皮质球状带分泌的盐皮质激素，主要作用是促使肾远曲小管和集合管对 Na^+ 的主动重吸收，并通过 Na^+-K^+ 和 Na^+-H^+ 交换促进 K^+ 和 H^+ 的排出。醛固酮的分泌主要受肾素 – 血管紧张素系统和血浆 Na^+、K^+ 浓度调节。当血容量减少、动脉血压降低时，肾小球入球小动脉动脉壁牵张感受器受到刺激，使近球细胞分泌肾素增加，通过肾素 – 血管紧张素系统产生血管紧张素 Ⅱ 和 Ⅲ，后两者可使醛固酮分泌增多。血浆高 K^+ 或低 Na^+ 可直接刺激肾上腺皮质球状带分泌醛固酮。

（4）心房钠尿肽的调节作用：心房钠尿肽（atrial natriuretic peptide，ANP）是由心房肌细胞合成的肽类激素，对调节肾及心血管内环境稳定起着重要作用。ANP 的主要生物学特征是具有强烈而短暂的利尿、排钠和松弛血管平滑肌的作用。当心房扩张、血容量增加、血 Na^+ 增高或血管紧张素增多时，可刺激心房肌细胞合成和释放 ANP。ANP 排钠的主要机制是：① ANP 与肾脏细胞 ANP 受体结合，通过鸟苷酸环化酶途径封闭钠通道，使远端肾小管对 Na^+ 的重吸收减少。②抑制肾素和醛固酮的分泌而增加 Na^+ 的排出。③选择性扩张入球小动脉和收缩出球小动脉，使滤过分数增高，增加 Na^+ 的滤过负荷，导致尿钠排出。

二、水、钠代谢紊乱

水、钠代谢紊乱是临床上最常见的水、电解质紊乱，常导致体液容量和渗透压改变，而渗透压改变与血钠浓度密切相关。由于水、钠代谢紊乱常同时或先后发生，因此，临床上常将水、钠代谢紊乱放在一起讨论。根据体液容量和血钠浓度的变化不同将水、钠代谢紊乱分为：低钠血症，包括低容量性低钠血症（低渗性脱水）和高容量性低钠血症（水中毒）；高钠血症，包括低容量性高钠血症（高渗性脱水）和高容量性高钠血症；正常血钠性水紊乱，如等渗性脱水。

（一）低钠血症

低钠血症（hyponatremia）是指血清 Na^+ 浓度 < 135 mmol/L。

1. 低容量性低钠血症（hypovolemic hyponatremia）　也称为低渗性脱水（hypotonic dehydration），以失钠多于失水，血清 Na^+ 浓度 < 135 mmol/L，血浆渗透压 < 290 mmol/L 为主要特征。

（1）原因和机制

1）经消化道丢失：如呕吐、腹泻时丢失大量含 Na^+ 消化液而只补充水分。

2）经皮肤丢失：大面积烧伤、大量出汗时只补充水分而未补钠。

3）经肾丢失：可见于以下情况：①长期使用排钠利尿剂（如呋塞米、依他尼酸等），使髓襻升支对 Na^+ 的重吸收减少；②肾上腺皮质功能不全时，由于醛固酮分泌不足，肾小管对 Na^+ 的重吸收减少；③某些慢性肾脏疾病，如失盐性肾病可累及肾小管，导致肾小管对醛固酮的反应性降低，Na^+ 重吸收减少；④肾小管性酸中毒时，由于集合管分泌 H^+ 功能降低，H^+–Na^+ 交换减少，使 Na^+ 随尿排出增加。

（2）对机体的影响

1）细胞外液减少，易发生休克：低血容量性低钠血症时丢失的体液主要是细胞外液，同时由于细胞外液呈低渗状态，水分从细胞外向渗透压相对较高的细胞内转移，使细胞外液进一步减少，因此，外周循环衰竭症状出现较早，容易发生低血容量性休克。

2）有明显的失水体征：由于细胞外液减少，血浆容量随之减少，血液浓缩，血浆胶体渗透压升高，使组织间液向血管内转移，因而组织间液减少最为明显。患者可出现明显的脱水体征，如皮肤弹性减退，眼窝凹陷，婴幼儿表现为囟门凹陷。

3）渴感不明显：由于血浆渗透压降低，无口渴感，故机体虽缺水，但却不思饮，难以自主口服补充液体。

4）尿的变化：由于细胞外液渗透压降低，抑制渗透压感受器，使 ADH 分泌减少，远曲小管和集合管对水的重吸收也相应减少，因此早期患者尿量减少不明显。但在晚期血容量严重降低时，ADH 释放增多，肾小管对水的重吸收增加，可出现少尿。经肾失钠患者，尿钠含量增多。如果是肾外因素引起者，因血容量降低导致肾血流量减少，激活肾素－血管紧张素－醛固酮系统，使肾小管对 Na^+ 的重吸收增加，结果尿钠含量减少。

（3）防治原则

1）防治原发病，去除病因。

2）适当补液。

3）原则上给予等渗液以恢复细胞外液容量，如出现休克，要按休克的处理方式积极抢救。

2. 高容量性低钠血症（hypervolemic hyponatremia）　也称为水中毒（water intoxication），特点是体液容量增多，血钠浓度下降，血清 Na^+ 浓度 < 135 mmol/L，血浆渗

透压 < 290 mmol/L。

（1）原因和机制

1）肾排水功能障碍：急、慢性肾衰竭少尿期患者被输入过多液体时，水分在体内潴留易引起水中毒。

2）ADH异常分泌增多：常见于以下几种情况：①急性应激状态（手术、创伤）时，交感神经兴奋而副交感神经受抑制，从而解除了副交感神经对ADH分泌的抑制，使ADH分泌增多；②肾上腺皮质功能低下时，肾上腺皮质激素分泌不足，对下丘脑分泌ADH的抑制作用减弱，因而ADH分泌增多；③某些药物（异丙肾上腺素、吗啡）可促进ADH释放和增强ADH对远曲小管和集合管的作用；④某些恶性肿瘤可合成并释放ADH样物质，或某些病变直接刺激下丘脑使ADH分泌增多。

（2）对机体的影响

1）细胞水肿：细胞外液水分增多导致渗透压降低，水自细胞外向细胞内转移，造成细胞水肿。

2）中枢神经系统症状：急性水中毒对中枢神经系统可产生严重后果。由于颅骨的限制，脑细胞的肿胀和脑组织水肿使颅内压增高，可引起头痛、恶心、呕吐、视神经乳头水肿、记忆力减退、意识障碍等各种中枢神经系统功能障碍，严重者可因枕骨大孔疝或小脑幕裂孔疝而导致呼吸、心搏停止。

（3）防治原则

1）防治原发病。

2）轻症患者应限制水分摄入。

3）重症或急症患者除限制进水外，应给予高渗盐水，以迅速纠正脑细胞水肿，或静脉输入甘露醇、山梨醇等渗透性利尿剂，或给予呋塞米等强利尿剂以促进体内水分的排出，减轻脑细胞水肿。

（二）高钠血症

高钠血症（hypernatremia）是指血清 Na^+ 浓度 > 150 mmol/L。

1. 低容量性高钠血症（hypovolemic hypernatremia） 也称为高渗性脱水（hypertonic dehydration），以失水多于失钠，血清 Na^+ 浓度 > 150 mmol/L，血浆渗透压 > 310 mmol/L 为主要特征。

（1）原因和机制

1）饮水不足：见于水源断绝、饮水困难等情况；脑部病变损害渴感中枢；某些脑血管意外的年老体弱患者也可因渴感障碍而造成摄水减少。

2）水丢失过多：①经肾丢失，如中枢性或肾性尿崩症时，因ADH产生和释放不足或肾远曲小管和集合管对ADH反应缺乏，肾排出大量低渗性尿液。静脉输入大量甘露醇、高渗葡萄糖等产生渗透性利尿而导致失水；②经消化道丢失，如严重呕吐、腹泻可经胃肠道丢失低渗性消化液；③经皮肤、呼吸道丢失，如高热、大量出汗（汗液为低渗液，大汗时每小时可丢失水分 800 mL）、甲状腺功能亢进和过度通气时，通过皮肤和呼吸道不显性蒸发丢失大量低渗液体。

（2）对机体的影响

1）口渴：由于细胞外液渗透压增高，下丘脑渴感中枢受到刺激而引起口渴感，促使患者主动饮水补充体液。

2）细胞内液向细胞外转移：由于细胞外液渗透压增高，使水分从细胞内向渗透压相对较高的细胞外转移，这有助于循环血量的恢复，但同时也引起细胞脱水致使细胞皱缩。

3）尿液变化：细胞外液渗透压增高刺激 ADH 分泌增加，肾小管对水的重吸收增加，因而出现少尿、尿相对密度增高。轻症患者由于血钠升高抑制醛固酮分泌，尿中仍有钠排出；而重症患者因血容量减少，醛固酮分泌增加致尿钠排出减少。

4）脱水热：脱水严重的患者由于从皮肤蒸发的水减少，散热受到影响，特别是婴幼儿因体温调节功能不完善，易出现体温升高，称为脱水热。

5）中枢神经系统功能障碍：严重的患者由于细胞外液渗透压的显著升高可导致脑细胞脱水和脑体积缩小，使颅骨与脑皮质之间的血管张力增大，因而可引起脑出血，特别是以蛛网膜下腔较为多见。患者可出现一系列中枢神经系统功能障碍，如嗜睡、肌肉抽搐、昏迷甚至死亡。

（3）防治原则

1）防治原发病。

2）补充水分：不能口服者应静脉滴注 5%～10% 葡萄糖溶液。

3）适当补钠：患者血钠浓度虽高，但仍有钠的丢失，体内总钠是减少的，因此，在治疗过程中缺水情况得到一定程度纠正后，应适当补充含钠溶液。

2. 高容量性高钠血症　高容量性高钠血症（hypervolemic hypernatremia）的特点是血容量和血钠均增高。

（1）原因和机制

1）医源性盐摄入过多：在治疗低渗性脱水或等渗性脱水时未严格控制高渗溶液的输入，有可能导致高容量性高钠血症。在抢救心跳、呼吸骤停的患者时，为纠正酸中毒，常常给予高浓度的碳酸氢钠，可造成高容量性高钠血症。

2）原发性钠潴留：在原发性醛固酮增多症的患者，由于醛固酮分泌增多，导致远曲小管对 Na^+、水的重吸收增加，引起细胞外液和血钠含量的增加。

（2）对机体的影响：高钠血症时细胞外液高渗，液体自细胞内向细胞外转移，导致细胞脱水，严重者引起中枢神经系统功能障碍。

（3）防治原则

1）防治原发病。

2）肾功能正常者可用利尿剂以去除过量的钠。

3）若肾功能损伤则需透析。应注意血钠浓度不能降得过快，否则细胞外液处于低渗状态，水从细胞外移向细胞内引起脑水肿。

（三）正常血钠性体液容量减少

水、钠按其在正常血浆中的浓度成比例丢失时，可引起等渗性脱水（isotonic dehydration）。此时血钠浓度维持在 135～145 mmol/L，血浆渗透压维持在 290～310 mmol/L。

1. 原因和机制

（1）大量抽放胸、腹水，大面积烧伤，严重呕吐、腹泻或胃肠引流后。

（2）麻痹性肠梗阻时，大量体液潴留于肠腔内。

（3）新生儿消化道先天畸形，如幽门狭窄、胎粪肠梗阻或胃肠瘘管等所引起的消化液丢失。

2. 对机体的影响

（1）细胞外液减少：等渗性脱水时主要丢失细胞外液，血浆容量及组织间液均减少，但细胞内液量变化不大。

（2）尿液变化：细胞外液的大量丢失造成细胞外液容量减少，血容量下降，可促进 ADH 和醛固酮分泌释放，尿量减少，尿钠减少。

3. 防治原则

（1）防治原发病。

（2）补充液体：以补充渗透压为等渗液的 1/3 ~ 1/2 的液体为宜。

等渗性脱水如果未得到及时治疗，经皮肤的不感性蒸发和通过呼吸道丢失低渗性液体，可转变为高渗性脱水。等渗性脱水如果处理不当，只补充水分而不补充钠盐，则可转变为低渗性脱水。因此，单纯的等渗性脱水临床上较少见。

三、水肿

过多的液体在组织间隙或体腔内积聚称为水肿（edema）。如水肿发生于体腔内，则称之为积水（hydrops）。水肿是常见的病理过程，可见于多种疾病。

水肿的分类：①按水肿波及的范围，可分为全身性水肿和局部性水肿；②按发病原因，可分为肾性水肿、心源性水肿、肝源性水肿、营养不良性水肿和炎性水肿等；③按发生的器官组织，可分为皮下水肿、脑水肿、肺水肿等。

（一）水肿的发生机制

1. 血管内外液体交换平衡失调　正常情况下组织间液与血浆之间不断进行液体交换，使组织液的生成和回流保持动态平衡。影响血管内外液体交换的主要因素有：①驱使血管内液体向组织间隙滤过的有效流体静压，即毛细血管平均血压（20 mmHg）－组织间隙的流体静压（－10 mmHg）= 30 mmHg。②促使组织间液回流至毛细血管的有效胶体渗透压，即血浆胶体渗透压（25 mmHg）－组织间液的胶体渗透压（15 mmHg）= 10 mmHg。有效流体静压减去有效胶体渗透压之差值是平均有效滤过压。因此，正常情况下组织液的生成略大于回流。③淋巴回流。组织液回流剩余部分经淋巴系统回流进入血液循环，从而维持血管内外液体交换的动态平衡。上述因素同时或相继失调，可引起组织液生成增多或回流减少，即液体的生成大于回流，导致水肿的发生。

（1）毛细血管流体静压增高：可致有效流体静压增高，平均有效滤过压增大，组织液生成增多。当后者超过淋巴回流的代偿能力时，便可引起水肿。毛细血管流体静压增高的常见原因是静脉压增高。如右心衰竭时体循环静脉压增高，导致全身性水肿发生；左心衰竭时肺循环静脉压增高，引起肺水肿发生。

（2）血浆胶体渗透压降低：血浆胶体渗透压主要取决于血浆白蛋白的含量。当血浆白蛋白的含量减少时，可引起血浆胶体渗透压降低，有助于水肿形成。引起血浆白蛋白减少的主要原因有：①蛋白质摄入不足，见于禁食、胃肠道消化吸收功能障碍；②蛋白质合成减少，见于肝功能障碍；③蛋白质丢失过多，见于肾病综合征大量蛋白质从尿中丢失；④蛋白质分解代谢增强，见于慢性消耗性疾病，如慢性感染、恶性肿瘤等。

（3）微血管壁通透性增加：正常时毛细血管仅允许微量的蛋白质滤出，以维持血管内外的渗透压梯度。当微血管壁通透性增高时，血浆蛋白可从毛细血管和微静脉壁滤出，于是毛细血管静脉端和微静脉内的胶体渗透压降低，而组织间液的胶体渗透压升高，促使溶质及水分滤出。各种炎症性疾病、变态反应、缺氧和酸中毒均可使微血管壁的通透性增高。

（4）淋巴回流受阻：淋巴回流不仅能将组织液及其所含的蛋白质回收到血液循环，而且在组织液生成增多时还能代偿回流，因而具有重要的抗水肿作用。淋巴回流受阻可使组织间液不易经淋巴管返回血液循环，同时从微血管滤出的少量蛋白又不能随淋巴运走而增加组织间液的胶体渗透压，因而促进组织间液的积聚。淋巴回流受阻常见于丝虫病和恶性肿瘤，丝虫病时淋巴管被成虫堵塞，可引起下肢和阴囊的慢性水肿；恶性肿瘤根治术时广泛切除淋巴结可导致淋巴回流障碍而引起水肿。

2. 体内外液体交换平衡失调——钠、水潴留 正常人体水、钠的摄入量与排出量处于动态平衡，从而保持体液量的相对恒定，这主要是在神经－体液调节下，通过肾的滤过和重吸收之间的平衡来实现的。正常时经肾小球滤过的水和钠99%～99.5%被肾小管重吸收，只有0.5%～1%排出体外。60%～70%在近曲小管重吸收，这种肾小管重吸收率随肾小球滤过率的高低而相应变化的现象即所谓的球－管平衡。当某些因素导致球－管平衡失调时，可导致钠、水潴留而致水肿发生。

（1）肾小球滤过率下降：影响肾小球滤过率的因素有肾小球的有效滤过压、滤过膜的通透性和滤过面积。引起肾小球滤过率下降的常见原因有：①肾小球滤过面积减少，如慢性肾小球肾炎时，大量肾小球因纤维化而导致滤过面积显著减少；②有效循环血量减少，如在充血性心力衰竭、肝硬化腹水时，有效循环血量的减少可使肾血流量下降，同时通过交感－肾上腺髓质系统兴奋和肾素－血管紧张素系统的激活，使入球小动脉收缩，导致有效滤过压降低，肾小球滤过率下降。

（2）近曲小管重吸收钠水增加：①肾小球滤过分数增加：滤过分数＝肾小球滤过率/肾血浆流量。在某些病理情况下（如充血性心力衰竭或肾病综合征），出球小动脉收缩比入球小动脉收缩明显，每分钟肾血浆流量比肾小球滤过率下降更严重，肾小球滤过率相对增高，因而肾小球滤过分数增加，此时血浆中非胶体成分滤过量相对增多，而经肾小球后流入肾小管周围毛细血管的血液中的血浆蛋白和胶体渗透压也相应增高，同时由于肾血流量的减少，流体静压下降，于是近曲小管重吸收钠、水增加，导致钠、水潴留。②ANP分泌减少：ANP由心房肌细胞释放，可抑制近曲小管对钠的主动重吸收，还可抑制醛固酮的分泌。有效循环血量减少使心房的牵张感受器兴奋性降低，ANP分泌减少，近曲小管对钠、水的重吸收增加。

（3）远曲小管和集合管重吸收钠、水增加：远曲小管和集合管钠、水的重吸收受激素调节。

1）醛固酮分泌增多：有效循环血量减少使肾血流减少时，肾血管灌注压下降可刺激入球小动脉壁的牵张感受器，同时肾小球滤过率降低使流经致密斑的钠量减少，均可使近球细胞分泌肾素增加，激活肾素－血管紧张素－醛固酮系统，使血中醛固酮浓度增加。此外，肝功能不全时肝灭活醛固酮的功能减退，也可引起血浆中醛固酮的浓度增加。

2）ADH分泌增加：在充血性心力衰竭时，有效循环血量减少使左心房和胸腔大血管的容量感受器所受刺激减弱，反射性引起ADH分泌增加。此外，肾素－血管紧张素－醛固酮系统激活后，血管紧张素Ⅱ生成增多，刺激醛固酮分泌增加，后者使肾小管对钠的重吸收增加，血浆渗透压增高，刺激下丘脑渗透压感受器，使 ADH 的分泌与释放增加。

3. 水肿的特点及对机体的影响

（1）水肿的特点

1）水肿液的性状：根据水肿液中蛋白含量的不同可将其分为漏出液和渗出液：①漏出液（transudate）的特点是相对密度低于 1.018；蛋白含量低于 25 g/L；细胞数少于 500 个 /100 mL。②渗出液（exudate）的特点是相对密度高于 1.018；蛋白含量可达 30 ~ 50 g/L；可见多数的白细胞。

2）水肿的皮肤特点：皮下水肿是全身或局部水肿的重要体征。当皮下组织有过多的液体积聚时，局部皮肤肿胀、苍白发亮、弹性差、皱纹变浅，用手指按压时可能有凹陷，称为凹陷性水肿（pitting edema），因其易被察觉又称为显性水肿（frank edema）。实际上在凹陷出现之前，往往已有组织液的增多，体重明显增加，称隐性水肿（occult edema）。未出现凹陷是因为分布在组织间隙中的胶体网状物（透明质酸、胶原及黏多糖等）对液体有强大的吸附能力。只有当液体的积聚超过胶体网状物的吸附能力时，才形成游离的液体。当液体积聚到一定量时，用手指按压该部位皮肤，游离的液体从按压点向周围扩散，数秒钟后凹陷自然恢复。

3）全身性水肿的分布特点：常见的全身性水肿是心源性水肿、肾性水肿和肝源性水肿。各种疾病引起的水肿最先出现的部位各不相同。心源性水肿首先出现在低垂部位，肾性水肿则首先发生在组织疏松的眼睑和面部，而肝源性水肿以腹水出现为特征。

（2）水肿对机体的影响

1）细胞营养障碍：过量的液体在组织间隙积聚，增大了细胞与毛细血管的距离，使营养物质在细胞间隙弥散的距离加大，导致细胞营养障碍。

2）器官组织功能障碍：水肿对器官组织功能的影响取决于水肿发生的部位、速度和程度。急速发展的重度水肿因机体来不及代偿，易引起器官组织功能障碍。重要部位的水肿可引起极为严重的后果，如喉头水肿可立即引起窒息；肺水肿可引起严重的缺氧；脑水肿可引起颅内压增高和脑功能障碍，甚至发生呼吸、心搏停止。

◀知识拓展▶

水肿以前一般称为浮肿（dropsy）。当水肿发生在胸腔，又被称为胸腔积液（pleural effusion），当发生在腹腔，又被称为腹腔积液（ascites）。水肿按其范围，临床上可分为四级，以"+"表示。"+"水肿局限于足踝小腿；"++"水肿涉及全下肢；"+++"水肿涉及下肢、腹壁及外阴；"++++"全身水肿，有时伴有腹水。

水肿伴随症状：①水肿伴肝大者可为心源性、肝源性与营养不良性，而同时有颈静脉怒张者则为心源性；②水肿伴重度蛋白尿，则常为肾性，而轻度蛋白尿也可见于心源性；③水肿伴呼吸困难与发绀者常提示由心脏病、上腔静脉阻塞综合征等所致；④水肿与月经周期有明显关系者可见于经前期紧张综合征；⑤水肿伴消瘦、体重减轻者，可见于营养不良。

第二节 钾 代 谢

一、正常钾代谢

（一）钾的体内分布

钾是细胞内主要的阳离子，对维持细胞新陈代谢、细胞膜静息电位和调节细胞内外液的渗透压及酸碱平衡均有重要作用。正常成人体内总含钾量为 50～55 mmol/kg 体重，其中 90% 存在于细胞内，约 1.4% 存在于细胞外，细胞外液的钾浓度为 3.5～5.5 mmol/L。细胞内外钾离子浓度差异非常显著，比例高达 35：1，主要通过细胞膜上钠钾 ATP 酶的主动转运来维持。

（二）钾平衡的调节

天然食物中含钾非常丰富，成人每天随饮食摄入的钾量为 50～120 mmol，其中大部分在小肠吸收，吸收的钾首先转移至细胞内，随后在数小时内 90% 的钾经肾随尿排出体外，其余小部分由汗液和粪便排出体外。钾的平衡主要通过钾的跨细胞转移和肾的调节来实现。

1. 钾的跨细胞转移　机体对快速变动的钾负荷的调节主要依靠细胞内外钾离子的转移来实现。通过钾离子在细胞内外的转移可迅速、准确地维持细胞外液钾的浓度。调节钾跨细胞转移的基本机制称为泵 – 漏机制。泵指钠钾 ATP 酶，将钾逆浓度差主动转运至细胞内；漏指钾离子顺浓度差通过各种钾离子通道进入细胞外液。影响钾的跨细胞转移的主要因素有以下几方面：

（1）细胞外液钾离子浓度：细胞外液钾离子浓度增高可直接激活钠钾 ATP 酶，促进钾进入细胞内；而低钾血症时，钾从细胞内溢出以维持血钾浓度。

（2）酸碱平衡状态：当血液中 H^+ 浓度增高时，为了维持 pH 正常，H^+ 进入细胞内，K^+ 移出细胞外，导致血钾浓度升高。碱中毒时正好相反。一般而言，血 pH 每变动 0.1 则可引起 0.6 mmol/L 的血钾变动。因此，酸中毒时常伴有高钾血症，碱中毒时常出现低钾血症。

（3）胰岛素：可活化细胞表面 Na^+–H^+ 逆向转运体，将细胞外 Na^+ 转运到细胞内，细胞内 Na^+ 浓度升高可激活钠钾 ATP 酶，将 K^+ 泵入细胞内。

（4）儿茶酚胺：对钾分布的影响因受体不同而异。β 受体兴奋可增强钠钾 ATP 酶活性，促进细胞摄钾；而 α 受体兴奋则损害细胞对钾的摄取。

（5）物质代谢状况：细胞每合成 1 g 糖原约有 0.3 mmol 钾进入细胞内；每合成 1 g 蛋白质约有 0.45 mmol 钾进入细胞内。相反，在糖原和蛋白质分解过程中，细胞内也释放出相应的钾。

（6）渗透压：细胞外液渗透压的急性升高促进钾离子自细胞内移出。这可能是因细胞外液高渗引起水向细胞外移动时将钾也带出细胞，且高渗引起的细胞脱水使细胞内钾浓度升高也促进钾离子外移。

（7）运动：反复的肌肉收缩使细胞内钾外移，而细胞外液的钾浓度升高可促进局部血管扩张，增加血流量，这有利于肌肉的活动。

2. 肾对钾排泄的调节 肾排钾的过程可分为三个部分：肾小球的滤过，近曲小管和髓袢对钾的重吸收，远曲小管和集合管对钾的排泄。

钾可自由通过肾小球滤过膜，只有当肾小球滤过率极度降低时，才会对钾的平衡产生影响。近曲小管和髓袢对钾的重吸收率始终维持在滤过钾量的 90% ~ 95%，且不受体内钾含量的影响。因此，肾小球滤过和近曲小管及髓袢重吸收对钾的调节无重要意义，机体主要依靠远曲小管和集合管对钾的排泄进行调节，以维持体钾的平衡。

（1）远曲小管和集合管调节钾平衡的机制：根据机体钾的平衡状态，远曲小管和集合管可执行分泌和重吸收的功能，使钾的摄入量与排出量保持平衡，以维持钾浓度的相对恒定。

1）远曲小管和集合管钾的分泌：正常情况下，大约有 1/3 尿钾是由远曲小管和集合管分泌出来的。钾的分泌由该段小管上皮的主细胞完成。主细胞基底膜面的钠钾 ATP 酶将 Na^+ 泵入小管间液，而将小管间液的 K^+ 泵入主细胞内，由此形成的主细胞内 K^+ 浓度升高驱使 K^+ 被动弥散入小管腔中，从而促进 K^+ 分泌。

2）集合管对钾的重吸收：一般情况下，远曲小管和集合管对钾平衡的主要功能是泌钾。只有在摄钾量不足的情况下，远曲小管和集合管才显示出对钾的净吸收。该段小管对钾的重吸收主要由集合管的闰细胞完成。闰细胞的管腔面分布有氢 – 钾 ATP 酶，向小管腔中泌 H^+ 而重吸收钾。

（2）影响远曲小管和集合管排钾的调节因素

1）细胞外液的钾浓度：细胞外液钾浓度升高可刺激钠钾 ATP 酶的活性，增加远曲小管和集合管的泌钾速率。

2）醛固酮：醛固酮可增强钠钾 ATP 酶的活性，使细胞内 K 浓度增高，增加与管腔间的钾浓度梯度，有利于钾排入管腔。

3）远曲小管的原尿流速：远曲小管原尿流速增大可迅速移去小管细胞泌出的钾，降低小管腔中的钾浓度，使小管上皮细胞与管腔中钾浓度差增大，从而促进钾的分泌。

4）酸碱平衡状态：H^+ 浓度升高可抑制主细胞的钠钾 ATP 酶的活性，使主细胞泌钾功能受阻，因此，酸中毒时肾排钾减少；碱中毒时则肾排钾增多。

二、钾代谢紊乱

钾代谢紊乱主要是指细胞外液中 K^+ 浓度的异常变化，尤其是血钾浓度的变化。测定血钾可取血浆或血清。血清钾浓度的正常范围为 3.5 ~ 5.5 mmol/L，血浆钾浓度通常比血清钾低 0.3 ~ 0.5 mmol/L，这与凝血过程中血小板释放出一定数量的钾有关。通常情况下，血钾浓度基本能反映体内总钾含量，但在异常情况下，两者之间并不一定呈平行关系（如慢性体内缺钾时，血清钾浓度却可在正常范围内）。

（一）低钾血症

血清钾浓度低于 3.5 mmol/L 称为低钾血症（hypokalemia）。

1. 原因和机制

（1）摄入不足：食物所含的钾足够机体需要，因此正常饮食不易产生低钾血症，只有在不能正常进食的情况下，如胃肠道梗阻、昏迷、胃肠道术后禁食时才可能发生低钾血症。

（2）钾丢失过多

1）经肾失钾过多：这是成人失钾最重要的原因。可见于：①长期使用排钾利尿剂。

呋塞米、噻嗪类利尿剂通过抑制髓袢升支粗段或远曲小管起始部 Cl^- 和 Na^+ 的重吸收，导致远曲小管内 Na^+ 含量增多，K^+-Na^+ 交换增多，尿钾排出增加。乙酰唑胺可抑制近曲小管碳酸酐酶活性，使肾小管上皮细胞分泌 H^+ 减少，导致远曲小管 K^+-Na^+ 交换增多，尿钾排出增加。②肾小管性酸中毒。I 型（远曲小管性）酸中毒，由于远曲小管泌 H^+ 障碍，导致 K^+-Na^+ 交换增加，尿钾排出增多。II 型（近曲小管性）酸中毒是一种多原因引起的以近曲小管重吸收多种物质障碍为特征的综合征，表现为由尿中丧失 HCO_3^-、K^+ 和磷而出现代谢性酸中毒、低钾血症和低磷血症。③盐皮质激素过多。原发性和继发性醛固酮增多症时，肾远曲小管和集合管 K^+-Na^+ 交换增多，导致肾排钾增加。

2）经肾外途径丢失钾：①各种消化液内所含的钾浓度均高于或接近血清钾浓度，严重呕吐、腹泻、胃肠减压、肠瘘等均可导致钾大量丧失；②汗液含钾为 $5 \sim 10$ mmol/L，在高温环境中进行重体力劳动时，可因大量出汗丢失较多的钾，若没有及时补充可引起低钾血症。

（3）钾向细胞内转移增多

1）碱中毒：碱中毒时细胞内外离子交换进行代偿，H^+ 外移同时 K^+ 移入细胞内；肾小管上皮细胞 H^+-Na^+ 交换减少，K^+-Na^+ 交换增加。

2）毒物、药物作用：某些毒物中毒，如钡中毒、粗制棉籽油中毒（主要毒素为棉酚），由于钾通道被阻滞，K^+ 外流减少。大剂量使用胰岛素治疗糖尿病时，细胞合成糖原增多，K^+ 从细胞外向细胞内转移。

3）低钾性周期性麻痹：这是一种常染色体显性遗传病，发作时出现低钾血症、肌无力、麻痹，但尿钾不高。肌肉麻痹可能是由于骨骼肌细胞膜上钙通道的某些基因突变，使 Ca^{2+} 内流受阻，肌肉的兴奋收缩耦联障碍，出现瘫痪，但导致低钾血症的机制尚不清楚。

2. 对机体的影响　低钾血症的临床症状和体征取决于血钾降低的速度和程度。一般情况下，血钾浓度越低对机体影响越大。慢性失钾的患者往往症状不明显。低钾血症的主要临床表现是神经和肌肉（横纹肌、平滑肌和心肌等）的功能障碍。

（1）对神经肌肉的影响：低钾血症时神经肌肉兴奋性降低，肌肉松弛无力或弛缓性麻痹。神经肌肉细胞的兴奋性取决于静息电位与阈电位的距离，而细胞内外钾浓度比值是决定静息电位的重要因素。急性低钾血症时由于细胞外钾浓度（$[K^+]_e$）急剧降低，而细胞内钾浓度（$[K^+]_i$）变化不明显，使 $[K^+]_i / [K^+]_e$ 值增大，静息电位负值增大，静息电位与阈电位的距离加大，处于超极化状态，因而兴奋性降低。慢性低钾血症时，细胞内钾外移进行缓冲，$[K^+]_i$ 和 $[K^+]_e$ 均减少，$[K^+]_i / [K^+]_e$ 值可正常，因而静息电位变化不明显，神经肌肉兴奋性可维持正常。严重钾缺乏可使骨骼肌血管收缩，导致供血不足，引起肌肉痉挛、缺血性坏死和横纹肌溶解。胃肠道平滑肌受累则表现为食欲不振，严重者可发生麻痹性肠梗阻。

（2）对心肌的影响：低钾血症可引起包括心室纤颤在内的各种心律失常，其机制与心肌细胞的兴奋性、传导性、自律性和收缩性改变有关：①心肌兴奋性增高。急性低钾血症时，心肌细胞膜对 K^+ 的通透性降低，使细胞内 K^+ 外流减少，造成静息电位减小，静息电位与阈电位的距离缩小，因而兴奋性增高。②心肌传导性降低。低钾血症时因静息电位减小，除极时钠内流速度减慢，0 期去极化速度减慢，幅度变小，因此心肌传导性降低。③心肌自律性增高。由于低血钾对膜钾通透性的抑制作用，K^+ 外流减慢，使自律细胞在 4

期自动去极化时 Na^+ 内向电流相对加速，自动去极化速度加快，故自律性增高。④心肌收缩性双向变化。急性低钾血症时，由于血 K^+ 浓度降低对 Ca^{2+} 内流的抑制作用减弱，2 期复极化 Ca^{2+} 内流加速，使兴奋收缩耦联增强，收缩性升高。但在严重缺钾时，因细胞内缺钾引起心肌细胞变性坏死，导致心肌收缩性减弱。

（3）对中枢神经系统的影响：轻症低钾血症患者常有精神萎靡、表情淡漠；重症患者可出现反应迟钝、定向力减弱、嗜睡甚至昏迷。其发生机制可能是：①脑细胞静息电位负值增大使兴奋性降低。②脑细胞内缺钾影响糖代谢，使 ATP 生成减少。③血清钾降低使脑细胞钠钾 ATP 酶活性降低，细胞内 Na^+ 含量增多，引起细胞水肿。

（4）对肾的影响：主要损害表现为尿浓缩功能障碍，其发生机制为：①慢性缺钾时，集合管和远曲小管上皮细胞受损，对 ADH 反应性降低，水重吸收减少，出现多尿。②缺钾时髓袢升支粗段对 Na^+、Cl^- 的重吸收减少，髓质渗透梯度形成发生障碍，尿浓缩功能降低，出现多尿和低比重尿。

（5）对酸碱平衡的影响：当血钾浓度降低时（细胞外钾向细胞内转移者除外），细胞内的 K^+ 移到细胞外，细胞外液的 H^+ 移入细胞内，使细胞外液 H^+ 浓度降低引起代谢性碱中毒。碱中毒时尿液一般呈碱性，但在缺钾引起的代谢性碱中毒，由于肾小管上皮细胞内钾浓度降低，K^+–Na^+ 交换减少而 H^+–Na^+ 交换增加，导致肾排氢增多，尿液呈酸性，故称为反常性酸性尿（paradoxical acidic urine）。

3. 防治原则

（1）治疗原发病，尽早恢复正常饮食。

（2）低钾血症较严重或临床表现明显者应及时补钾，并遵循以下原则：①见尿补钾。即尿量每小时大于 30 mL 时才能补钾，每日尿量少于 500 mL 时不宜补钾，以避免发生高钾血症。②尽量口服补钾。一般口服氯化钾每日 3～6 g，若不能口服或遇紧急情况，可考虑静脉滴注。③静脉补钾时应控制剂量和速度，终浓度控制在 30～40 mmol/L，滴注速度控制在 10～20 mmol/h。快速补钾需在心电图监护下进行。

◀ 知识拓展 ▶

静脉补钾原则：临床静脉补钾应遵循"不宜过早，不宜过浓，不宜过快，不宜过多"的原则。①不宜过早：补钾要选择时机，要求尿量在 30 mL/h 以上，即见尿补钾（有尿或来院前 6 h 内有尿）。②不宜过浓：静脉滴注液含钾浓度一般不超过 0.3%，即 500 mL 加入 10% 氯化钾不能超过 15 mL。氯化钾禁止静脉推注。浓度高可抑制心肌，且对静脉刺激大，患者不能忍受，并有引起血栓性静脉炎的危险。③不宜过快：氯化钾进入血液，须经 15 h 左右方可建立细胞内外平衡，成人静脉滴入速度每分钟不宜超过 60 滴。④不宜过多：每天补钾总量要正确估计。补钾总量：婴儿 3～4 mmol/L［0.2～0.3 g/（kg·d）］，儿童 2～3 mmol/（kg·d）［0.15～0.2 g/（kg·d）］，1/2 静脉给药，1/2 口服。静脉滴注时间不应短于 6～8 h。对一般禁食而无其他额外损失者可给 10% 氯化钾溶液 20～30 mL/d。缺钾不严重时，24 h 补钾也不宜超过 6～8 g（10% 氯化钾 10 mL 为 1 g），特殊情况例外。另外，补钾还应持续 4～6 天，每日静脉补钾量应分在整日的静脉输液中滴入，时间不得短于 8 h。不需静脉滴注者可改用口服补充。

（二）高钾血症

血清钾浓度高于 5.5 mmol/L 称为高钾血症（hyperkalemia）。

1. 原因和机制

（1）摄入过多：在肾功能正常的情况下，因高钾饮食引起的高钾血症极为罕见。但在肾功能低下时，通过静脉输钾过快或浓度过高则可引起高钾血症。

（2）肾排钾障碍

1）肾衰竭：急性肾衰竭的少尿期及慢性肾衰竭终末期出现少尿或无尿时，因肾小球滤过率减少或肾小管排钾障碍，导致血钾升高。

2）盐皮质激素缺乏：醛固酮主要作用是促进远曲小管和集合管对钠的重吸收和钾、氢的排泌，各种遗传性或获得性醛固酮分泌不足均可导致钾排出减少，血钾升高。常见的原因有：肾上腺皮质功能不全（Addison 病）、糖尿病肾病和间质性肾病等引起的继发性醛固酮不足等。

3）潴钾利尿剂的使用：潴钾利尿剂（如氨苯蝶啶、螺内酯等）能抑制远曲小管和集合管对钾的分泌和对钠的吸收，导致钾在体内潴留。

（3）细胞内钾外移增多

1）酸中毒：酸中毒时细胞外液中 H^+ 进入细胞内被缓冲，同时细胞内 K^+ 被释放到细胞外，以维持体液电中性。酸中毒时肾小管上皮细胞内 H^+ 浓度增加，H^+–Na^+ 交换增加，抑制 K^+–Na^+ 交换，导致高钾血症。

2）大量溶血和组织坏死：如血型不合的输血、严重创伤等情况时，细胞内 K^+ 大量释放，若同时伴有肾功能不全，极易发生高钾血症。

3）高血糖合并胰岛素不足：主要见于糖尿病。胰岛素缺乏可抑制钠钾 ATP 酶活性，限制 K^+ 进入细胞。糖尿病引起的酮症酸中毒和高血糖造成的高渗均可促进细胞内 K^+ 外移，使血钾升高。

4）某些药物的使用：β 受体阻滞剂、洋地黄类药物中毒等通过干扰钠钾 ATP 酶活性而妨碍细胞摄钾。肌肉松弛剂琥珀胆碱可增大骨骼肌膜对 K^+ 通透性，使钾从细胞内外溢，导致血钾升高。

5）高钾性周期性麻痹：是一种常染色体显性遗传性疾病，肌麻痹发作时常伴血钾升高。产生原因可能为肌细胞膜异常，在剧烈运动和应激后发作，发作时 K^+ 从细胞内释出，使血钾升高，并引起骨骼肌麻痹，一定时间后可自行恢复。

2. 对机体的影响

（1）对神经肌肉的影响：轻度高钾血症时，$[K^+]_e$ 浓度升高而 $[K^+]_i$ 变化不大，导致 $[K^+]_i/[K^+]_e$ 值降低，静息电位负值减小，静息电位与阈电位的距离变小，兴奋性增高。临床上可出现肌肉轻度震颤、四肢感觉异常。但严重高钾血症时，$[K^+]_e$ 浓度显著升高，$[K^+]_i/[K^+]_e$ 值明显降低，静息电位显著变小以致接近阈电位，导致肌细胞快钠通道失活而处于去极化阻滞状态，不能引起兴奋。临床上可出现四肢软弱无力、腱反射减弱、弛缓性麻痹。

（2）对心肌的影响：高钾血症对机体的主要危险是重症高钾血症可引起心室颤动和心搏骤停。①心肌兴奋性的变化。与高钾血症对神经肌肉兴奋性的影响相似。轻度高钾血症时，静息电位变小，与阈电位的距离缩小，兴奋性增高。重症高钾血症时，静息电位过小，快钠通道失活，兴奋性反而降低。②心肌传导性降低。由于静息电位降低，膜上快钠通道部分失活，以致 0 期钠内流减慢，导致 0 期去极化的速度减慢，幅度减小，传导性降低。患者常发生传导延缓或阻滞。③心肌自律性降低。高钾血症时快反应自律细胞膜对钾通透性增高，在达到最大复极电位后，细胞内 K^+ 外流速度加快，而 Na^+ 内流相对缓慢，导致快反应自律细胞 4 期自动去极化减慢，自律性降低。④心肌收缩性减弱。由于细胞外液 K^+ 浓度增高，抑制心肌 2 期复极化的 Ca^{2+} 内流，使兴奋收缩耦联发生障碍，心肌收缩性减弱。

（3）对酸碱平衡的影响：由于细胞外液钾增多，K^+ 移入细胞内，细胞内 H^+ 移向细胞外，引起代谢性酸中毒。酸中毒时应排酸性尿，但由于肾小管内 K^+ 浓度升高，促进了 K^+-Na^+ 交换而减少 H^+-Na^+ 交换，从而使排 H^+ 减少，尿液呈碱性，故称为反常性碱性尿（paradoxical alkaline urine）。

3. 防治原则

（1）治疗原发病，并限制高钾饮食。

（2）重症高钾血症（血 K^+ 浓度在 7.0 mmol/L 以上）应迅速采取紧急措施降低血钾，保护心脏：①静脉内注射 10% 葡萄糖酸钙或氯化钠溶液。血 Ca^{2+} 增高使心肌细胞阈电位负值变小，静息电位与阈电位的距离接近正常，恢复心肌细胞的兴奋性。细胞外 Ca^{2+} 浓度增高还可使动作电位 2 期 Ca^{2+} 内流加速，增强心肌收缩性。血 Na^+ 增高可促进去极化时 Na^+ 内流，动作电位 0 期上升速度加快，使心肌传导性恢复正常。但疗效均较短暂。②静脉注射胰岛素和葡萄糖，促进糖原合成，使 K^+ 进入细胞内。③口服阳离子交换树脂，在胃肠道内通过 Na^+-K^+ 交换，加速排出钾。严重高钾血症可用腹膜透析、血液透析清除体内过多的钾。

第三节 镁 代 谢

一、正常镁代谢

镁是体内含量仅次于钠、钾、钙的第四位阳离子，细胞内含量仅次于钾而居第二位。镁参与体内多种酶促反应，具有较多的生理作用，其代谢紊乱常可导致疾病发生。

（一）镁在体内的含量和分布

成人体内镁总量约为 1 mol，其中 99% 的镁分布于细胞内。细胞内的镁 60%～65% 存在于骨骼中，20%～30% 存在于肌肉组织。细胞内镁大部分与蛋白质和带负电荷的分子结合，主要存在于细胞核、线粒体、内质网和细胞质中。血清镁浓度为 0.75～1.25 mmol/L，其中 55% 以离子状态存在；32% 与蛋白质（主要为白蛋白）结合；13% 与柠檬酸、磷酸等结合。

（二）镁的吸收和排泄

镁普遍存在于天然食物中，以坚果、谷类、绿叶蔬菜和肉类中含量最丰富。通常每天镁的摄入量为 150～350 mg，其中 30%～50% 可被肠道吸收。氨基酸可增加难溶性镁盐的溶解度而促进吸收，草酸、磷酸和纤维可结合镁而影响镁的吸收。

肾通过滤过和重吸收来维持镁的平衡。肾小球滤出的镁 56% 在髓袢升支粗段被主动重吸收，20%～30% 在近曲小管被动重吸收。甲状旁腺激素可增加肾小管对镁的重吸收，而高血钙、甲状腺素、降钙素和醛固酮可降低肾小管对镁的重吸收，从而调节尿液中镁的排出量，维持镁的动态平衡。

（三）镁的生理功能

镁是体内 300 余种酶的辅助因子或激动剂，对糖酵解、氧化磷酸化、核苷酸代谢、磷酸肌醇代谢和蛋白质合成代谢均有影响。镁对中枢神经系统、神经肌肉和心肌发挥抑制作用。镁是 DNA 相关酶系中的主要辅助因子和决定细胞周期和凋亡的细胞内调节者。在细胞质中，镁可维持细胞膜完整性，增强对氧化应激的耐受力，调节细胞增殖、分化和凋亡；在细胞核，镁维持 DNA 结构、DNA 复制的保真度，启动 DNA 的修复过程。

二、镁代谢紊乱

（一）低镁血症

血清镁浓度低于 0.75 mmol/L 时，为低镁血症（hypomagnesemia）。

1. 原因和机制

（1）摄入不足：因食物中含镁丰富，只要正常进食，机体不会缺镁。但由于长期营养缺乏、禁食、厌食或长期胃肠外营养治疗未补充镁时可引起镁摄入不足。

（2）排出过多

1）经肾排出过多：①大量使用利尿药。呋塞米（速尿）、依他尼酸等抑制髓袢对镁的重吸收。②高钙血症。钙与镁在肾小管中重吸收呈竞争作用，高钙血症可减少镁在近曲小管的重吸收。③严重甲状旁腺功能减退。甲状旁腺激素（PTH）可促进肾小管对镁的重吸收，PTH 减少使肾小管镁重吸收减少。④糖尿病酮症酸中毒。酸中毒可妨碍肾小管重吸收镁，高血糖可产生渗透性利尿作用，镁随尿排出增多。⑤原发性和继发性醛固酮增多症。醛固酮可抑制肾小管重吸收镁。

2）经胃肠道排出过多：严重呕吐、腹泻和持续胃肠引流导致镁的吸收障碍，消化液中的镁也大量丢失。

2. 对机体的影响

（1）对神经肌肉的影响：低镁血症时患者常表现为神经肌肉兴奋性增强，出现肌肉震颤、手足搐搦、反射亢进，严重时出现癫痫发作、精神错乱、惊厥、昏迷等。低镁血症导致神经肌肉应激性增高的机制：① Mg^{2+} 和 Ca^{2+} 竞争性进入轴突，低镁血症时，Ca^{2+} 进入增多，导致轴突释放乙酰胆碱增多，使神经肌肉接头处兴奋传递加强；② Mg^{2} 能抑制终板膜上乙酰胆碱受体对乙酰胆碱的敏感性，低镁血症时这种抑制作用减弱；③低镁血症时 Mg^{2+} 抑制神经纤维和骨骼肌应激的作用减弱。

（2）对心血管的影响：①心律失常：缺镁可使心肌的兴奋性和自律性均升高，故易发生心律失常；②心肌梗死：流行病学调查表明，镁含量较低的软水地区心肌梗死的发生率较高。严重缺镁可引起心肌细胞代谢障碍和冠状血管痉挛，导致心肌坏死。

（3）对代谢的影响：①低钾血症：髓袢升支对钾的重吸收依赖于肾小管上皮细胞中的钠钾 ATP 酶，此酶需 Mg^{2+} 的激活。缺镁使钠钾 ATP 酶活性降低，导致肾保钾功能减退。②低钙血症：镁缺乏使腺苷酸环化酶活性下降，导致甲状旁腺分泌 PTH 减少，同时靶器官对 PTH 的反应性减弱，肾小管重吸收钙和骨钙动员均发生障碍，导致血钙浓度降低。

3. 防治原则　除治疗原发病外，对于轻症患者可口服或肌内注射镁制剂，严重低镁血症特别是已发生心律失常者应及时静脉注射或滴注镁制剂。静脉补镁应缓慢、谨慎进行，对原有肾功能损伤患者更应注意，以防镁对肾功能的损害。

（二）高镁血症

血清镁高于 1.25 mmol/L 时，为高镁血症（hypermagnesemia）。

1. 原因和机制

（1）镁制剂过量使用：静脉补镁过多、过快，尤以肾功能受损者更易发生。

（2）肾排镁过少：肾衰竭少尿或无尿时，肾排镁减少。甲状腺素和醛固酮均可抑制肾小管重吸收镁，因此黏液性水肿患者因甲状腺功能减退可能发生高镁血症，Addison 病患者因醛固酮分泌减少而导致高镁血症。

2. 对机体的影响

（1）对神经肌肉的影响：高镁可抑制神经 – 肌肉接头处释放乙酰胆碱，限制神经肌肉兴奋的传递。因此，患者可出现肌无力，甚至弛缓性麻痹，深腱反射消失，严重者可因呼吸肌麻痹而死亡。

（2）对心血管的影响：高镁可抑制房室和心室内传导，降低心肌兴奋性，引起传导阻滞和心动过缓。高镁血症时血管平滑肌的抑制可使小动脉、微动脉等扩张，导致外周阻力降低和动脉血压下降。

3. 防治原则　积极防治原发病，如肾功能尚好，可适当应用利尿剂增加肾脏排镁；若肾功能低下，可用血液透析法去除体内过多的镁。紧急治疗时可静脉注射葡萄糖酸钙以拮抗镁的有害作用。

第四节　钙、磷代谢

一、正常钙、磷代谢

（一）体内钙、磷的含量和分布

成人体内含钙总量为 700 ~ 1 400 g，其中 99% 以骨盐的形式存在于骨骼中。绝大部分钙存在于细胞内液，有三种存在形式：①贮存钙：细胞内大部分钙贮存在内质网、肌质网等细胞器内。②结合钙：10% ~ 20% 的钙分布在胞质中，主要与可溶性胞质蛋白和细胞膜结合。③游离钙：仅占 0.1% 或更低，作为细胞内主要的第二信使参与细胞的增殖、肌肉收缩、激素分泌等生命活动过程。存在于细胞外液的钙仅占总钙量的 0.1%，为 1 g 左右。正常成人血清钙浓度为 2.25 ~ 2.75 mmol/L，血钙分为非扩散钙和可扩散钙。非扩散钙是指与血浆蛋白结合的钙（约占血浆总钙的 40%），不易透过毛细血管。可扩散钙主要为游离钙（45%）及与有机酸结合的钙如柠檬酸钙、磷酸钙等，可通过毛细血管，但只有游离钙发挥直接的生理作用。

成人体内含磷 400 ~ 800 g，其中 86% 以骨盐的形式存在于骨骼中。存在于细胞外液的磷仅约 2 g 左右，血液中的磷以有机磷和无机磷两种形式存在。血磷通常是指血浆中的无机磷，正常人为 1.1 ~ 1.3 mmol/L。

（二）钙、磷的吸收和排泄

日常饮食中成人每天摄入的钙约 1 g、磷约 0.8 g。钙、磷的吸收部位在小肠，钙的吸收率为 30%，而磷为 70%。人体钙 80% 随粪便排出，20% 经肾排出，95% 滤过的钙被肾小管重吸收。70% 的磷经肾排出，剩余 30% 由粪便排出。肾小球滤过的磷 85% ~ 95% 被肾小管重吸收。

（三）钙、磷的生理功能

1. 钙、磷共同参与的生理功能

（1）成骨作用：钙、磷是构成骨骼和牙齿的主要成分，钙在骨中与磷形成羟磷灰石结晶，起支持和保护作用。

（2）凝血作用：钙是凝血过程必不可少的因子，称第 IV 凝血因子。血小板因子 3 和凝血因子 III 的主要成分是磷脂，它们为凝血过程提供充分的磷脂表面。

2. 钙的其他生理功能

（1）调节细胞功能的信使作用：Ca^{2+} 在调节细胞运动、分泌、代谢、生长、增殖等过程中发挥信使的作用。当细胞受刺激时，细胞膜对 Ca^{2+} 的通透性发生微小的变化都会使胞质 Ca^{2+} 产生明显的波动，从而引起相应的生理效应，如肌肉的兴奋收缩耦联、激素的分泌释放、神经元的兴奋和细胞的增殖。

（2）调节酶的活性：参与细胞代谢的许多酶，如腺苷酸环化酶、鸟苷酸环化酶、磷酸化酶激酶、磷酸二酯酶、酪氨酸羟化酶、色氨酸羟化酶等，其活性都受 Ca^{2+} 的调节或需 Ca^{2+} 激活。

3. 磷的其他生理功能

（1）生命重要物质的组分：核酸、磷酸、磷蛋白是机体遗传物质、膜结构和重要功能蛋白的基本组分，而磷是这些基本组分的必需元素。

（2）调节生物大分子活性：蛋白质的磷酸化与脱磷酸化是机体调控机制中最普遍而重要的调节方式，如细胞膜蛋白的磷酸化可改变膜的通透性，酶蛋白的磷酸化可改变酶的活性，组蛋白的磷酸化可使基因去阻抑而加速转录作用，核糖体的蛋白磷酸化可加速翻译作用等。

二、钙、磷代谢紊乱

（一）低钙血症

当血清蛋白浓度正常时，血钙浓度低于 2.25 mmol/L 或血清 Ca^{2+} 低于 1 mmol/L，称为低钙血症（hypocalcemia）。

1. 原因和机制

（1）维生素 D 代谢障碍：维生素 D 可促进小肠对钙的吸收及肾小管上皮细胞重吸收钙，当维生素 D 不足时，肠吸收钙减少，尿丢失钙增加，导致低钙血症。主要见于：①食物中维生素 D 缺乏。②肠道功能紊乱使维生素 D 吸收障碍。③维生素 D 羟化障碍，使有活性的维生素 D 减少。

（2）甲状旁腺功能减退：PTH 具有动员骨钙、增高血钙的作用，各种原因引起原发性或继发性甲状旁腺功能减退，均可导致低钙血症。原发性甲状旁腺功能减退较少见，可见于先天性甲状旁腺发育不全或体内有 PTH 抗体等；继发性甲状旁腺功能减退较多见，可见于甲状腺手术、放射治疗使甲状旁腺受损。

（3）肾衰竭：慢性肾衰竭常发生低钙血症，其主要发生机制为：①由于肾小球滤过率降低，磷酸盐排出受阻，血磷升高，因血液钙磷乘积为一常数，故血钙降低。②肾实质损伤使维生素 D 羟化障碍，肠道吸收钙减少。③慢性肾衰竭时，毒性物质在体内蓄积，损伤肠道，影响肠道钙吸收。

2. 对机体的影响

（1）对神经肌肉的影响：由于 Ca^{2+} 可降低神经肌肉的兴奋性，因而低血钙时神经肌肉的兴奋性增高，可出现手足搐搦、肌肉痉挛、惊厥，严重者可致癫痫发作或出现精神症状。

（2）对骨骼的影响：可引起骨质钙化障碍，婴幼儿表现为佝偻病、囟门闭合迟；成人则表现为骨质软化、骨质疏松等。

（3）对心肌的影响：细胞外 Ca^{2+} 有竞争性抑制 Na^+、K^+ 内流的作用。当细胞外液 Ca^{2+} 浓度降低时，Na^+ 内流增加，心肌的兴奋性升高，兴奋的传导加速。低钙血症时由于细胞膜内外的 Ca^{2+} 浓度差减少，Ca^{2+} 内流减慢，使动作电位平台期延长。心电图表现为 Q–T 间期和 ST 段延长，T 波低平或倒置。

3. 防治原则 病因治疗，补充钙剂和维生素 D。

（二）高钙血症

当血清蛋白浓度正常时，血钙浓度高于 2.75 mmol/L 或血清 Ca^{2+} 高于 1.25 mmol/L，称为高钙血症（hypercalcemia）。

1. 原因和机制

（1）甲状旁腺功能亢进症：PTH 可促进破骨细胞活性，骨钙释放增多，引起血钙升高。原发性甲状旁腺功能亢进症是高钙血症最常见的原因，主要见于甲状旁腺腺瘤和甲状旁腺增生。

（2）恶性肿瘤：恶性肿瘤引起高钙血症的发生率仅次于原发性甲状旁腺功能亢进症。肿瘤细胞可分泌破骨细胞激活因子，引起骨质破坏，骨钙释放，血钙升高。

（3）维生素 D 中毒：治疗甲状旁腺功能低下或预防佝偻病而长期服用维生素 D 可造成维生素 D 中毒，过量的维生素 D 可促使肠吸收钙增加，血钙升高。

2. 对机体的影响

（1）对神经肌肉的影响：由于 Ca^{2+} 可降低神经肌肉的兴奋性，高钙血症时神经肌肉兴奋性降低，轻症患者常表现乏力、表情淡漠、腱反射减弱，重症患者则出现精神障碍甚至精神分裂以至出现木僵、昏迷等。

（2）对心肌的影响：Ca^{2+} 对心肌细胞 Na^+ 内流有竞争抑制作用，称为膜屏障作用。高血钙时膜屏障作用增强，Na^+ 内流受抑制，心肌兴奋性和传导性降低。同时动作电位平台期 Ca^{2+} 内流加速，平台期缩短，复极化加快。心电图可显示 Q–T 间期缩短、房室传导阻滞。

（3）对肾的损害：高钙血症可致肾血流减少，严重时可导致肾衰竭。肾对高钙血症敏感，肾功能损害以肾小管受损为主，包括肾小管水肿、坏死，肾小管基底膜钙化等。早期表现为浓缩功能障碍，晚期会发展为肾衰竭。

3. 防治原则 病因治疗，支持疗法和降钙治疗等。

（三）低磷血症

血清磷浓度低于 0.8 mmol/L 时，称为低磷血症（hypophosphatemia）。

1. 原因和机制

（1）摄入减少：天然食物中磷含量丰富，因饮食摄入不足引起低磷血症较为少见。但剧烈呕吐、腹泻、吸收不良综合征及应用可与磷结合的抗酸药，如氧化铝、碳酸铝等可影响磷的吸收而发生低磷血症。

（2）排泄增多：甲状旁腺功能亢进症、肾小管酸中毒可减少肾小管对磷的重吸收，尿磷排出增多引起低磷血症。

（3）磷向细胞内转移：输入葡萄糖、胰岛素使糖原合成增加时伴有磷酸盐进入细胞；呼吸性碱中毒时，磷酸果糖激酶激活，糖酵解增强，大量葡萄糖和果糖磷酸化使磷酸盐进入细胞。

2. 对机体的影响　通常无特异症状。低磷血症主要引起 ATP 合成不足和红细胞内 2,3-DPG 减少。轻者无症状，重者可有肌无力、感觉异常、鸭步态、骨痛、佝偻病、病理性骨折、易激惹、精神错乱、抽搐及昏迷。

3. 防治原则　治疗原发病，适当补磷。

（四）高磷血症

成人血清磷高于 1.61 mmol/L，儿童高于 1.90 mmol/L 称为高磷血症（hyperphosphatemia）。

1. 原因和机制

（1）排泄减少：急、慢性肾衰竭时，当肾小球滤过率降至 20～30 mL/min，肾排磷减少，血磷升高。肾衰竭继发甲状旁腺功能亢进，骨盐释放增加使血磷升高。

（2）磷向细胞外移出：在急性酸中毒或淋巴瘤及白血病等进行化疗时，磷从细胞内释出使血磷增加。

2. 对机体的影响　严重的高磷血症可导致低钙血症，引起骨质疏松和骨质软化。

3. 防治原则　治疗原发病，降低肠道磷的吸收，必要时使用透析治疗。

✎ 本 章 小 结

水和电解质广泛分布在细胞内外，参与体内许多重要的功能和代谢活动，对正常生命活动的维持起着非常重要的作用。体内水和电解质的动态平衡是通过神经、体液的调节实现的。临床上常见的水与电解质代谢紊乱有高渗性脱水、低渗性脱水、等渗性脱水、水肿、水中毒、低钾血症和高钾血症。本章讨论这些紊乱的原因和病理生理变化。

复习思考题

1. 高渗性脱水和低渗性脱水对机体的最主要的危害有何不同？

2. 高渗性脱水机体可通过哪些措施使细胞外液高渗有所回降？

3. 什么叫水肿？全身性水肿多见于哪些情况？

4. 高钾血症时为什么心肌自律性和收缩性会下降？

5. 为什么低钾血症时心肌兴奋性升高？

6. 水肿的发病机制是什么？

7. 引起肾排出钠水障碍的主要因素及其产生机制是什么？

8. 急性低钾血症和急性重度高钾血症时均可出现肌肉无力，其发生机制有何异同？

（汪　洋）

数字课程学习

⤓教学 PPT　　▶▶微视频　　✍自测题

第四章
酸碱平衡紊乱

学习目标

掌握反映酸碱平衡的常用指标及其意义，各型酸碱平衡紊乱的概念、发生机制及对机体的影响；熟悉酸碱平衡紊乱的调节机制；了解体内酸碱物质的种类和来源，混合型酸碱平衡紊乱的类型及酸碱平衡紊乱防治的病理生理学基础。

核心概念

酸碱平衡　酸碱平衡紊乱　代谢性酸中毒　呼吸性酸中毒　代谢性碱中毒　呼吸性碱中毒　标准碳酸氢盐　实际碳酸氢盐　动脉血二氧化碳分压　阴离子间隙

引言

酸碱平衡紊乱在临床上极为常见，是许多疾病或病理过程的继发性变化，对患者的危害极大。能否及时发现和正确判断机体的酸碱状况，是治疗成败的关键。本章主要介绍机体对酸碱平衡紊乱的调节机制，反映酸碱平衡的常用指标及其意义，四种单纯型酸碱平衡紊乱的概念、发生机制及对机体的影响。

人体的体液具有一定的酸碱度，适宜的酸碱度是机体组织细胞进行正常生理活动的基本条件。在生命活动过程中，机体经常摄入一些酸性、碱性物质，同时体内也不断生成酸性、碱性代谢产物，而体液的酸碱度（pH）却常稳定在一个狭窄的范围内，这种通过体内各种缓冲系统的缓冲、肺和肾的调节维持体液酸碱度相对稳定的过程，称为酸碱平衡（acid-base balance）。机体不同组织细胞具有其各自的代谢特点，尤其是细胞内，pH 可以不同，但生理状态下血液的 pH 总维持在 7.35～7.45，平均为 7.40。

病理情况下，许多原因可以引起酸碱负荷过度、严重不足或调节机制障碍，导致体液酸碱度稳定性破坏，这一病理变化称为酸碱平衡紊乱（acid-base disturbance）。

酸碱平衡紊乱在临床上极为常见，是许多疾病或病理过程的继发性变化，对患者的危害极大。能否及时发现和正确判断机体的酸碱状况，常常是治疗成败的关键。因此，学习和掌握酸碱平衡紊乱的基本理论对临床工作有非常重要的意义。

第一节　酸碱的概念、来源及酸碱平衡的调节

一、酸碱的概念

在化学反应中，凡能释放出 H^+ 的化学物质称为酸（acid），如 HCl、H_2SO_4、H_2CO_3、CH_3COOH（乳酸）、NH_4^+、HPr（蛋白酸）等；反之，凡能接受 H^+ 的化学物质称为碱（base），如 OH^-、HCO_3^-、NH_3 等。酸碱状态一般用 H^+ 浓度 $[H^+]$ 的负对数（pH）表示，即 $pH=-lg[H^+]$。正常动脉血液中的 $[H^+]$ 平均为 40 nmol/L，对应的 $pH=-lg[H^+]=-lg[40\times10^{-9}\ mol/L]=7.40$，变化范围是 7.35~7.45。pH 低于或 $[H^+]$ 高于正常值范围为酸血症，pH 高于或 $[H^+]$ 低于正常值范围为碱血症。

二、体液中酸性和碱性物质的来源

体液中的酸性和碱性物质主要来源于组织细胞的分解代谢，少量来自摄入的食物。正常人在普通膳食条件下，体内酸性物质的产量远远多于碱性物质。

（一）酸性物质的来源

体液中的酸性物质按其特性分为挥发性酸（volatile acid）和非挥发性酸（involatile acid）。

1. 挥发性酸　糖、脂肪、蛋白质在分解代谢过程中不断产生 CO_2，CO_2 非酸非碱，但与水（H_2O）结合形成碳酸（H_2CO_3），这一反应可在碳酸酐酶（carbonic anhydrase，CA）的催化下加速完成。碳酸不稳定，在体内可释出 H^+，也可形成二氧化碳气体（CO_2）由肺呼出，故称为挥发性酸。肺对 H_2CO_3（CO_2）排出量的调节，称为酸碱平衡的呼吸性调节。正常成人在静息状态下每天生成的 CO_2 为 300~400 L（CO_2 的生成量随代谢率提高而增多），如果生成的 CO_2 全部与 H_2O 结合形成 H_2CO_3，那么，每天可释放 13~15 mol 的 H^+。碳酸（H_2CO_3）是机体代谢过程中生成最多的酸性物质。

2. 非挥发性酸　是指不能变成气体由肺呼出，而只能通过肾随尿排出的酸性物质，又称固定酸（fixed acid）。肾对固定酸排出量的调节，称为酸碱平衡的肾性调节。正常成人每天由固定酸释出的 H^+ 仅 50~100 mmol，与挥发性酸相比要少得多。体内固定酸的主要来源是蛋白质的分解代谢（如蛋白质分解代谢产生的硫酸、磷酸、尿酸等），因此，体内固定酸的生成量与食物中蛋白质的摄入量成正比。机体在物质分解代谢过程中也产生一些有机酸，如丙酮酸、乳酸、乙酰乙酸、β-羟丁酸等。正常情况下，这些物质在体内继续被氧化成 CO_2，或进入其他代谢途径。但在病理情况下，机体可出现有机酸分解减少，生成增多，引起体内固定酸增加。

此外，酸性物质的另一来源是直接从食物、饮料、酸性药物等中摄入。

（二）碱的来源

机体从食物中获得的碱性物质主要来源于蔬菜、水果中含有的有机酸盐，如苹果酸盐、柠檬酸盐、草酸盐等。这些有机酸盐在代谢过程中，与细胞内 H^+ 结合生成有机酸，再经三羧酸循环氧化生成 CO_2、H_2O 和碱性盐。如：

$$\begin{array}{l} \text{CHOHCOONa} \\ \text{CH}_2\text{COOH} \end{array} \xrightarrow[3O_2]{} 3CO_2 + 2H_2O + NaHCO_3$$

苹果酸钠　　　　　　　　　　　　碱性盐

另外，机体在物质代谢过程中也可产生一些碱性物质，如氨基酸脱氨基生成氨，由于此氨可经过肝鸟氨酸循环后转化为尿素，故血液中含量甚微，对体液酸碱度影响不大。肾小管细胞分泌氨则用来中和原尿中的酸（H^+）而保留碱。

三、酸碱平衡的调节

尽管机体不断摄取和生成酸性或碱性物质，但生理情况下，血液 pH 并没有发生显著变化，仍能维持在正常范围内。这种血液 pH 相对稳定性的维持是机体酸碱平衡调节机制进行调节的结果。体内酸碱平衡的调节机制主要包括体液缓冲系统、肺及肾的调节等。

（一）血液的缓冲作用

缓冲作用是指向溶液中加入酸或碱时具有防止 H^+ 浓度发生显著变动的作用，即减轻溶液 pH 的变动程度。缓冲作用主要由缓冲系统实施完成。血液的缓冲系统是由弱酸及其共轭碱组成，主要有 4 种（表 4-1）。其中以碳酸氢盐缓冲系统（HCO_3^-/H_2CO_3）最为重要，这是因为：①含量最多，占血液缓冲总量的 1/2 以上；②为开放体系，HCO_3^- 和 H_2CO_3 可通过肾和肺的调节得到补充或排泄，从而增加其缓冲能力；③可以缓冲所有的固定酸。

表 4-1　全血缓冲系统的构成及含量

缓冲体系	构成	占全血缓冲系统（%）
碳酸氢盐缓冲系统	$H_2CO_3 \rightleftharpoons HCO_3^- + H^+$	53（其中血浆 35，细胞内 18）
血红蛋白和氧合血红蛋白缓冲系统	$HHbO_2$ 及 $HHb \rightleftharpoons HbO_2^- + H^+$ 及 $Hb^- + H^+$	35
蛋白质缓冲系统	$HPr \rightleftharpoons Pr^- + H^+$	7
磷酸盐缓冲系统	$H_2PO_4^- \rightleftharpoons HPO_4^{2-} + H^+$	5

但是碳酸氢盐缓冲系统不能缓冲挥发性酸，挥发性酸的缓冲主要靠非碳酸氢盐缓冲系统，特别是血红蛋白和氧合血红蛋白缓冲系统的缓冲。

当体液中酸碱性物质发生改变时，缓冲系统又是如何调节的？现以碳酸氢盐缓冲系统为例来加以阐述。

$$H_2CO_3 \rightleftharpoons H^+ + HCO_3^-$$

当体液中酸（H）$^+$ 过多时，缓冲系统中的缓冲碱（HCO_3^-）立即与其结合，上述反应向左移动，使 H^+ 的浓度不至于显著增高，同时缓冲碱浓度降低；反之，当体液中 H^+ 减少时，缓冲系统中的弱酸（H_2CO_3）可以释出 H^+，反应向右移动，使体液中 H^+ 的浓度得到部分恢复，同时缓冲碱浓度增加。

总之，血液缓冲系统的缓冲作用反应迅速，一旦体内酸碱负荷过度或不足，缓冲系统马上起缓冲作用，将强酸或强碱转变成弱酸或弱碱，同时缓冲系统自身被消耗。因此，血液缓冲系统具有反应迅速、作用不持久的特点。

（二）肺在酸碱平衡中的调节作用

肺在酸碱平衡中的调节作用是通过改变肺通气量控制 CO_2 排出量来调节血浆 H_2CO_3 浓度，维持血液 pH 的相对恒定。这种调节作用发挥较快，数分钟内即可见明显效果。但仅对 CO_2 有调节作用，不能调节固定酸。

肺通气量受延髓呼吸中枢控制，延髓呼吸中枢接受来自中枢化学感受器和外周化学感受器的刺激。中枢化学感受器能够感受脑脊液中 H^+ 浓度的变化，H^+ 浓度增加可以兴奋呼吸中枢使肺通气量增加。但血液中的 H^+ 不易透过血脑屏障，故对中枢化学感受器的直接作用很弱。CO_2 虽不能直接刺激中枢化学感受器，但 CO_2 属脂溶性物质，易透过血脑屏障，并在碳酸酐酶的作用下生成碳酸，使脑脊液 H^+ 浓度增加。因此，中枢化学感受器对动脉血二氧化碳分压（$PaCO_2$）的变化非常敏感。当 $PaCO_2$ 超过正常值 40 mmHg 时，肺通气量可明显增加；若 $PaCO_2$ 增加到 60 mmHg 时，肺通气量可增加 10 倍，使 CO_2 排出显著增多。但是当 $PaCO_2$ 超过 80 mmHg 时，呼吸中枢反而受到抑制，称为二氧化碳麻醉（carbon dioxide narcosis）。

外周化学感受器（主要指主动脉体和颈动脉体）能感受缺氧、pH 和 CO_2 的刺激，当 PaO_2 降低、pH 降低、$PaCO_2$ 升高时均可通过外周化学感受器反射性兴奋呼吸中枢，呼吸加深加快，肺通气量增加，CO_2 排出增多；反之，呼吸变浅变慢，CO_2 排出减少。但外周化学感受器比中枢化学感受器反应迟钝，当 PaO_2 低于 60 mmHg 时，才能感受刺激引起兴奋；同理，$PaCO_2$、pH 的改变也主要通过延髓呼吸中枢化学感受器感受。

（三）肾在酸碱平衡中的调节作用

肾主要通过排出体内过多的酸或碱来调节血浆 HCO_3^- 浓度，从而维持血液 pH 的相对恒定。由于正常人在普通膳食条件下，体内产生的酸性物质远多于碱性物质，因此肾在调节酸碱平衡中的主要作用是排酸保碱。肾的调节作用比较缓慢，常在酸碱平衡紊乱发生数小时后开始发挥作用，3～5 天达到高峰，但效能高、作用持久。

肾调节酸碱平衡的主要机制：

1. 近端肾小管泌 H^+ 和 $NaHCO_3$ 的重吸收　血浆中的 $NaHCO_3$ 经肾小球滤过时，90% 在近端小管被重吸收，少部分在远端小管和集合管被重吸收，排出体外的 $NaHCO_3$ 仅为滤出量的 0.1%。这是因为近端小管刷状缘富含碳酸酐酶。肾小球滤过的 HCO_3^- 和肾小管分泌的 H^+ 在肾小管内结合生成 H_2CO_3，H_2CO_3 在碳酸酐酶的催化下生成 H_2O 和 CO_2，H_2O 随尿液排出，CO_2 则弥散入细胞内。肾小管上皮细胞内含有碳酸酐酶，能催化 CO_2 和 H_2O 生成 H_2CO_3，H_2CO_3 又解离成 HCO_3^- 和 H^+，H^+ 通过近端小管上皮细胞膜上的 H^+-Na^+ 交换被分泌入管腔中，同时把管腔中的 Na^+ 交换进细胞。H^+-Na^+ 交换所需的能量由基侧膜上钠钾 ATP 酶间接提供。钠钾 ATP 酶能将细胞内的 Na^+ 主动泵入细胞间隙，使细胞内 Na^+ 浓度维持在一个较低水平，这有利于细胞外 Na^+ 向浓度低的细胞内扩散，同时促进细胞内 H^+ 泵出。近端小管上皮细胞内形成的 HCO_3^-，由基侧膜 Na^+-HCO_3^- 载体返回血液循环。因此，H^+-Na^+ 交换有利于管腔液中 HCO_3^- 的重吸收。碳酸酐酶在 H^+-Na^+ 交换、HCO_3^- 被重吸收的过程中起着重要作用。当 pH 降低时碳酸酐酶活性增高，近端小管 H^+-Na^+ 交换增强，$NaHCO_3$ 重吸收增多；反之，这一作用减弱（图 4-1）。

2. 远端肾小管、集合管泌 H^+ 和 $NaHCO_3$ 的重吸收及磷酸盐的酸化　远端肾小管和集合管的闰细胞（又称泌 H^+ 细胞），借助管腔膜上的氢-ATP 酶作用向管腔泌 H^+，而管腔中

的 Na^+ 则通过钠通道进入细胞，同时在基侧膜以 $Cl^-–HCO_3^-$ 交换的方式重吸收 HCO_3^-，使尿液酸化，这种作用称为远端酸化作用（distal acidification）（图 4-2）。远端肾小管和集合管分泌的 H^+ 还可与管腔滤液中 Na_2HPO_4 的 Na^+ 交换，将碱性 Na_2HPO_4 转变成酸性 NaH_2PO_4，使尿液酸化，将 H^+ 排出体外，但这种缓冲是有限的，当尿液 pH 降至 4.8 左右时，两者比值（$HPO_4^{2-}/H_2PO_4^-$）由原来的 $4:1$ 变为 $1:99$，表明尿液中几乎所有的 HPO_4^{2-} 都已转变为 $H_2PO_4^-$，就不能进一步发挥缓冲作用了。

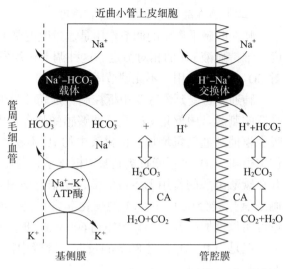

图 4-1　近端肾小管泌 H^+ 和重吸收 $NaHCO_3$ 的示意图

CA: 碳酸酐酶

3. NH_4^+ 的排出　近端肾小管上皮细胞是产铵（NH_4^+）的主要场所。细胞内谷氨酰胺在谷氨酰胺酶的水解作用下产生氨（NH_3），NH_3 是脂溶性分子，能自由弥散，但弥散的量及方向依赖于体液 pH，通常肾小管腔液的 pH 较低，所以 NH_3 易向管腔内弥散，并与管腔内 H^+ 结合生成 NH_4^+。而 NH_4^+ 是水溶性的，不易通过细胞膜返回细胞，且进一步与强酸盐（NaCl）的负离子（Cl^-）结合成铵盐（NH_4Cl）随尿排出。而强酸盐（NaCl）解离后的正离子（Na^+）通过 $H^+–Na^+$ 等方式进入肾小管上皮细胞，与 HCO_3^- 一起返回血液。NH_3 与细胞内碳酸解离的 H^+ 结合生成 NH_4^+ 通过 $NH_4^+–Na^+$ 交换进入管腔，随尿排出。Na^+ 与 HCO_3^- 同向转运进入血液循环。由于铵的生成和排泄是 pH 依赖性的，所以酸中毒越严重，肾排 NH_4^+ 越多（图 4-3）。

综上所述，肾对酸碱的调节主要是通过肾小管上皮细胞的活动来实现的。酸中毒时，由于碳酸酐酶、谷氨酰胺酶等活性增强，肾的这三种调节作用（近端肾小管对 $NaHCO_3$ 的

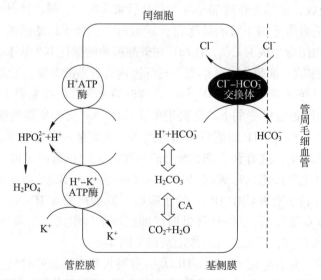

图 4-2　远端肾小管、集合管泌 H^+ 和重吸收 $NaHCO_3$ 的示意图

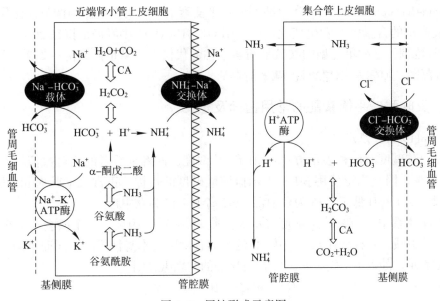

图 4-3 尿铵形成示意图

重吸收、远端肾小管对 $NaHCO_3$ 的重吸收、NH_4^+ 的排出）均增强；反之，碱中毒时，这三种调节作用均减弱。

（四）组织细胞对酸碱平衡的调节作用

机体大量的组织细胞是酸碱平衡的缓冲池。组织细胞的缓冲作用主要通过细胞内、外离子交换（如 H^+-K^+、Cl^--HCO_3^- 等）的方式完成。如酸中毒时，细胞外液过多的 H^+ 通过 H^+-K^+ 交换进入细胞内，被细胞内缓冲碱缓冲，而 K^+ 从细胞内逸出，导致血钾升高，反之亦然。当 HCO_3^- 升高时，Cl^--HCO_3^- 交换很重要，因为 Cl^- 是可以交换的自由离子，HCO_3^- 的排泄只能通过 Cl^--HCO_3^- 交换完成。

此外，肝可以通过尿素的合成清除 NH_3，调节酸碱平衡。骨骼钙盐（磷酸钙、碳酸钙）的分解也有利于对 H^+ 的缓冲，如：$Ca_3(PO_4)_2 + 4H^+ \longrightarrow 3Ca^{2+} + 2H_2PO_4^-$，但这种调节主要参与持续时间较长的（慢性）代谢性酸中毒，也是慢性代谢性酸中毒患者发生骨质疏松的原因之一。

第二节 酸碱平衡紊乱的分类、常用指标及意义

一、酸碱平衡紊乱的分类

根据血液 pH 的变化可将酸碱平衡紊乱分为两大类，即酸中毒（pH < 7.35）和碱中毒（pH > 7.45）。血液 HCO_3^- 含量主要受代谢因素影响，因此，由血液 HCO_3^- 浓度原发性降低或增高引起的酸碱平衡紊乱，称为代谢性酸中毒或代谢性碱中毒；H_2CO_3 含量主要受呼吸因素影响，由血液 H_2CO_3 浓度原发性降低或增高引起的酸碱平衡紊乱，称为呼吸性碱或酸中毒。临床上把体内只存在一种酸碱平衡紊乱称为单纯型酸碱平衡紊乱（simple acid-base disturbance）；同时发生两种或两种以上单纯型的酸碱平衡紊乱，称为混合型酸碱平衡紊乱

（mixed acid–base disturbance）。在单纯型酸碱平衡紊乱中，由于机体的调节代偿作用，虽然体内酸或碱的含量已经发生变化，但［HCO_3^-］/H_2CO_3 的比值仍维持在 20：1，即血液 pH 在正常范围，这种单纯型的酸碱平衡紊乱称为代偿性酸碱平衡紊乱；如果血液 pH 已偏离正常范围，则称为失代偿性酸碱平衡紊乱。

二、反映酸碱平衡紊乱的常用指标及意义

（一）pH 和 H^+ 浓度

溶液的酸碱度有两种表示方法：pH 和 H^+ 浓度，前者是后者的负对数值。由于血液中的 H^+ 很少，因此广泛使用 pH 来表示血液酸碱度的指标。正常人动脉血 pH 为 7.35 ~ 7.45，平均 7.40。pH 低于 7.35 为酸中毒，pH 高于 7.45 为碱中毒。

在缓冲体系中，酸碱的关系可表示为：酸 =H^+ + 碱，因此，一个酸会有一个相应的碱，称为共轭碱。各种酸在水溶液中 H^+ 的解离程度因其本身性质的不同而不同，可用解离常数 K 表示。如以 HA 代表酸，A^- 代表该酸的共轭碱，则：

$$［HA］\times K=［H^+］\times［A^-］$$

即：

$$［H^+］=K\times\frac{［HA］}{［A^-］}$$

$$pH=-lg［H^+］=-lgK+lg\frac{［A^-］}{［HA］}=pK+lg\frac{［A^-］}{［HA］}$$

从上式可知，当解离常数处在恒定情况时，溶液的 pH 取决于酸及其共轭碱的比值；反之，酸及其共轭碱的浓度决定溶液的 pH。事实上，血液中同时存在多种酸碱缓冲对，且有着共同的 H^+ 浓度，即 pH 相同，故可用血液中各种缓冲对表示 pH，但是 H_2CO_3 缓冲对占绝对主导地位。根据 Henderson-Hasselbalch 方程式，血液 pH 为：

$$pH=pKa+lg\frac{［HCO_3^-］}{［H_2CO_3］}$$

式中 H_2CO_3 浓度由 CO_2 溶解量（dCO_2）决定，而 dCO_2=CO_2 在血中的溶解度（α）× $PaCO_2$（Henry 定律），pKa 为 H_2CO_3 解离常数的负对数值，约为 6.1，比较恒定。α 为二氧化碳的溶解度，为 0.03，故上述公式可改写为：

$$pH=pKa+lg\frac{［HCO_3^-］}{\alpha PaCO_2}=6.1+lg\frac{24}{0.03\times40}=6.1+lg\frac{24}{1.2}=7.40$$

以上公式反映了 pH、HCO_3^- 和 $PaCO_2$ 三者之间的相互关系，它在酸碱平衡紊乱的判别中具有重要意义。血气分析仪可直接用 pH 和 CO_2 两个电极测出血液的 pH 或［H^+］及 $PaCO_2$，并根据这一公式计算出血液的 HCO_3^- 浓度。

由此可见，血液 pH 主要取决于血液中［HCO_3^-］与［H_2CO_3］（$\alpha PaCO_2$）的比值，正常比值为 20：1。pH 是判断酸碱平衡紊乱的首要检测指标。但动脉血 pH 本身不能区分酸碱平衡紊乱的类型，不能判定是代谢性还是呼吸性。当动脉血 pH 在正常范围内时，可以表示酸碱平衡，也可以表示处于代偿性酸碱平衡紊乱阶段，或已发生程度相近的酸、碱混合型平衡紊乱。因此，血液 pH 正常，不能排除存在酸碱平衡紊乱的可能性。所以进一步了解血浆 HCO_3^- 和 H_2CO_3 的具体数值和变化情况对判定酸碱平衡紊乱的类型具有重要意义。

（二）动脉血二氧化碳分压（$PaCO_2$）

动脉血二氧化碳分压（$PaCO_2$）是指血浆中呈物理溶解状态的 CO_2 分子所产生的张力。机体代谢产生的 CO_2 随静脉血回流到右心，然后通过肺血管进入肺泡，随呼气排出体外。由于 CO_2 通过呼吸膜的弥散速度非常快，故 $PaCO_2$ 与 P_ACO_2（肺泡气 CO_2 分压）非常接近，其差值可忽略不计，因此，测定 $PaCO_2$ 可了解肺泡通气情况，即 $PaCO_2$ 与肺泡通气量成反比，通气不足时，$PaCO_2$ 升高；通气过度时，$PaCO_2$ 降低。因此，$PaCO_2$ 是反映呼吸性酸碱紊乱的重要指标，正常值为 $33 \sim 46$ mmHg，平均为 40 mmHg。当 $PaCO_2 < 33$ mmHg 时，表明通气过度，CO_2 呼出过多，见于呼吸性碱中毒或代偿后的代谢性酸中毒；反之，当 $PaCO_2 > 46$ mmHg 时，表明通气不足，体内有 CO_2 潴留，见于呼吸性酸中毒或代偿后的代谢性碱中毒。

（三）实际碳酸氢盐和标准碳酸氢盐

实际碳酸氢盐（actual bicarbonate，AB）是指在隔绝空气的条件下，在被检者实际的 $PaCO_2$、血氧饱和度和体温条件下测得的血浆 HCO_3^- 浓度。HCO_3^- 一方面是血液 CO_2 运输的主要形式，进入血液中的 CO_2 大多进入红细胞内，在碳酸酐酶（CA）的作用下，迅速反应生成 H_2CO_3，进而离解成 H^+ 和 HCO_3^-。H^+ 被还原血红蛋白缓冲，HCO_3^- 则由红细胞内转移到血浆，为保持电荷平衡，血浆内 Cl^- 移入红细胞，称为氯转移。因此血浆 HCO_3^- 含量与 $PaCO_2$ 有关，随着 $PaCO_2$ 增高，血浆 HCO_3^- 的含量也增高。另一方面，HCO_3^- 又是血浆缓冲碱之一，缓冲体内过多的固定酸。因此，AB 受呼吸和代谢两方面因素的影响，在判定酸碱平衡紊乱时，可与标准碳酸氢盐（SB）结合在一起分析。

标准碳酸氢盐（standard bicarbonate，SB）是指全血标本在标准条件（即 $PaCO_2$ 为 40 mmHg，血红蛋白氧饱和度为 100%，温度为 38℃）下所测得的血浆 HCO_3^- 的量。AB 和 SB 的正常值均为 $22 \sim 27$ mmol/L，平均为 24 mmol/L。由于 SB 是标准化后测定的 HCO_3^- 浓度，所以 SB 已消除了呼吸因素的影响，是反映代谢性酸碱平衡紊乱的重要指标。代谢性酸中毒时 SB 降低，代谢性碱中毒时 SB 升高。在呼吸性酸或碱中毒时，由于肾的代偿，SB 也可发生继发性增高或降低。

正常人 AB 与 SB 相等。两者数值均低表明有代谢性酸中毒存在，两者数值均高表明有代谢性碱中毒存在。AB 与 SB 的差值反映了呼吸因素对酸碱平衡的影响。若 SB 正常，而 AB > SB 时，表明体内有 CO_2 潴留，见于呼吸性酸中毒；反之，AB < SB，说明体内 CO_2 排出过多，可见于呼吸性碱中毒。

（四）缓冲碱

缓冲碱（buffer base，BB）是指血液中一切具有缓冲作用的负离子（如 HCO_3^-、Hb^-、HbO_2^-、HPO_4^{2-}、Pr^- 等）的总和。通常在标准条件下测定，正常值为 $45 \sim 52$ mmol/L（平均 48 mmol/L）。代谢性酸中毒时 BB 减少，而代谢性碱中毒时 BB 升高。BB 是反映代谢性酸碱紊乱的指标。

（五）碱剩余

碱剩余（base excess，BE）是指在标准条件下，用酸或碱滴定全血标本至 pH 7.40 时所需的酸或碱的量。若用酸滴定，使血液 pH 达 7.4，则表示被测血液中碱过多，BE 用正值表示；如用碱滴定，说明被测血液中酸过多，BE 用负值表示。由于 BE 是在标准条件下测定，所以也是一个反映代谢性因素的指标。正常值为 $-3.0 \sim 3.0$ mmol/L。代谢性碱中毒时，BE 正值增加；代谢性酸中毒时，BE 负值增加。在呼吸性酸或碱中毒时，由于肾的代偿作用，BE 也可高于或低于正常。

（六）阴离子间隙

阴离子间隙（anion gap，AG）是指血浆中未测定的阴离子（undetermined anion，UA）与未测定的阳离子（undetermined cation，UC）的差值，即 AG=UA−UC。由于细胞外液阴、阳离子总量相等，所以 AG 可以根据血浆中已测定的 Na^+、Cl^- 和 HCO_3^- 算出，即 AG=Na^+−（$HCO_3^- + Cl^-$）=140−（24 + 104）=12 mmol/L（图 4-4A），故 AG 的正常值为：（12 ± 2）mmol/L。病理情况下，AG 可增高也可降低，但增高的意义较大，常见于乳酸堆积、酮症酸中毒等固定酸增多的情况。目前多以 AG > 16 mmol/L 作为判断是否存在 AG 增高型代谢性酸中毒的界限。但在某些情况下，AG 增高与代谢性酸中毒无关，如大量使用含钠药物、骨髓瘤患者体内释出本 – 周蛋白过多等。AG 降低在判断酸碱失衡方面意义不大，常见于血浆中未测定阴离子减少如低蛋白血症等，也可见于未测定阳离子（如 K^+、Mg^{2+}、Ca^{2+} 等）浓度明显增高。

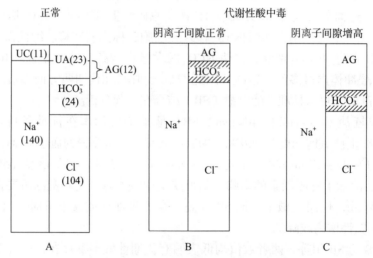

图 4-4 正常和代谢性酸中毒时阴离子间隙

A. 正常情况下 AG B. AG 正常型（高血氯型）代谢性酸中毒

C. AG 增高型（正常血氯型）代谢性酸中毒

总之，AG 是评价酸碱平衡的重要指标，检测 AG 有助于区分代谢性酸中毒的类型和判断混合型酸碱平衡紊乱。

第三节 单纯型酸碱平衡紊乱

一、代谢性酸中毒

代谢性酸中毒（metabolic acidosis）是指细胞外液 H^+ 增加和（或）HCO_3^- 丢失而引起的以血浆 HCO_3^- 原发性减少、pH 呈降低趋势为特征的酸碱平衡紊乱，是临床常见的酸碱平衡紊乱类型。

根据 AG 值的变化，将代谢性酸中毒分为 AG 增高型代谢性酸中毒和 AG 正常型代谢性酸中毒两类。

（一）原因和机制

1. AG 增高型代谢性酸中毒 是指除了含氯以外的任何固定酸在血浆中浓度增大时的代谢性酸中毒。特点是：HCO_3^- 降低、AG 增大、血氯正常（图 4-4C）。引起此类酸中毒的常见原因有：

（1）乳酸酸中毒：正常人血浆中乳酸浓度约为 1 mmol/L，乳酸酸中毒时其浓度可达 6 mmol/L。引起乳酸酸中毒的常见原因有：①乳酸生成增多：任何原因引起的缺氧，都可使细胞内糖酵解增强，乳酸生成增多，引起乳酸酸中毒。临床常见于休克、严重贫血、肺部疾患、一氧化碳中毒、心搏及呼吸骤停、心力衰竭等；②乳酸利用障碍：如严重肝疾患使乳酸通过糖异生合成葡萄糖和糖原障碍，导致血中乳酸堆积。

（2）酮症酸中毒：体内大量脂肪被迅速分解是引起酮症酸中毒的主要原因。见于糖尿病、严重肝病、饥饿和酒精中毒等情况。糖尿病时，因胰岛素不足，葡萄糖利用减少，脂肪分解加速，大量脂肪酸进入肝而形成过多的酮体（酮体中的乙酰乙酸和 β- 羟丁酸都是强酸性物质），当超过外周组织的氧化能力和肾排出能力时可发生酮症酸中毒。在长期饥饿或禁食情况下，当体内糖原被消耗后，大量动用脂肪供能，也可发生酮症酸中毒。

（3）肾排泄固定酸障碍：严重肾衰竭患者，由于肾小球滤过率降低，机体在代谢过程中产生的固定酸（如磷酸、硫酸等）不能随尿排出，使血中固定酸增加。

（4）水杨酸中毒：大量摄入水杨酸制剂（如阿司匹林）可引起血中固定酸增加。

体内增多的固定酸（H^+）被 HCO_3^- 缓冲，使血浆 HCO_3^- 浓度降低，其酸根（如乳酸根、β- 羟丁酸根、乙酰乙酸根、SO_4^{2-}、$H_2PO_4^-$ 和水杨酸根等）升高，这部分酸根均属于未测定的阴离子，所以 AG 值增大，而 Cl^- 值正常，故又称为正常血氯型代谢性酸中毒。

2. AG 正常型的代谢性酸中毒 是指各种原因引起血浆 HCO_3^- 浓度降低并伴有 Cl^- 浓度代偿性升高，而 AG 无明显变化的一类代谢性酸中毒。特点是：HCO_3^- 降低、AG 正常、血氯增高，所以又称为高血氯型代谢性酸中毒（图 4-4B）。引起此类酸中毒的常见原因有以下几点：

（1）消化道丢失 HCO_3^-：肠液、胰液和胆汁中的 HCO_3^- 含量均高于血浆，因此，严重腹泻、肠瘘、胆道瘘、肠道引流等均可引起 HCO_3^- 大量丢失。随着血液和原尿中 HCO_3^- 浓度的降低，肾小管 H^+-Na^+ 交换减少，Na^+ 以 NaCl 形式吸收增多，使血 Cl^- 升高。

（2）肾泌 H^+ 功能障碍：肾小管性酸中毒（renal tubular acidosis，RTA）是一种以肾小管排 H^+ 和重吸收 $NaHCO_3$ 障碍为主的疾病，而肾小球功能正常。其中近端肾小管酸中毒（RTA-Ⅱ）的发病环节是近端肾小管上皮细胞重吸收 HCO_3^- 能力降低。主要是由于负责 H^+-Na^+ 交换的转运体功能障碍或碳酸酐酶活性降低，导致 HCO_3^- 重吸收减少，尿排出 HCO_3^- 增多。由于 HCO_3^- 重吸收减少，Na^+ 以 NaCl 形式吸收增多，使血 Cl^- 升高。远端肾小管酸中毒（RTA-Ⅰ）是由于集合管泌 H^+ 功能障碍，造成 H^+ 在体内蓄积，导致血浆 HCO_3^- 浓度进行性降低。此外，碳酸酐酶抑制剂（乙酰唑胺等）的大量使用，醛固酮的分泌不足或肾小管对其反应性的降低，亦可引起肾泌 H^+ 功能障碍。上述原因引起的酸中毒尿液呈碱性或中性。

（3）含氯的成酸性药物摄入过多：过量摄入含氯的盐类药物如氯化铵、盐酸精氨酸、盐酸赖氨酸等，可引起 AG 正常型的代谢性酸中毒。因为这些物质在体内易解离出 H^+ 和 Cl^-，使血浆 HCO_3^- 消耗的同时，血 Cl^- 含量增加。

（4）高钾血症：血钾增高使细胞内外 H^+-K^+ 交换增强，导致细胞内 H^+ 外逸，引起代谢性酸中毒。此时，肾小管上皮细胞因细胞内 H^+ 浓度降低而泌 H^+ 减少，尿液呈碱性，即反常性碱性尿。

（二）机体的代偿调节

1. 血液的缓冲作用　代谢性酸中毒时，血液中增多的 H^+ 可立即与血浆中的 HCO_3^- 及其他缓冲碱发生缓冲反应，并生成 H_2CO_3，H_2CO_3 可转变为 CO_2 被肺呼出。结果导致血浆 HCO_3^- 不断地被消耗。

2. 细胞内外离子交换和细胞内缓冲　代谢性酸中毒发生 $2 \sim 4$ h 后，约有 1/2 的 H^+ 通过 H^+-K^+ 交换方式进入细胞内并被细胞内缓冲系统缓冲，而 K^+ 从细胞内移出，以维持细胞内外电平衡。所以酸中毒常引起血钾增高。

3. 肺的代偿调节作用　血液中 H^+ 浓度升高，可通过刺激外周化学感受器，反射性引起呼吸中枢兴奋，呼吸加深加快。随着肺通气量的增加，CO_2 排出增多，血液 $[H_2CO_3]$ 相应下降，以维持 $[HCO_3^-]/[H_2CO_3]$ 的比值，使 pH 趋于正常。当 pH 由 7.4 下降到 7.0 时，肺泡通气量可由正常的 4 L/min 增加到 30 L/min 以上。所以，呼吸加深加快是代谢性酸中毒的主要临床表现。肺的代偿调节作用相当迅速，一般在酸中毒发生数分钟后即可见深大呼吸，$12 \sim 24$ h 可达代偿高峰，代偿最大极限时，$PaCO_2$ 可降到 10 mmHg。可见，肺的代偿调节能力迅速、强大，是代谢性酸碱平衡紊乱早期代偿机制的重要力量。

4. 肾的代偿调节作用　除了肾功能障碍和高钾血症引起的代谢性酸中毒外，其他原因引起的代谢性酸中毒，肾均能起代偿调节作用。代谢性酸中毒时，肾小管上皮细胞中的碳酸酐酶和谷氨酰胺酶活性增强，促使肾泌 H^+、泌 NH_4^+ 和重吸收 HCO_3^- 增多。代偿调节结果尿液呈酸性，血液 HCO_3^- 浓度有所回升。肾的代偿作用一般在酸中毒持续数小时后开始，$3 \sim 5$ 天达到最大效应，排酸量可高达正常时的 10 倍左右。由此可见，肾的代偿调节能力相当强大。

通过上述调节，如果能使 $[HCO_3^-]$ 与 $[H_2CO_3]$ 的比值维持在 $20:1$，则血 pH 仍在正常范围内，这种代谢性酸中毒称为代偿性代谢性酸中毒。如代偿后 $[HCO_3^-]$ 与 $[H_2CO_3]$ 的比值低于 $20:1$，则血 pH 低于 7.35，这种代谢性酸中毒称为失代偿性代谢性酸中毒。

代谢性酸中毒时血气分析参数变化如下：

代谢性酸中毒的基本特征是血浆 HCO_3^- 浓度原发性减少，所以 pH、AB、SB、BB 值均降低，BE 负值加大；通过呼吸代偿，$PaCO_2$ 继发性下降，AB < SB。

（三）对机体的影响

代谢性酸中毒主要引起心血管系统和中枢神经系统的功能障碍。

1. 心血管系统功能改变　代谢性酸中毒对心血管系统的功能影响主要表现为：

（1）心律失常：代谢性酸中毒时出现的心律失常主要与血钾升高有关。酸中毒引起血钾升高的机制：①细胞外 H^+ 进入细胞内，与细胞内 K^+ 交换，K^+ 逸出细胞；②肾小管上皮细胞泌 H^+ 增多，排 K^+ 减少。严重高钾血症对心脏有明显的毒性作用，可引起心脏传导阻滞、心室颤动，甚至心脏停搏。

（2）心肌收缩力减弱：轻度酸中毒时，由于肾上腺髓质释放肾上腺素增多，表现为心率加快、心肌收缩力增强等心脏的正性肌力作用。但严重酸中毒时，过多的 H^+ 可阻断这一作用，使心肌收缩力减弱，心输出量减少，尤其在 pH < 7.2 时更为明显。酸中毒引起心肌收缩力减弱的机制：① H^+ 可竞争性地抑制 Ca^{2+} 与肌钙蛋白钙结合亚单位结合；② H^+ 增多可抑制心肌兴奋时细胞外 Ca^{2+} 的内流；③ H^+ 增多干扰了心肌兴奋时细胞内肌质网 Ca^{2+} 的释放；从而影响心肌兴奋收缩耦联，使心肌收缩力减弱。

（3）血管对儿茶酚胺的反应性降低：酸中毒时，外周血管，尤其是毛细血管前括约肌对儿茶酚胺的反应性降低，引起血管扩张。大量毛细血管网开放可使回心血量减少、血压下降，出现低血压和休克。所以，休克时，首先要纠正酸中毒，才能更有效地改善血流动力学。

2. 中枢神经系统改变　代谢性酸中毒对中枢神经系统功能的影响主要表现为抑制，可出现乏力、反应迟钝、嗜睡、意识障碍，甚至昏迷等症状，最后可因呼吸中枢和心血管中枢麻痹而死亡。其发生机制为：①能量供应不足：酸中毒使生物氧化酶类活性受到抑制，氧化磷酸化过程减弱，导致 ATP 生成减少，脑组织能量供应不足；② γ- 氨基丁酸生成增多：酸中毒时谷氨酸脱羧酶活性增强，使 γ- 氨基丁酸生成增多（图 4-5）。γ- 氨基丁酸是中枢神经系统中主要的抑制性递质，由此加重了中枢神经系统的抑制效应。

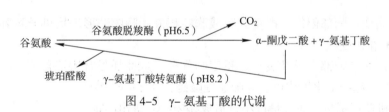

图 4-5　γ- 氨基丁酸的代谢

3. 骨骼系统变化　慢性代谢性酸中毒时，骨骼中的钙盐不断释放入血，与血液中过量的 H^+ 缓冲，结果导致骨骼脱钙。小儿表现为骨骼发育延缓，严重者可发生肾性佝偻病和骨骼畸形；成人可发生骨软化症和纤维蛋白性骨炎等。

（四）防治的病理生理基础

治疗代谢性酸中毒的基本原则是：密切观察病情，防治原发疾病，去除引起代谢性酸中毒的原因，注意纠正水、电解质紊乱，恢复有效循环血量，改善肾功能等。

代谢性酸中毒的基本特征是血浆 HCO_3^- 浓度原发性减少，所以 $NaHCO_3$ 是纠正代谢性酸中毒的首选药物。补碱的剂量和方法应根据病情而定，一般在血气监护下分次补碱，剂量宜小不宜大。如轻度代谢性酸中毒（$HCO_3^- > 16$ mmol/L）时，可少补，甚至不补。因为一方面通过防治原发疾病，酸中毒可以减轻；另一方面肾有很强的排酸保碱作用，通过自身调节，也可减轻酸中毒。另外，其他碱性药物如乳酸钠等，也常用来纠正代谢性酸中毒。乳酸钠通过肝可转化为 HCO_3^-，但在肝功能不良或乳酸酸中毒时不宜使用。

代谢性酸中毒不仅使细胞内 K^+ 外流引起高钾血症，而且可使血中游离钙增多。但是，当酸中毒被纠正后，一方面 K^+ 重新返回细胞内，可出现低血钾；另一方面，在碱性条件下 Ca^{2+} 又与血浆蛋白结合生成结合钙，使游离钙减少，有时可出现手足抽搐。因此，在纠正酸中毒时，应防治低钾血症和血中游离钙降低。

二、呼吸性酸中毒

呼吸性酸中毒（respiratory acidosis）是指因体内 CO_2 潴留而引起的以血浆 H_2CO_3 浓度原发性升高、pH 呈降低趋势为特征的酸碱平衡紊乱。

根据 CO_2 潴留的时间，呼吸性酸中毒分为急性呼吸性酸中毒和慢性呼吸性酸中毒两类。慢性呼吸性酸中毒一般是指 CO_2 潴留持续达 24 h 以上。

（一）原因和机制

引起呼吸性酸中毒的原因不外乎 CO_2 排出障碍或 CO_2 吸入过多。临床上以肺通气功能障碍引起的 CO_2 排出受阻为多见。

1. 呼吸中枢抑制 颅脑损伤、脑炎、脑血管意外及一些药物，如麻醉剂、镇静剂等使用不当，均可引起呼吸中枢抑制，导致肺通气功能障碍，体内 CO_2 排出受阻。

2. 呼吸道阻塞 异物堵塞气道、喉头痉挛或水肿、溺水等常引起急性呼吸性酸中毒，而慢性阻塞性肺部疾病（chronic obstructive pulmonary disease，COPD）、支气管哮喘等是引起慢性呼吸性酸中毒的常见原因。

3. 呼吸肌麻痹 见于急性脊髓灰质炎、脊神经根炎、有机磷中毒、重症肌无力、低钾血症或家族性周期性麻痹、高位脊髓损伤等，由于呼吸运动失去动力，导致 CO_2 排出障碍。

4. 胸廓病变 胸部创伤、严重气胸或胸腔积液、胸廓畸形等均可导致肺通气功能障碍，体内 CO_2 排出受阻。

5. 肺部疾病 肺部广泛性炎症、重度肺气肿、急性呼吸窘迫综合征、心源性急性肺水肿、肺组织广泛纤维化等均可引起肺通气障碍，体内 CO_2 潴留。

6. 呼吸机使用不当 通气量过小，造成体内 CO_2 排出困难。

7. CO_2 吸入过多 见于通风不良的环境，如坑道作业、人群密聚处等，因空气中 CO_2 浓度过高，使机体吸入过多，引起呼吸性酸中毒，但比较少见。

（二）机体的代偿调节

呼吸性酸中毒发生的主要环节是肺通气功能障碍，所以在呼吸性酸中毒时，呼吸系统往往难以发挥代偿调节作用。血浆中增高的 H_2CO_3 浓度也不能靠碳酸氢盐缓冲系统缓冲，此时主要靠血液中非碳酸氢盐缓冲系统和肾来代偿。

1. 细胞内外离子交换和细胞内缓冲 这是急性呼吸性酸中毒的主要代偿方式。急性呼吸性酸中毒时，由于肾的代偿作用起效十分缓慢，体内不断增多的 CO_2 主要靠细胞内外离子交换和细胞内缓冲。其缓冲机制如下：

（1）H^+–K^+ 离子交换：急性呼吸性酸中毒时，潴留的 CO_2 使血浆 H_2CO_3 浓度不断升高，H_2CO_3 解离为 H^+ 和 HCO_3^-。H^+ 通过 H^+–K^+ 交换进入细胞内进而被蛋白质缓冲系统缓冲，细胞内 K^+ 交换出细胞以维持电中性，结果导致血钾增高；而 HCO_3^- 则留在细胞外液起一定代偿作用。

（2）红细胞的缓冲作用：血浆中急剧增加的 CO_2 弥散入红细胞，在碳酸酐酶的催化下生成 H_2CO_3，进而解离为 H^+ 和 HCO_3^-。H^+ 被血红蛋白缓冲系统缓冲，HCO_3^- 与血浆中的 Cl^- 交换从红细胞逸出，结果导致血浆 HCO_3^- 浓度有所增加，而血 Cl^- 浓度降低（图 4-6）。

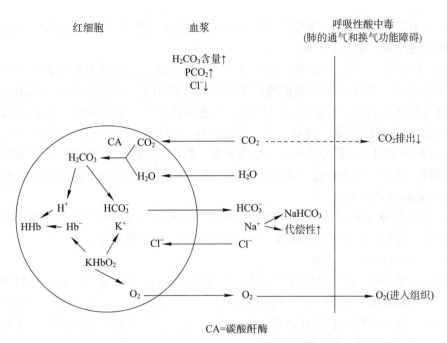

图 4-6　呼吸性酸中毒时血红蛋白的缓冲作用和红细胞内外离子交换

但是这种代偿十分有限，往往 $PaCO_2$ 每升高 10 mmHg，血浆 HCO_3^- 仅代偿性地升高 0.7 ~ 1 mmol/L，难以维持血浆 $[HCO_3^-]/[H_2CO_3]$ 的正常比值，所以急性呼吸性酸中毒时 pH 往往低于正常值，处于失代偿状态。急性呼吸性酸中毒的代偿情况可通过代偿公式的计算来判断。急性呼吸性酸中毒的预测代偿公式为：$\Delta[HCO_3^-]=0.1 \times \Delta PaCO_2 \pm 1.5$。

2. 肾的代偿调节作用　这是慢性呼吸性酸中毒的主要代偿方式。在 $PaCO_2$ 和 H^+ 浓度升高时，肾小管上皮细胞内碳酸酐酶和线粒体中谷氨酰胺酶活性增强，促使肾小管上皮细胞泌 H^+、泌 NH_4^+ 和重吸收 HCO_3^- 增加，达到排酸保碱的目的。由于肾的代偿起效慢，3 ~ 5 天后才达到高峰，因此，急性呼吸性酸中毒时肾往往来不及代偿，但在慢性呼吸性酸中毒时，肾可发挥强大的排酸保碱作用。大约 $PaCO_2$ 每升高 10 mmHg，血浆 HCO_3^- 代偿性升高 3.5 ~ 4.0 mmol/L，能使血浆 $[HCO_3^-]/[H_2CO_3]$ 的比值接近 20：1。因此，轻、中度慢性呼吸性酸中毒患者有时可处于代偿阶段。慢性呼吸性酸中毒的代偿情况可通过代偿公式的计算来判断。慢性呼吸性酸中毒的代偿公式为：$\Delta[HCO_3^-]=0.35 \times \Delta PaCO_2 \pm 3$。

呼吸性酸中毒时血气分析参数变化如下：

急性呼吸性酸中毒多为失代偿性，血 pH 降低，$PaCO_2$ 原发性升高，AB > SB；由于肾来不及发挥代偿作用，AB 可略升高，SB、BB 与 BE 变化不大。

慢性呼吸性酸中毒可根据肾的代偿程度分为：代偿性（血 pH 正常）或失代偿性（血 pH 降低）两类。$PaCO_2$ 原发性升高，AB > SB；通过肾等代偿后，代谢性指标 AB、SB、BB 值均继发性升高，BE 正值加大。

（三）对机体的影响

1. 对中枢神经系统功能的影响　呼吸性酸中毒，尤其是急性呼吸性酸中毒引起的中枢神经系统功能紊乱较代谢性酸中毒更为严重，其机制为：

（1）CO_2 易通过血脑屏障：CO_2 属脂溶性，能迅速通过血脑屏障，引起脑内 H_2CO_3 浓度增高；而 HCO_3^- 为水溶性，通过血脑屏障缓慢。因此，呼吸性酸中毒时脑脊液 pH 降低的程度较代谢性酸中毒更为严重。

（2）CO_2 扩张脑血管：CO_2 能直接扩张血管，但高浓度 CO_2 能刺激血管运动中枢，间接引起血管收缩，其强度大于直接的扩血管作用。但由于脑血管壁上无 α 受体，故 CO_2 潴留可直接扩张脑血管，使脑血流量增加，引起颅内高压、脑水肿等。患者可出现持续性头痛，这种头痛以晨起、夜间为重。当 $PaCO_2$ 大于 80 mmHg 时，可出现 CO_2 麻醉现象。CO_2 麻醉的初期症状是持续头痛、烦躁不安、焦虑等，进一步发展可表现为精神错乱、震颤、嗜睡、抽搐，直至昏迷。因呼吸衰竭引起的中枢神经系统功能障碍称为肺性脑病（pulmonary encephalopathy）。

2. 对心血管功能的影响　呼吸性酸中毒对心血管方面的影响与代谢性酸中毒相似，也可引起心律失常、心肌收缩力减弱、外周血管扩张、血钾升高等。

（四）防治的病理生理基础

积极治疗原发病，改善肺的通气功能，促使潴留的 CO_2 尽快排出。必要时可作气管插管、气管切开或使用人工呼吸机，慎用碱性药物，特别是通气尚未改善前。因为呼吸性酸中毒发生后，体内代偿机制已开始发挥作用，HCO_3^- 代偿性升高，此时若再给予碱性药物治疗，可引起代谢性碱中毒，加重病情。

三、代谢性碱中毒

代谢性碱中毒（metabolic alkalosis）是指细胞外液碱增多或 H^+ 丢失而引起的以血浆 HCO_3^- 原发性增多、pH 呈上升趋势为特征的酸碱平衡紊乱类型。

根据生理盐水治疗后是否有效，代谢性碱中毒可分为两类：盐水反应性碱中毒（saline-responsive alkalosis）和盐水抵抗性碱中毒（saline-resistant alkalosis）。盐水反应性碱中毒常见于呕吐、胃液吸引及利尿剂应用不当等情况，由于细胞外液减少、有效循环血量不足、低钾和低氯血症的存在，影响肾排泄 HCO_3^- 的能力，使碱中毒得以维持。若给予等张或半张盐水来扩充细胞外液，补充 Cl^- 能促进肾排泄过多 HCO_3^-，使代谢性碱中毒得到纠正。盐水抵抗性碱中毒多见于原发性醛固酮增多症、严重低钾血症、全身水肿等情况，这类代谢性碱中毒，单独用盐水治疗没有效果。

（一）原因和机制

凡能使 H^+ 丢失或 HCO_3^- 进入细胞外液增多的因素均可引起代谢性碱中毒。

1. H^+ 丢失过多

（1）H^+ 经胃丢失过多：见于频繁呕吐和胃液引流等任何原因引起的胃液大量丢失。胃液中 HCl 浓度很高，胃液丢失可导致 HCl 大量丧失。正常胃黏膜壁细胞富含碳酸酐酶，能将 CO_2 和 H_2O 催化生成 H_2CO_3。H_2CO_3 解离为 H^+ 和 HCO_3^-，H^+ 与来自血浆的 Cl^- 形成 HCl，进食时分泌到胃腔中，而 HCO_3^- 则返回血液，使血液 HCO_3^- 浓度升高，称为"餐后碱潮"。但这种"碱潮"是一过性的，当酸性食糜进入十二指肠后，在 H^+ 的刺激下，十二指肠上皮细胞和胰腺分泌 HCO_3^- 入肠腔与消化液中的 H^+ 中和。这样，H^+ 和 HCO_3^- 彼此在血液和消化道内得到中和，使血液 pH 保持相对恒定。当胃液（HCl）大量丢失时，上述平衡破坏，致使血液、肠腔中的 HCO_3^- 得不到中和，造成血液 HCO_3^- 浓度升高，发生代谢性碱中毒。

此外，胃液大量丢失同时伴有 Cl^-、K^+ 的丢失和细胞外液容量减少，这些因素也参与代谢性碱中毒的发生（图4-7）。

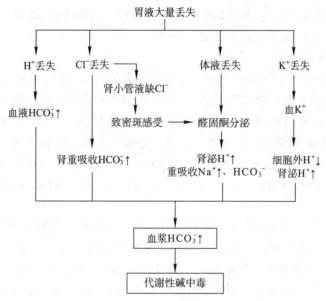

图 4-7　胃液丢失引起代谢性碱中毒的机制

（2）H^+ 经肾丢失过多：肾丢失 H^+ 主要有：①肾上腺皮质激素过多：过多的肾上腺皮质激素，尤其是醛固酮能促进肾远端小管和集合管对 H^+ 和 K^+ 的排泄，增强 $NaHCO_3$ 的重吸收，从而引起代谢性碱中毒，同时伴有低钾血症。肾上腺皮质激素过多见于原发性皮质激素分泌增多症、Cushing 综合征和有效循环血量减少等引起的继发性醛固酮增多症。②使用利尿剂：长期过量使用髓袢利尿剂，如呋塞米等，可抑制髓袢升支对 Cl^-、Na^+、H_2O 的重吸收。H_2O 重吸收抑制，导致远端肾小管流量增大，流速加快，由于冲洗作用，使小管内 H^+ 浓度急剧降低，促进了 H^+ 的排泌；Na^+ 重吸收抑制，使 Na^+ 在远端肾小管内含量增多，从而促进肾远端小管和集合管泌 H^+、泌 K^+ 和 $NaHCO_3$ 重吸收增加，导致血浆 HCO_3^- 浓度增高；Cl^- 重吸收抑制后，则以氯化铵的形式排出，引起低氯性碱中毒，此类碱中毒其尿液 Cl^- 浓度升高。此外，过度利尿也可导致有效循环血量不足，引起醛固酮分泌增多，发生代谢性碱中毒和低钾血症。③任何原因引起的血氯降低：在肾小管中 Cl^- 是唯一易与 Na^+ 相继重吸收的阴离子。当原尿中 Cl^- 浓度降低时，Na^+ 相继重吸收减少，此时，肾小管必然通过加强排 H^+、K^+ 以换回原尿中的 Na^+，Na^+ 被重吸收后即与肾小管上皮细胞生成的 HCO_3^- 一起入血，导致低氯性碱中毒，此类碱中毒其尿液 Cl^- 浓度降低。

2. 碱性物质摄入过多　常见于：①消化道溃疡病患者服用过量的碳酸氢钠；②纠正酸中毒时，输入过多的碳酸氢钠；③大量输入库血，因为库血常用枸橼酸盐抗凝，枸橼酸盐在体内经代谢产生 HCO_3^-。1 L 库血所含的枸橼酸盐经代谢可产生 30 mmol HCO_3^-。但应指出，肾具有较强的排泄 $NaHCO_3$ 能力，正常人每日摄入 1 000 mmol 的 $NaHCO_3$，2 周后血浆 HCO_3^- 浓度只轻微上升。故只有当肾功能受损后摄入过量碱性药物才会引起代谢性碱中毒。

3. H^+ 向细胞内移动 低钾血症时，由于细胞外液 K^+ 浓度降低，细胞内 K^+ 通过离子交换（H^+-K^+）移至细胞外，而细胞外 H^+ 则交换入细胞内。同时肾小管上皮细胞因缺钾，使 K^+-Na^+ 交换减弱，H^+-Na^+ 交换增强，致使肾排 H^+ 增多，引起代谢性碱中毒。一般代谢性碱中毒时尿液呈碱性，而低钾血症引起的碱中毒，因肾排 H^+ 增多，尿液反而呈酸性，称反常性酸性尿。这是缺钾性碱中毒的一个特征。

（二）机体的代偿调节

1. 血液的缓冲 代谢性碱中毒时，血液缓冲系统首先代偿，但代偿能力有限。这是因为：①代谢性碱中毒时，原发性增多的 HCO_3^- 可被缓冲系统中的弱酸缓冲，生成 H_2CO_3。但在大多数缓冲系统的组成中，碱性成分远多于酸性成分（如 HCO_3^-/H_2CO_3 的比值为 20:1），故血液对碱性物质的缓冲能力有限。②碱中毒时，细胞外液 H^+ 浓度降低，OH^- 浓度升高，OH^- 可被缓冲系统中的弱酸（H_2CO_3、$H_2PO_4^-$、HPr、HHb、$HHbO_2$ 等）缓冲，如 $OH^- + H_2CO_3 \rightarrow HCO_3^- + H_2O$，$OH^- + HPr \rightarrow Pr^- + H_2O$，缓冲的结果使 HCO_3^- 和非 HCO_3^- 浓度均增加。

2. 肺的代偿调节 血浆 H^+ 浓度降低，可抑制呼吸中枢，呼吸变浅变慢，肺通气量降低，CO_2 排出减少，引起 $PaCO_2$ 或血浆 H_2CO_3 继发性升高，以维持 HCO_3^-/H_2CO_3 的比值接近正常。呼吸的代偿调节作用发挥较快，数分钟内即可出现，$12 \sim 24\ h$ 后可达代偿高峰。但这种代偿是有限的，很少能达到完全代偿。因为当 $PaCO_2 > 55\ mmHg$ 或肺通气量减少引起 $PaO_2 < 60\ mmHg$ 时，均可兴奋呼吸中枢，继而引起肺通气量增加。因此 $PaCO_2$ 继发性上升的代偿极限是 $55\ mmHg$。

3. 细胞内外离子交换和细胞内缓冲 碱中毒时细胞外液 H^+ 浓度降低，细胞内 H^+ 通过离子交换（H^+-K^+）移至细胞外，细胞外 K^+ 交换入细胞，使血钾降低。同时肾小管上皮细胞因 H^+ 浓度降低，使 H^+-Na^+ 交换减弱，K^+-Na^+ 交换增强，导致肾排 K^+ 增多，引起低钾血症。

4. 肾的代偿调节 代谢性碱中毒时，肾小管上皮细胞的碳酸酐酶和谷氨酰胺酶活性受到抑制，肾泌 H^+、泌 NH_4^+ 减少，HCO_3^- 重吸收减少，使血浆 HCO_3^- 浓度有所下降，尿呈碱性。若由缺钾、缺氯或醛固酮分泌增多引起的代谢性碱中毒，因肾泌 H^+ 增多，尿液反而呈酸性，称反常性酸性尿。肾的代偿调节作用起效较慢，需 $3 \sim 5$ 天才发挥最大效能，因此，急性代谢性碱中毒时肾的代偿调节不是主要的。

代谢性碱中毒时血气分析参数变化如下：

代谢性碱中毒的基本特征是血浆 HCO_3^- 浓度原发性增多，所以 pH、AB、SB、BB 值均升高，BE 正值加大；通过呼吸代偿，$PaCO_2$ 继发性升高，AB > SB。

（三）对机体的影响

轻度代谢性碱中毒患者通常缺乏特有的症状和体征，其临床表现常被原发疾病所掩盖。但急性或严重的代谢性碱中毒可有如下变化：

1. 中枢神经系统功能改变 急性代谢性碱中毒患者可出现烦躁不安、精神错乱、谵妄、意识障碍等中枢神经系统功能障碍的症状。其发生机制可能为：①γ-氨基丁酸含量减少：碱中毒时脑组织内谷氨酸脱羧酶活性降低，γ-氨基丁酸转氨酶活性增高，导致 γ-氨基丁酸分解增强、生成减少（见图 4-5），从而对中枢神经系统的抑制作用减弱，出现兴奋症状；②脑组织缺氧：碱中毒使血红蛋白氧离曲线左移，造成脑组织缺氧，出现中枢神经系统功能障碍的症状。

2. 血红蛋白氧离曲线左移 碱中毒时，血液 H^+ 浓度下降，血红蛋白与 O_2 的亲和力增强，在相同氧分压下，血红蛋白能结合更多的 O_2，血氧饱和度增大，血红蛋白氧离曲线左移，使血液流经组织时氧合血红蛋白不易将 O_2 释出，导致组织缺氧。

3. 对神经肌肉的影响 碱中毒时，患者可出现腱反射亢进、面部和肢体肌肉抽动、手足搐搦、惊厥等神经肌肉兴奋性增高的症状。其发生机制主要与血浆游离钙（Ca^{2+}）浓度降低有关。游离钙（Ca^{2+}）是细胞膜电位稳定的重要离子，对神经肌肉的兴奋性有抑制作用。正常成人血钙总量为 2.25 ~ 2.75 mmol/L，以游离钙（Ca^{2+}）和结合钙的形式存在，血液 pH 可影响两者之间的相互转换。碱中毒时，因血液 pH 升高，血浆游离钙浓度降低，使神经肌肉的兴奋性增高。此外，碱中毒引起的惊厥可能与脑组织 γ– 氨基丁酸含量减少有关。当代谢性碱中毒同时伴有低钾血症时，上述游离钙降低引起的症状可被掩盖，患者表现为肌无力、肌麻痹等低钾血症的症状。此时，若仅纠正低钾，则上述低钙引起的抽搐症状即可发生。

4. 低钾血症 代谢性碱中毒可引起低钾血症，其机制为：细胞外液 H^+ 浓度降低，使细胞内外 H^+–K^+ 交换增强，细胞内 H^+ 外逸而细胞外 K^+ 被交换入细胞；同时，肾小管上皮细胞因 H^+–Na^+ 交换减弱而排 H^+ 减少，K^+–Na^+ 交换增强，排 K^+ 增多，导致低钾血症。

（四）防治的病理生理基础

积极治疗原发病，纠正碱中毒。对盐水反应性碱中毒患者，给生理盐水治疗，以恢复有效循环血量，促进血液中过多的 HCO_3^- 从尿中排出。失氯，失钾等引起的代谢性碱中毒，则还需补充氯化钾。对肾上腺皮质激素过多引起的代谢性碱中毒，可用醛固酮拮抗剂，以减少 H^+、K^+ 从肾排出。对全身性水肿患者，应尽量少用髓袢利尿剂，可给予碳酸酐酶抑制剂（如乙酰唑胺等），以增加 Na^+ 和 HCO_3^- 排出，纠正碱中毒和水肿；严重的代谢性碱中毒患者可酌量给予弱酸性或酸性药物治疗。

四、呼吸性碱中毒

呼吸性碱中毒（respiratory alkalosis）是指肺通气过度引起血浆 H_2CO_3 浓度或 $PaCO_2$ 原发性减少、pH 呈升高趋势为特征的酸碱平衡紊乱类型。

呼吸性碱中毒按发病时间可分为急性和慢性两类。急性呼吸性碱中毒一般是指 $PaCO_2$ 在 24 h 内急剧下降而导致 pH 升高，常见于低氧血症、高热和人工呼吸机使用不当等情况。慢性呼吸性碱中毒常见于慢性颅脑疾病、肺部疾病、肝疾病等引起的 $PaCO_2$ 持久下降。

（一）原因和机制

肺通气过度是各种原因引起呼吸性碱中毒的基本发生机制。原因如下：

1. 低氧血症 各种原因引起的外呼吸功能障碍和（或）吸入气体中氧分压过低，均可因 PaO_2 降低而引起通气过度。通气过度是机体对缺氧的代偿，但同时可造成 CO_2 排出过多，发生呼吸性碱中毒。

2. 呼吸中枢受到兴奋性刺激 中枢神经系统疾病如颅脑损伤、脑炎、脑血管障碍、脑肿瘤等，可刺激呼吸中枢引起过度通气。某些药物如水杨酸、铵盐等可直接兴奋呼吸中枢使通气增强。癔症发作、小儿哭闹等可引起的精神性通气过度。

3. 机体代谢亢进　如高热、甲状腺功能亢进症等，因血温过高和机体分解代谢亢进可刺激呼吸中枢，引起肺通气过度。

4. 肺疾患　肺炎、肺水肿、间质性肺疾病、肺栓塞等许多肺部疾病可引起呼吸性碱中毒。其发生机制主要与肺疾患造成的低氧血症、刺激牵张感受器和肺毛细血管旁感受器，反射性引起通气过度有关。

5. 人工呼吸机使用不当　因通气量过大而使 CO_2 排出过多，发生呼吸性碱中毒。

（二）机体的代偿调节

呼吸性碱中毒的发生机制是肺通气过度。如果刺激肺通气过度的原因持续存在，则肺的调节作用不明显。需通过以下方式进行代偿：

1. 细胞内外离子的交换和细胞内缓冲　这是急性呼吸性碱中毒的主要代偿方式。急性呼吸性碱中毒时，由于过度通气，CO_2 排出增多，使血浆 H_2CO_3 浓度迅速降低，HCO_3^- 浓度相对增高。通过 H^+-K^+ 交换，细胞内 H^+ 外移并与细胞外 HCO_3^- 结合生成 H_2CO_3，导致血浆 HCO_3^- 浓度代偿性下降，H_2CO_3 浓度有所回升；细胞外 K^+ 交换入细胞，引起血钾降低。此外，血浆中部分 HCO_3^- 与红细胞内 Cl^- 交换，进入红细胞内的 HCO_3^- 与 H^+ 结合生成 H_2CO_3，H_2CO_3 分解为 CO_2 和 H_2O，CO_2 自红细胞弥散入血形成 H_2CO_3，促使血浆 H_2CO_3 浓度回升；由于红细胞内 Cl^- 交换入血，可造成血 Cl^- 浓度升高（图4-8）。

但是这种代偿十分有限，往往 $PaCO_2$ 每下降 10 mmHg，血浆 HCO_3^- 浓度降低 2 mmol/L，难以维持 HCO_3^-/H_2CO_3 的正常比值，所以急性呼吸性碱中毒患者往往处于失代偿状态。

急性呼吸性碱中毒的预测代偿公式为：$\Delta[HCO_3^-]=0.2\times\Delta PaCO_2\pm2.5$

2. 肾的代偿调节　肾的代偿调节起效慢，一般需 3~5 天才能达到最大效应，故它是慢性呼吸性碱中毒的主要代偿方式。慢性呼吸性碱中毒时，低碳酸血症常持续存在，肾小管上皮细胞内的碳酸酐酶和谷氨酰胺酶活性降低，肾泌 H^+、泌 NH_4^+ 和重吸收 HCO_3^- 均减

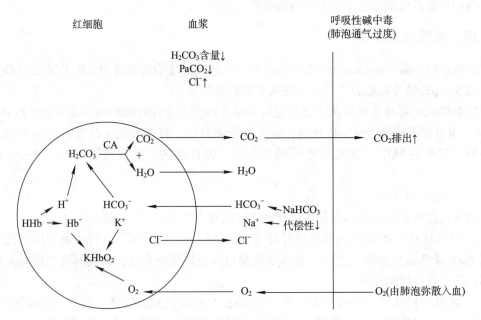

图4-8　呼吸性碱中毒时血红蛋白的缓冲作用和红细胞内外离子交换

CA= 碳酸酐酶

少，尿液 pH 明显上升，而血浆 HCO_3^- 浓度代偿性下降。

慢性呼吸性碱中毒时，由于肾的代偿调节和细胞内缓冲，平均 $PaCO_2$ 每下降 10 mmHg，血浆 HCO_3^- 浓度下降 5 mmol/L，从而有效地避免血浆 pH 发生大幅度变动。

慢性呼吸性碱中毒的预测代偿公式为：$\Delta\left[HCO_3^-\right]=0.5\times\Delta PaCO_2\pm2.5$

呼吸性碱中毒的血气分析参数变化如下：

急性呼吸性碱中毒多为失代偿性，血 pH 升高，$PaCO_2$ 原发性降低，AB < SB；由于肾的代偿调节尚未起效，AB 可略降低，SB、BB、BE 基本不变。

慢性呼吸性碱中毒可根据肾的代偿程度分为：代偿性（血 pH 正常）或失代偿性（血 pH 升高）两类。$PaCO_2$ 原发性降低，AB < SB；AB、SB、BB 均继发性降低，BE 为负值加大。

（三）对机体的影响

呼吸性碱中毒对机体的影响与代谢性碱中毒相似，可出现中枢神经系统功能紊乱、血红蛋白氧离曲线左移引起的组织缺氧、肌肉抽搐、低钾血症等。但呼吸性碱中毒引起的中枢神经系统功能障碍较代谢性碱中毒更为严重，除与碱中毒对脑功能的损伤外，还与低碳酸血症引起脑血管收缩导致脑血流量减少有关。据报道，$PaCO_2$ 下降 20 mmHg，脑血流量可减少 35% ~ 40%。

（四）防治的病理生理基础

积极治疗原发病，去除引起通气过度的原因。对急性呼吸性碱中毒患者可吸入含 5%CO_2 的混合气体，也可用面罩或纸袋罩于患者口鼻使其再吸入呼出的气体（含 CO_2），以维持血浆 H_2CO_3 浓度。对精神性通气过度患者可酌情给予镇静剂。有手足抽搐的患者，可静脉补充钙剂。使用呼吸机的患者应及时调整吸、呼气比例。

第四节　混合型酸碱平衡紊乱

混合型酸碱平衡紊乱（mixed acid-base disturbance）是指患者体内同时存在两种或两种以上的单纯型酸碱平衡紊乱。主要有以下几类：

一、双重酸碱平衡紊乱

双重酸碱平衡紊乱（double acid–base disturbance）是指患者体内同时存在两种单纯型酸碱平衡紊乱。通常把两种酸中毒或两种碱中毒合并存在，pH 向同一方向移动的酸碱失衡称为酸碱一致型或相加型酸碱平衡紊乱。而把一种酸中毒与一种碱中毒合并存在，pH 变动不大的酸碱失衡，称为酸碱混合型或相消型酸碱平衡紊乱。

（一）酸碱一致型

1. 呼吸性酸中毒合并代谢性酸中毒

（1）原因：见于任何原因引起的通气障碍同时合并固定酸增多。如：呼吸心搏骤停，慢性阻塞性肺疾病合并心力衰竭等。

（2）特点：由于通气障碍使 $PaCO_2$ 升高，而固定酸增多使血浆 HCO_3^- 浓度降低，两者间看不到相互代偿的关系，此类酸碱失衡的患者处于严重失代偿状态，pH 显著降低。反映代谢因素的指标 SB、AB、BB 均下降，AB > SB，BE 负值加大；反映呼吸因素的指标

$PaCO_2$ 升高。AG 可因固定酸增多而增大。血钾升高。

2. 代谢性碱中毒合并呼吸性碱中毒

（1）原因：见于任何原因引起的通气过度同时伴有 H^+ 丢失或 HCO_3^- 浓度升高。如：肝衰竭使用利尿剂治疗的患者，血氨增高刺激呼吸中枢发生通气过度，又因利尿剂使用不当而引起代谢性碱中毒。又如：败血症、严重创伤、高热等患者分别因细菌毒素、剧烈疼痛、体温升高等引起通气过度，加上频繁呕吐、大量输入库血等发生代谢性碱中毒。

（2）特点：由于呼吸性碱中毒使 $PaCO_2$ 降低，代谢性碱中毒使 HCO_3^- 浓度升高，两者间看不到相互代偿的关系，机体处于严重失代偿状态，pH 显著升高。反映代谢因素的指标 SB、AB、BB 均升高，AB < SB，BE 正值加大；反映呼吸因素的指标 $PaCO_2$ 降低。血钾降低。

（二）酸碱混合型

1. 呼吸性酸中毒合并代谢性碱中毒

（1）原因：见于任何原因引起的通气障碍同时合并 H^+ 丢失或 HCO_3^- 浓度升高。如：慢性阻塞性肺疾病或肺源性心脏病患者发生严重呕吐，或因心力衰竭大量使用利尿剂等，可因丢失 H^+、Cl^- 和 K^+ 及体液而导致呼吸性酸中毒合并代谢性碱中毒。

（2）特点：由于 $PaCO_2$ 和血浆 HCO_3^- 浓度均升高，并超出彼此正常代偿范围，血液 pH 改变的方向取决于 $[HCO_3^-]/[H_2CO_3]$ 占优势的一方，pH 可略高、偏低或正常。反映代谢性因素的指标 SB、AB、BB 均升高，BE 正值加大，反映呼吸性因素的指标 $PaCO_2$ 升高。

2. 代谢性酸中毒合并呼吸性碱中毒

（1）原因：见于任何原因引起的固定酸增多同时合并通气过度。如：肾衰竭、糖尿病、心肺疾病患者伴有高热或机械通气过度。又如慢性肝病，高血氨，并发肾衰竭等。

（2）特点：由于血浆 HCO_3^- 浓度和 $PaCO_2$ 均降低，并超出彼此正常代偿范围，血液 pH 变动不大。反映代谢性因素的指标 SB、AB、BB 均降低，BE 负值加大，反映呼吸性因素的指标 $PaCO_2$ 降低。

3. 代谢性酸中毒合并代谢性碱中毒

（1）原因：见于血浆 HCO_3^- 浓度增多和减少同时存在的任何原因。如：严重胃肠炎引起的剧烈呕吐加频繁腹泻并伴有低钾、脱水的患者。又如尿毒症、糖尿病患者合并剧烈呕吐等。

（2）特点：由于血浆 HCO_3^- 浓度升高和降低的原因并存，彼此相互抵消，常使血液 HCO_3^- 浓度、pH 及 $PaCO_2$ 在正常范围内或略有变动；变动方向主要取决于促使血液 HCO_3^- 浓度是增高还是降低的优势一方。AG 值的测定对判断 AG 增高型代谢性酸中毒合并代谢性碱中毒有一定帮助。单纯型 AG 增高型代谢性酸中毒时，AG 增大部分（ΔAG）与 HCO_3^- 减少部分（ΔHCO_3^-）相等，而 AG 增高型代谢性酸中毒合并代谢性碱中毒时，ΔAG > ΔHCO_3^-。但 AG 正常型代谢性酸中毒合并代谢性碱中毒则无法用 AG 及血气分析来诊断，需结合病史全面分析。

二、三重酸碱平衡紊乱

三重酸碱平衡紊乱（triple acid-base disturbance）是指患者体内同时存在三种单纯型酸

碱平衡紊乱。因同一患者不可能同时发生呼吸性酸中毒和呼吸性碱中毒，故三重型酸碱失衡只有两类：①呼吸性酸中毒合并 AG 增高型代谢性酸中毒和代谢性碱中毒，此型特点为 $PaCO_2$ 明显增高，AG > 16 mmol/L，HCO_3^- 浓度一般也升高，Cl^- 明显降低；②呼吸性碱中毒合并 AG 增高型代谢性酸中毒和代谢性碱中毒，此型特点是 $PaCO_2$ 降低，AG > 16 mmol/L，HCO_3^- 可高可低，Cl^- 一般低于正常。

总之，混合型酸碱平衡紊乱的病理变化较为复杂，要作出正确的判断，必须充分了解原发疾病及进行一系列相关的实验室检查。

第五节　分析判断酸碱平衡紊乱的方法及病理生理基础

病史和临床表现是判断酸碱平衡紊乱的重要线索，而血气分析是判断酸碱平衡紊乱类型的决定性依据，电解质检测具有一定的参考价值，AG 值有助于区别单纯型代谢性酸中毒的类型及诊断混合型酸碱平衡紊乱。

一、根据 pH 的变化判断酸碱平衡紊乱的性质

临床上 pH 变化可能有以下 3 种情况：① pH 升高，表明患者已发生失代偿性碱中毒；② pH 降低，表明患者已发生失代偿性酸中毒；③ pH 正常，表明患者可能处在酸碱平衡状态，也可能处在代偿性酸碱平衡紊乱或混合型酸碱平衡紊乱状态。因血 pH 取决于血液中 [HCO_3^-] 与 [H_2CO_3] 的比值，所以仅根据 pH 的变化，只能判别是否存在酸中毒或碱中毒，不能判断引起酸碱平衡紊乱的病因及类型。

二、根据病史判断酸碱平衡紊乱的类型

根据病史找出引起酸碱平衡紊乱的原发因素是 HCO_3^- 还是 H_2CO_3 的改变，从而判断是代谢性还是呼吸性酸碱平衡紊乱。如病史中有固定酸增多、HCO_3^- 丢失或固定酸丢失、HCO_3^- 增多的情况，则 HCO_3^- 是原发性变化因素，H_2CO_3 为代偿后的继发性变化因素，该患者可能发生代谢性酸碱平衡紊乱。反之，如病史中有肺过度通气或通气不足的情况，则 H_2CO_3 是原发性变化因素，HCO_3^- 为代偿后的继发性变化因素，该患者可能发生呼吸性酸碱平衡紊乱。

三、根据代偿调节规律判断单纯型或混合型酸碱平衡紊乱

机体对酸碱平衡紊乱的代偿调节有一定的规律，即有一定的方向性、代偿范围（代偿预计值）和代偿的最大限度。符合规律者为单纯型酸碱平衡紊乱，不符合规律者为混合型酸碱平衡紊乱。

（一）代偿调节的方向性

1. $PaCO_2$ 与 HCO_3^- 变化方向相反　此类变化为酸碱一致混合型酸碱平衡紊乱。表明体内同时存在两种酸中毒或两种碱中毒，血气分析参数除 pH 发生显著变化外，$PaCO_2$ 和 HCO_3^- 变化方向相反。如心搏呼吸骤停患者，呼吸骤停使 $PaCO_2$ 急剧升高，引起呼吸性酸中毒；而血液循环障碍所致的缺氧引起乳酸堆积，使 HCO_3^- 明显降低，引起代谢性酸中毒，即 $PaCO_2$ 与 HCO_3^- 的变化方向相反。

2. $PaCO_2$ 与 HCO_3^- 变化方向一致　可能有以下两种情况。

（1）单纯型酸碱平衡紊乱：此时在 $PaCO_2$、HCO_3^- 两个变量中一个为原发改变，另一个为继发代偿反应，且变化方向一致。如代谢性酸或碱中毒时，HCO_3^- 原发性降低或升高，通过呼吸代偿，$PaCO_2$ 亦继发性降低或升高；同理，呼吸性酸或碱中毒时，$PaCO_2$ 原发性升高或降低，通过细胞内外缓冲及肾代偿，HCO_3^- 继发性升高或降低。即 $PaCO_2$ 与 HCO_3^- 的变化方向始终一致。

（2）混合型酸碱平衡紊乱：当体内并存酸、碱中毒时，$PaCO_2$ 和 HCO_3^- 的变化方向也可一致。如呼吸性酸中毒合并代谢性碱中毒时，因肺泡通气障碍使 $PaCO_2$ 原发性升高，通过细胞内外缓冲及肾代偿使 HCO_3^- 继发性升高；若同时伴有代谢性碱中毒，则血浆 HCO_3^- 浓度亦可原发性升高，即 $PaCO_2$ 与 HCO_3^- 均升高，故 pH 无显著变化。此时，单靠 pH、病史及 $PaCO_2$ 和 HCO_3^- 的变化方向已很难区别患者是单纯型还是混合型酸碱平衡紊乱，需要从代偿预计值和代偿限度来进一步分析判断。

（二）代偿预计值和代偿限度

单纯型酸碱平衡紊乱的预计代偿公式（表 4-2）是根据血浆 pH、$PaCO_2$ 与 HCO_3^- 三个数值的量变关系，在临床实践中归纳出的经验公式。通过代偿公式计算得出的代偿预计值是区别单纯型还是混合型酸碱平衡紊乱的简便有效的方法。单纯型酸碱平衡紊乱时，机体的代偿变化应在一个范围内，这一范围可以用代偿预计值表示。如果超过了代偿范围即为混合型酸碱平衡紊乱。

表 4-2　常用单纯型酸碱平衡紊乱的预计代偿公式

类型	原发性变化	继发性代偿	预计代偿公式	代偿时限	代偿极限
代谢性酸中毒	$[HCO_3^-] \downarrow$	$PaCO_2 \downarrow$	$\Delta PaCO_2 = 1.2 \times \Delta [HCO_3^-] \pm 2$	12 ~ 24 h	10 mmHg
代谢性碱中毒	$[HCO_3^-] \uparrow$	$PaCO_2 \uparrow$	$\Delta PaCO_2 = 0.7 \times \Delta [HCO_3^-] \pm 5$	12 ~ 24 h	55 mmHg
呼吸性酸中毒	$PaCO_2 \uparrow$	$[HCO_3^-] \uparrow$			
急性:			$\Delta [HCO_3^-] = 0.1 \times \Delta PaCO_2 \pm 1.5$	数分钟	30 mmol/L
慢性:			$\Delta [HCO_3^-] = 0.35 \times \Delta PaCO_2 \pm 3$	3 ~ 5 d	42 ~ 45 mmol/L
呼吸性碱中毒	$PaCO_2 \downarrow$	$[HCO_3^-] \downarrow$			
急性:			$\Delta [HCO_3^-] = 0.2 \times \Delta PaCO_2 \pm 2.5$	数分钟	18 mmol/L
慢性:			$\Delta [HCO_3^-] = 0.5 \times \Delta PaCO_2 \pm 2.5$	3 ~ 5 d	12 ~ 15 mmol/L

注：①有"Δ"者为变化值，无"Δ"表示绝对值。

②代偿极限：指单纯型酸碱平衡紊乱代偿所能达到的最小值或最大值。

③代偿时限：指体内达到最大代偿反应所需的时间。

例如：慢性阻塞性肺疾病患者因心力衰竭入院，经强心利尿治疗后，血气检测结果为：pH 7.40，$PaCO_2$ 57 mmHg，$[HCO_3^-]$ 34 mmol/L。该患者为慢性阻塞性肺部疾病继发心力衰竭。分析其酸碱平衡类型：血液 pH 在正常范围，$PaCO_2$ 和 $[HCO_3^-]$ 均高于正常，提示该患者可能为代偿性呼吸性酸中毒，或呼吸性酸中毒合并代谢性碱中毒。根据单纯型酸碱失衡的预计代偿公式：慢性呼吸性酸中毒时 $\Delta [HCO_3^-] = 0.35 \Delta PaCO_2 \pm 3$，即 $[HCO_3^-] = [0.35 \times (57 - 40) \pm 3 + 24] = (29.95 \pm 3)(mmol/L)$，该患者 $[HCO_3^-]$ 预计代偿范围为

26.95～32.95 mmol/L，而患者实测［HCO_3^-］值为 34 mmol/L，超出代偿范围，提示有代谢性碱中毒存在，故该患者经治疗后发生了呼吸性酸中毒合并代谢性碱中毒的混合型酸碱平衡紊乱。

需要指出的是，在单纯型酸碱平衡紊乱时，机体的代偿有一定限度，还受到多种因素的制约。例如，代谢性碱中毒时，代偿性呼吸抑制使肺通气量减少，导致 $PaCO_2$ 升高和 PaO_2 降低。当 $PaCO_2$ 升高到一定限度，如 55 mmHg 时就不再升高，因为升高的 $PaCO_2$ 和缺氧可兴奋呼吸中枢，使肺通气量增加。因此，机体的代偿反应不会超过代偿极限。

四、根据 AG 值判断代谢性酸中毒的类型及混合型酸碱平衡紊乱

AG 是评价酸碱平衡的重要指标，检测 AG 有助于区分代谢性酸中毒的类型和判断混合型酸碱平衡紊乱。对于病情复杂的患者，计算 AG 值能将潜在的代谢性酸中毒显露出来。根据 AG 值的变化，将代谢性酸中毒分为 AG 增高型和 AG 正常型两类。其中 AG 增高型代谢性酸中毒发生时，AG 增高的数值等于 HCO_3^- 降低的数值，即 $\Delta AG=\Delta HCO_3^-$。如果 $\Delta AG > \Delta HCO_3^-$，则提示合并有代谢性碱中毒。

例如：某肺癌脑转移患者，出现呼吸困难伴频繁呕吐，应用甘露醇、利尿剂、激素等治疗后，血气及电解质检测为：pH 7.42，$PaCO_2$ 58 mmHg，［HCO_3^-］36 mmol/L，［Na^+］142 mmol/L，［Cl^-］75 mmol/L，［K^+］3.5 mmol/L。分析病情可知：该患者发生了慢性呼吸性酸中毒，$PaCO_2$ 为原发性增高，计算［HCO_3^-］代偿预计值范围为 27.3～33.3 mmol/L，而患者实测［HCO_3^-］值为 36 mmol/L，超出代偿范围，提示有代谢性碱中毒存在。计算 AG 值为 31 mmol/L，明显大于 16 mmol/L，表明患者还有代谢性酸中毒存在，故该患者发生了三重混合型的酸碱平衡紊乱。

总之，酸碱平衡紊乱在临床上十分常见，且复杂多变。在诊断和处理酸碱平衡紊乱时，必须仔细分析病情、定期实验室检测、动态观察，只有在充分研究和分析疾病发生发展过程的基础上才能作出正确判断，给予合理治疗。

◀知识拓展▶

［H^+］和 pH 的关系：

［H^+］反映实际的酸碱变化，pH 反映相对的酸碱变化，pH 与［H^+］并非线性关系，因此在某些特殊情况下，用 pH 评价体液的酸碱状态要慎重。

pH 与［H^+］的关系可近似划分为三段分析：在 pH 7.1～7.5 范围内，两者近似直线关系，pH 降低 0.01，［H^+］升高 1 nmol/L；pH 小于 7.1 时，随着 pH 的降低，［H^+］比 pH 发生更大幅度的变化，或者说［H^+］的显著改变才能导致 pH 轻微变化；而在 pH 大于 7.5 时，pH 则比［H^+］发生更大幅度的变化，即［H^+］的轻微变化就会导致 pH 的显著改变。这就是机体易耐受酸中毒而不易耐受碱中毒的主要原因之一。

正常人血液的 pH 维持在 7.35～7.45 之间，对应的［H^+］为 45～35 nmol/L。静脉血的 pH 较动脉血低 0.02～0.10；组织间液的 pH 近似于血液；细胞内液的 pH 比细胞外液的低；婴幼儿体液的 pH 比成人的低。但 pH6.8～7.8 是机体细胞维持生命活动的极限，对应的［H^+］为 158～15 nmol/L。

$\llcorner$ **本　章　小　结**

在生命活动过程中，机体经常摄入一些酸性、碱性物质，同时体内也不断生成酸性、碱性代谢产物，而体液的酸碱度（pH）却能稳定在 7.35～7.45 之间，即酸碱平衡状态。这主要依赖体液自身的缓冲系统、肺对 CO_2 排出的调节及肾泌 H^+、泌 NH_4^+ 和重吸收 HCO_3^- 的功能来维持的。在病理情况下，许多因素能使平衡破坏，从而发生酸碱平衡紊乱。临床上判断酸碱平衡紊乱的实验室诊断指标较多，但常用指标主要有：①反映酸碱平衡性质的指标：pH。pH 取决于 $[HCO_3^-]/[H_2CO_3]$ 的比值，pH < 7.35 为酸中毒，pH > 7.45 为碱中毒，pH 在 7.35～7.45 范围可能表示酸碱平衡状态，亦可表示代偿性酸碱紊乱或酸碱并存的混合型酸碱平衡紊乱。②反映血浆 $[H_2CO_3]$ 的指标：动脉血二氧化碳分压（$PaCO_2$）。$PaCO_2$ 原发性升高见于呼吸性酸中毒，原发性下降见于呼吸性碱中毒。③反映血浆 $[HCO_3^-]$ 的指标：标准碳酸氢盐（SB）和实际碳酸氢盐（AB）。生理情况下 SB 等于 AB，在疾病过程中，SB 与 AB 可以不相等，因为 SB 是排除呼吸因素影响的代谢指标，AB 是受呼吸因素影响的代谢指标，所以 SB 与 AB 的差值反映机体的呼吸功能。④反映血液中所有抗酸物质总量的指标：缓冲碱（BB）和剩余碱（BE）。⑤阴离子间隙（AG）：当 AG 增大时有助于区分代谢性酸中毒的类型和判断混合型酸碱平衡紊乱。

单纯型酸碱平衡紊乱有四种类型：代谢性酸中毒、呼吸性酸中毒、代谢性碱中毒、呼吸性碱中毒。代谢性酸中毒和呼吸性酸中毒是临床最常见的酸碱平衡紊乱，也是本章的重点。

代谢性酸中毒是因细胞外液 H^+ 增加和（或）HCO_3^- 丢失而引起的。前者主要引起 AG 增高型代谢性酸中毒，是由于固定酸产生过多或肾排酸障碍而致；后者主要引起 AG 正常型代谢性酸中毒，是由于腹泻、肠道引流、碳酸酐酶抑制剂的大量使用等引起的 HCO_3^- 丢失所致。代谢性酸中毒的基本特征是血浆 HCO_3^- 浓度原发性减少，所以 pH、AB、SB 均降低，通过呼吸代偿，$PaCO_2$ 继发性下降，AB < SB。

呼吸性酸中毒主要因肺通气功能障碍导致 CO_2 排出受阻而引起。呼吸性酸中毒以血浆 H_2CO_3 浓度原发性升高、pH 降低为特征。根据 CO_2 潴留的时间，呼吸性酸中毒分为急性和慢性两类。急性呼吸性酸中毒多为失代偿性，血 pH 降低，$PaCO_2$ 原发性升高，AB > SB；由于肾来不及发挥代偿作用，AB 可略升高，SB、BB 与 BE 变化不大。慢性呼吸性酸中毒可根据肾的代偿程度分为：代偿性（血 pH 正常）或失代偿性（血 pH 降低）两类。$PaCO_2$ 原发性升高，AB > SB；通过肾等代偿后，代谢性指标 AB、SB、BB 值均继发性升高，BE 正值加大。酸中毒对机体的影响主要表现在中枢神经系统和心血管系统方面。pH 降低可抑制中枢神经系统功能，呼吸性酸中毒时影响更为明显；心血管系统的损伤主要表现为：心肌收缩力降低，心律失常，外周血管扩张，低血压等。

代谢性碱中毒是因细胞外液碱增多或 H^+ 丢失而引起的。以血浆 HCO_3^- 原发性增多、pH 上升为特征。pH、AB、SB 均升高，通过呼吸代偿，$PaCO_2$ 继发性升高，AB > SB。根据生理盐水治疗后是否有效，代谢性碱中毒可分为盐水反应性碱中毒和盐水抵抗性碱中毒。呼吸性碱中毒主要因肺通气过度导致 CO_2 排出过多而引起。呼吸性碱中毒以血浆 H_2CO_3 浓度或 $PaCO_2$ 原发性减少、pH 升高为特征。呼吸性碱中毒按发病时间可分为急性和慢性两类。急性呼吸性碱中毒多为失代偿性，血 pH 升高，$PaCO_2$ 原发性降低，AB < SB；由于肾的代偿调节尚未起效，AB 可略降低，SB、BB、BE 基本不变。慢性呼吸性碱中毒可根据肾的代偿程度分为：代偿性（血 pH 正常）或失代偿性（血 pH 升高）两类。$PaCO_2$ 原发性降低，AB < SB；AB、SB、BB 均继发性降低，BE 为负值加大。碱中毒时的临床表现常被原发疾病掩盖，在急性或严重碱中毒时主要表现为中枢神经系统的过度兴奋和神经肌肉的应激性增高。

混合型酸碱平衡紊乱是指患者体内同时存在两种或两种以上的单纯型酸碱平衡紊乱，包括双重酸碱平衡紊乱和三重酸碱平衡紊乱。

酸碱平衡紊乱在临床上极为常见，是许多疾病或病理过程的继发性变化，对患者的危害极大。能否及时发现和正确判断机体的酸碱状况，常常是治疗成败的关键。因此，学习和掌握酸碱平衡紊乱的基本理论对临床工作有非常重要的意义。

复习思考题

1. 简述机体酸碱平衡的调节机制。
2. 某患者血液 pH 为 7.35 ~ 7.45，试分析该患者的酸碱状态。
3. 简述酸中毒对心血管系统的影响。
4. 频繁呕吐易引起何种酸碱平衡紊乱？为什么？
5. 简述代谢性酸中毒对机体的主要影响。
6. 为什么呼吸性酸中毒对中枢神经系统的功能损害较代谢性酸中毒明显？
7. 简述急性呼吸性酸中毒时机体的代偿调节机制。
8. 请阐述血钾浓度与酸碱平衡的关系。

（陈维亚）

数字课程学习

📥 教学 PPT　　▶️ 微视频　　✍️ 自测题

第五章
糖代谢紊乱

学习目标

掌握各型糖代谢紊乱的概念，病因与发病机制；高血糖症对代谢、心血管系统、神经系统、晶状体的影响。熟悉低血糖症对机体的影响。了解糖代谢紊乱防治的病理生理学基础。

核心概念

糖代谢紊乱　高血糖症　糖尿病　胰岛素分泌障碍　胰岛素抵抗　低血糖症

引言

糖是三大营养素之一，为人体主要的能量来源，参与构成人体的重要组成成分的糖蛋白，在人体中具有极重要的生理功能。在正常情况下，机体内在调节系统能够保持糖代谢处于动态平衡状态，使血糖浓度局限在一定的生理范围内（3.89~6.11 mmol/L）波动。参与机体糖代谢调节的激素有胰岛素、胰高血糖素、肾上腺素、糖皮质激素和生长激素等。其中胰岛素是体内唯一降低血糖的激素，它能增强靶细胞对葡萄糖的摄取利用，也能促进糖原、脂肪和蛋白质的合成；其他的激素如胰高血糖素、肾上腺素、糖皮质激素和生长激素等均能使血糖水平升高。当机体发生糖代谢紊乱时，可出现高血糖症（血糖浓度过高）或低血糖症（血糖浓度过低）。测定空腹血糖和尿糖是反映体内糖代谢状态的常用指标。

第一节　高血糖症

高血糖症（hyperglycemia）指空腹时血糖水平高于 6.9 mmol/L（125 mg/dL）及餐后 2 小时血糖高于 11.1 mmol/L（200 mg/dL）。当血糖高于其肾阈值 9.0 mmol/L（160 mg/dL）时，则出现尿糖。

在一些生理情况下，有可能发生暂时性的高血糖及尿糖，如情绪激动致交感神经系统兴奋和肾上腺素等分泌增加，血糖浓度升高，出现情感性尿糖；或一次性摄入大量糖，致血糖迅速升高，出现饮食性尿糖。生理情况下的暂时性高血糖及尿糖，空腹血糖均属正常，并无更多的临床意义。糖尿病（diabetes mellitus）是临床上常见的高血糖症，是一组以慢性血糖升高，糖、脂肪和蛋白质代谢紊乱为特征的代谢性疾病，是由胰岛素分泌障碍和（或）作用缺陷所引起。长期的糖、脂肪和蛋白质代谢紊乱可引发多系统损害，导致眼、肾、神经、心脏、血管等组织、器官的慢性进行性病变、功能减退及衰竭；病情严重或应激时可发生急性严重代谢紊乱，如糖尿病酮症酸中毒、高血糖高渗状态等。

一、病因与发病机制

高血糖症的病因和发病机制极为复杂，至今尚未完全阐明。胰岛素分泌障碍、胰岛素抵抗、胰高血糖素分泌失调、遗传因素及环境因素等多种原因单一或共同参与高血糖症的发病过程。

（一）胰岛素分泌障碍

胰岛素的量和功能是调控稳定血糖水平的基本条件。胰岛素由胰岛 β 细胞群分泌，临床上任何原因引起胰岛 β 细胞结构和功能破坏，均可导致胰岛素分泌障碍，使血液中胰岛素含量降低，出现高血糖症。目前，已发现自身免疫因素、遗传因素及环境因素均与胰岛 β 细胞的损害有关（图 5-1）。

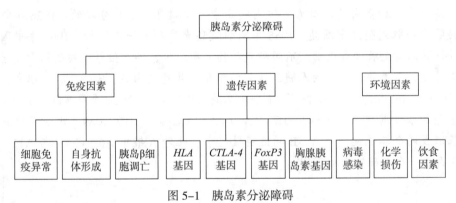

图 5-1　胰岛素分泌障碍

1. 免疫因素　胰岛 β 细胞的进行性损害是胰岛素分泌不足的关键环节，其中 90% 是由细胞免疫介导的。

（1）细胞免疫异常：在胰岛自身免疫性损伤过程中更显重要，可能的作用包括：①介导细胞毒性 T 淋巴细胞针对胰岛 β 细胞特殊抗原产生的破坏作用；②激活的 T 淋巴细胞、巨噬细胞释放多种细胞因子，在 β 细胞自身免疫损伤中起重要作用。如白细胞介素 -1（interleukin-1，IL-1）能抑制 β 细胞分泌胰岛素。肿瘤坏死因子（tumor necrosis factor，TNF）-α 和干扰素（interferon，IFN）-γ 共同作用，可诱导 β 细胞表面的组织相容性抗原（histocompatibility antigen，HLA）Ⅱ类抗原的表达，而具有Ⅱ类抗原的巨噬细胞也称为 β 细胞自身组分的抗原呈递细胞。在上述各种抗体和 IL-1、TNF-α、IFN-γ 等细胞因子的协同作用下，胰岛 β 细胞自身免疫性损伤进一步恶化、并放大破坏性的炎症反应。

（2）自身抗体形成：与胰岛 β 细胞的损伤有关的自身抗体主要包括抗胰岛细胞抗体（islet cell antibody，ICA）、胰岛素自身抗体（autoantibody to insulin，IAA）等，这些抗体的

产生可作为胰岛 β 细胞自身免疫损伤的标志物。其机制可能为多种因素导致抗原错误递呈至辅助性 T 细胞（T helper cells，THcell），产生针对 β 细胞的特异性抗体，大量的胰岛 β 细胞出现自身免疫性损伤破坏。

（3）胰岛 β 细胞凋亡：除自身免疫性损害造成的胰岛 β 细胞坏死外，各种细胞因子或其他介质的直接或间接作用引起 β 细胞凋亡也占有重要地位。如细胞因子 IL-1β、INF-a、IFN-γ 可以通过诱导 β 细胞凋亡而损害胰岛 β 细胞，其作用途径有：① INF-a 和 IFN-γ 通过诱导胰岛 β 细胞一氧化氮合酶（nitric oxide synthase，NOS）mRNA 表达来增加 NO 产生，引起胰岛 β 细胞 DNA 链断裂；INF-a 增强 IL-1β 诱导的 NO 释放，表示某些细胞因子在诱导胰岛 β 细胞凋亡的过程中具有协同作用；②磷脂酶 A2（phospholipase A2，PLA2）的激活可能与诱导胰岛 β 细胞凋亡有关；③通过 Fas-FasL 途径：Fas（CD95 受体）及 FasL（CD95 配体）属肿瘤坏死因子受体家族成员，是具有多效性的跨膜蛋白。Fas 与 FasL 及相关调控因子组成 Fas 系统，在传递细胞凋亡信号、发挥免疫监控中起重要作用。浸润的 FasL 阳性 T 淋巴细胞通过释放 IL-1β，诱导胰岛 β 细胞表达 Fas，引起胰岛 β 细胞凋亡。

◀知识拓展▶

胰岛素

胰岛素是一种蛋白质类激素。体内胰岛素是由胰岛 β 细胞分泌的。1926 年首次从动物胰脏中提取到胰岛素结晶。1955 年阐明胰岛素序列的一级结构。1965 年中国科学家最早将胰岛素全长合成成功。不同种族动物（人、牛、羊、猪等）的胰岛素分子中的氨基酸种类稍有差异，图中为人胰岛素化学结构。胰岛素由 A、B 两个肽键组成，人胰岛素（human insulin）A 链有 11 种 21 个氨基酸，B 链有 15 种 30 个氨基酸，共 16 种 51 个氨基酸组成。其中 A7（Cys）-B7（Cys）、A20（Cys）-B19（Cys）四个半胱氨酸中的疏基形成两个二硫键，使 A、B 两链连接起来。此外 A 链中 A6（Cys）与 A11（Cys）之间也存在一个二硫键（如下图）。

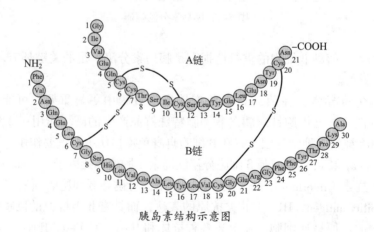

胰岛素结构示意图

胰岛素主要作用在肝、肌肉及脂肪组织，调节蛋白质、糖、脂肪三大营养物质的代谢和贮存。（1）对糖代谢的影响：能加速葡萄糖的利用和抑制葡萄糖的生成，通过血糖的去路增加来源减少，引起血糖降低。①加速葡萄糖的利用。胰岛素能提高细胞膜对葡萄糖的通透性，促进葡萄糖由细胞外转运到细胞内，为组织利用糖提供有利条件，胰岛素又能提高葡萄糖激酶（肝内）和己糖激酶（肝外）的活性，促进葡萄糖转变为 6- 磷酸葡萄糖，从而加速葡萄糖的酵解和氧化；并在糖原合成酶作用下促进肝糖原和肌糖原的合成和贮存。②抑制葡萄糖的生成，抑制肝糖原分解为葡萄糖，以及抑制甘油、乳酸和氨基酸转变为糖原，减少糖原的异生。（2）对脂肪代谢的影响：促进脂肪的合成和贮存，抑制脂肪的分解。糖尿病时糖代谢紊乱，脂肪大量动员，产生大量游离脂肪酸在肝氧化至乙酰辅酶 A，然后变为酮体，若酮体产生过多则出现酮血症。胰岛素能抑制脂肪分解，并促进糖的利用，从而抑制酮体产生，纠正酮血症。（3）对蛋白质代谢的影响：促进蛋白质的合成，阻止蛋白质的分解。（4）胰岛素除了能调节三大营养物质的代谢和贮存外，还可以促进钾离子和镁离子穿过细胞膜进入细胞内。（5）促进脱氧核糖核酸（DNA）、核糖核酸（RNA）及三磷酸腺苷（ATP）的合成。

胰岛素作用的靶细胞主要有肝细胞、脂肪细胞、肌肉细胞、血细胞、肺和肾的细胞、睾丸细胞等。另外，葡萄糖在红细胞及脑细胞膜的进出。葡萄糖在肾小管的重吸收及小肠黏膜上皮细胞对葡萄糖的吸收，都不受胰岛素的影响。

2. 遗传因素　在胰岛素分泌障碍发生中，遗传易感性可能起重要作用，某些相关的基因突变可促发或加重胰岛 β 细胞自身免疫性损伤的过程。

（1）组织相容性抗原基因：位于 6 号染色体上的 HLA 基因对胰岛素分泌障碍具有促进作用。HLA-Ⅰ类分子由 HLA-A、HLA-B 和 HLA-C 基因编码，表达于绝大多数有核细胞，而 HLA-Ⅱ类分子由 HLA-DP、HLA-DQ 和 HLA-DR 基因编码，主要表达于抗原呈递细胞，如巨噬细胞、树突细胞等，此两类分子的主要功能是向 CD4$^+$ 和 CD8$^+$T 细胞呈递已处理成为肽段的抗原。现已明确，HLA-DQβ 链和 HLA-DQα 链等位基因对胰岛 β 细胞免疫损伤的易感性有决定性作用，其作用机制分别与 57 位和 52 位的氨基酸种类影响抗原表位与抗原的结合力有关。胰岛 β 细胞免疫耐受性（immune tolerance）的选择性丧失，可使其易于受到环境因素与特殊细胞膜抗原的相互作用的影响，进而发生自身免疫性损伤。目前认为，最高危的基因型是 DR3/4 DQβ1*0302/DQβ1*0201。1 型糖尿病的患者中大约 65% 的患者有 DR3/DR4 的表达，而 DQ 基因作为 DR 基因的等位基因表达频率亦有增加。

（2）细胞毒性 T 淋巴细胞相关性抗原 4（cytotoxic T lymphocyte-associated antigen-4，CTLA-4）基因：该基因位于人类染色体 2q33，它编码 T 细胞表面的一个受体，参与了多种 T 细胞介导的自身免疫紊乱、T 细胞增生和 T 细胞凋亡。CTLA-4 基因外显子 1 第 49 位存在 A/G 的多态性。CTLA-4 49/G 与高滴度的谷氨酸脱羧酶抗体（GADA）、残存 β 细胞功能及 HLA-DRB1 的存在相关联。独立于年龄及 HLA-DQ 基因之外，CTLA-4 49/A 的多态性表达，可以激活各种 T 淋巴细胞，导致胰岛 β 细胞自身免疫反应性破坏。

（3）叉头蛋白 3 基因：叉头蛋白（forkhead helix box，Fox）是调控多种基因表达的转录因子家族，FoxP3 是其中的成员之一，其主要表达于 CD4$^+$CD25$^+$ 调节性 T 细胞（regulate T cell，Treg 细胞），参与体内免疫系统的调节，尤其可影响 CD4$^+$CD25$^+$Treg 细胞的发育和功能。CD4$^+$CD25$^+$Treg 细胞通过对效应细胞的抑制作用，可以诱导自身耐受，在防止发生自身免疫反应中有重要作用。*FoxP3* 基因表达异常可以导致 CD4⁺CD25⁺Treg 细胞减少，不足以维持自身免疫耐受，经由 T 细胞介导可引起胰岛 β 细胞选择性破坏。临床上可见因叉头蛋白 3 基因突变所导致的 X 染色体连锁的多发性内分泌腺疾病，带有该突变基因的新生儿在出生几天内就可发生 1 型糖尿病。外源性刺激使叉头蛋白 3 基因高表达后，胰岛内调节性 T 细胞数目增多，糖尿病的发生延迟。

（4）胸腺胰岛素基因表达：位于 8 号染色体上的胰岛素启动区内的糖尿病易感基因，影响胸腺中胰岛素基因表达，从而影响胸腺对胰岛素反应性 T 细胞的选择。

由于遗传异质性是显而易见的，与 HLA 相关的胰岛 β 细胞破坏的易感性可能不是任何单一 *HLA-II* 基因所能决定的，胰岛 β 细胞损伤与特异性 *HLA-II* 的联系，说明自身免疫过程中涉及 CD4⁺T 细胞。在把抗原肽向 CD4⁺T 细胞呈递，以及胸腺中 CD4⁺T 细胞所有组分的选择过程中，这些遗传物质都是至关重要的。

3. 环境因素　胰岛 β 细胞破坏的有关环境因素主要有病毒感染、化学因素、饮食因素等，以病毒感染最为重要。

（1）病毒感染：已发现柯萨奇 B4 病毒、巨细胞病毒、腮腺炎病毒、肝炎病毒、风疹病毒等与胰岛 β 细胞损伤有关。其机制可能是：①病毒直接破坏 β 细胞，并在病毒损伤 β 细胞后激发自身免疫反应，使 β 细胞进一步损伤；②病毒作用于免疫系统，诱发自身免疫反应。其机制可能与病毒抗原和宿主抗原决定簇的结构存在相同或相似序列有关；③分子模拟作用使胰岛 β 细胞失去免疫耐受，或刺激调节性 T 细胞及效应性 T 细胞，引发胰岛 β 细胞的自身免疫反应。遗传因素可能广泛参与发病，使胰岛 β 细胞或免疫系统易受病毒侵袭，或使免疫系统对病毒感染产生有害的应答反应。

（2）化学损伤：对胰岛 β 细胞有毒性作用的化学物质或药物，如四氧嘧啶、喷他脒，可分别通过对胰岛 β 细胞的直接毒性作用，选择性使胰岛 β 细胞快速破坏；或通过化学物质中的 -SH 基团直接导致胰岛 β 细胞溶解，并可诱导胰岛 β 细胞产生自身免疫反应，导致胰岛 β 细胞进一步损伤。

（3）饮食因素：针对携带 *HLA DQ/DR* 易感基因的敏感个体。例如牛奶蛋白与胰岛 β 细胞表面的某些抗原相似，可以通过"分子模拟机制"，即当抗原决定簇相似而又不完全相同时，诱发交叉免疫反应，出现胰岛 β 细胞的自身免疫性损害。

在遗传因素的控制和环境因素的影响下，机体胰岛 β 细胞发生的自身免疫性炎症反应和进行性损害，是导致血液中胰岛素含量绝对降低的中心发病环节。

（二）胰岛素抵抗

胰岛素抵抗（insulin resistance）是指胰岛素作用的靶组织和靶器官（主要是肝、肌肉和脂肪组织）对胰岛素生物作用的敏感性降低，可引起高血糖症，而血液中胰岛素含量可正常或高于正常。胰岛素抵抗的发病与遗传缺陷高度相关，根据这种缺陷相对于胰岛素受体的位置，可分为受体前、受体和受体后三个水平。

1. 受体前缺陷　主要指胰岛 β 细胞分泌的胰岛素生物活性下降，失去对受体的正常生物作用。

（1）胰岛素基因突变：胰岛素基因的特定性表达是通过 5' 端的转录启动子、增强子及负性调控元件组成的上游调控序列，以及该基因的 5' 端顺式作用元件和细胞内反式作用因子（转录因子）的相互作用来实现的，具有十分复杂的网络式调控体系。其中任何环节出现障碍，如胰岛素基因点突变，可引起一级结构的改变，C 肽裂解点的氨基酸不正常，可使胰岛素原转变成胰岛素不完全。变异胰岛素与受体的结合能力或生物活性降低，如 Chicago 胰岛素（Phe B25 Leu）、Los Angeles 胰岛素（Phe B24 Ser）、Wakayma 胰岛素（Val A3 Leu）、Providence 胰岛素（His B10 Asp）以及 Tokyo 胰岛素原（Arg 65 His）。

（2）胰岛素抗体形成：根据抗原的来源分为内源性抗体和外源性抗体。内源性胰岛素抗体（insulin antibody）可能系胰岛 β 细胞破坏所产生，对胰岛素生物活性有抑制作用。外源性胰岛素抗体仅出现于接受过胰岛素治疗的患者，与胰岛素制剂的纯度有关。

2. 受体缺陷 是指细胞膜上的胰岛素受体功能下降，或者数量减少，胰岛素不能与其受体正常结合，使胰岛素不能发挥降低血糖的作用。

（1）胰岛素受体异常：具有高度特异性的胰岛素受体（insulin receptor，IR）的合成很复杂，包括基因转录、翻译、翻译后修饰、成熟的受体向细胞膜的转运及插入并穿越细胞膜。现已发现，受体异常多由胰岛素受体基因（insulin receptor gene，IRG）突变所致。位于 19 号染色体末端的胰岛素受体基因可有 65 种突变位点，包括错义和无义突变、插入和缺失突变及复合重排等，可导致受体的结构或功能异常，出现受体数量减少或活性下降。可见于特殊类型的胰岛素抵抗综合征的患者。

（2）胰岛素受体抗体形成：1975 年 Flier 等在研究合并黑色棘皮症的胰岛素抵抗综合征患者时发现存在胰岛素受体抗体（insulin receptor antibody，IRA）。此抗体可与机体细胞膜上的胰岛素受体结合，可竞争性抑制胰岛素与其受体的结合。

3. 受体后缺陷 胰岛素与靶细胞受体结合后，信号向细胞内传递所引起的一系列代谢过程属胰岛素受体的"下游事件"。在胰岛素敏感的组织细胞胞质内存在两种胰岛素受体底物——IRS-1 和 IRS-2，它们是传递胰岛素各种生物作用的信号蛋白。当胰岛素受体与胰岛素结合后，激活 β 亚单位上的酪氨酸蛋白激酶，并使酪氨酸残基磷酸化，从而导致 β 亚单位活化，并与近膜区的 ISR-1 结合，引起后者多个酪氨酸残基磷酸化，进而 ISR-1 能与细胞内某些靶蛋白结合，并使之激活，如激活多种蛋白激酶，以及与糖、脂肪和蛋白质代谢有关的酶系，调节细胞的代谢与生长。胰岛素信号转导途径的异常在胰岛素抵抗发生中占有主要的地位（图 5-2）。例如，2 型糖尿病的致病因素是受体后缺陷，而与胰岛素受基因突变无关。

胰岛素信号转导途径已知至少有两条，其中主要通过磷脂酰肌醇 3-激酶（phosphoinositol 3-kinase，PI3K）转导途径介导其代谢调节作用，可大致分为 4 个步骤：①胰岛素经血循环到达相应靶细胞表面，与胰岛素受体的 α 亚基结合，同时使 β 亚基在蛋白酪氨酸激酶（protein tyrosine kinase，PTK）的作用下产生受体的磷酸化；②受体磷酸化后，其磷酸激酶可使胰岛素受体底物 -1（insulin receptor substrate-1，IRS-1）磷酸化并使其激活；③ IRS-I 上磷酸化的酪氨酸与含有 SH2 结构域（Src homology domain 2，SH2）的信号分子 PI3K 结合，依次激活信号转导通路下游的多个信号分子；④通过蛋白激酶、磷酸酶的级联反应发挥胰岛素的生理学效应，如刺激葡萄糖转运体 4（glucose transporter 4，GLUT4）转位，促进细胞对葡萄糖的摄取，刺激糖原合酶，调节糖原合成的一系列反应。目前发现，胰岛素信号转导异常主要发生在其中的 IRS 家族、PI3K、蛋白激酶 B（protein kinase B，PKB）、糖原合成酶激酶 -3（glycogen synthase kinase-3，GSK-3）及 GLUT4 的基因水平。

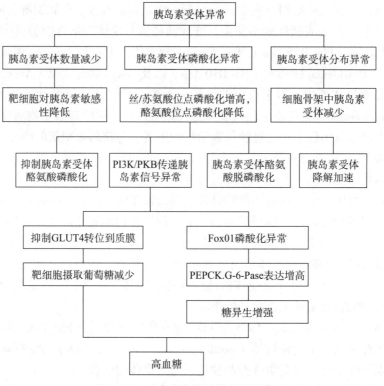

图 5-2 胰岛素信号转导途径异常

（1）胰岛素受体底物（insulin receptor substrate，IRS）基因变异：IRS 属于细胞质中的适配蛋白，主要连接受体等多种效应分子，介导细胞（包括胰岛 β 细胞和外周靶细胞）对胰岛素等信号因子的反应，是胰岛素信号转导过程中的主要成员。IRS 蛋白的不正常降解、磷酸化异常及在细胞内的分布异常是导致胰岛素信号转导减弱和胰岛素抵抗形成的主要机制之一。

1）IRS 降解异常：IRS 蛋白含量下降使参与胰岛素信号转导的 IRS 蛋白数量下降，进而影响胰岛素信号的传递，减弱靶细胞对胰岛素的敏感性。IRS 蛋白水平的下降与蛋白酶对 IRS 蛋白的不正常降解有关。

2）IRS 磷酸化异常：IRS 磷酸化异常主要包括 IRS 丝氨酸/苏氨酸位点磷酸化水平异常增高和 IRS 酪氨酸位点磷酸化水平的降低。IRS 的丝氨酸/苏氨酸磷酸化异常可通过以下方面影响胰岛素信号转导：①阻碍 IRS 酪氨酸磷酸化，降低 IRS 蛋白的酪氨酸磷酸化水平；②PI3K 激活其下游底物的能力下降，继而影响胰岛素信号经 PI3K/PKB 途径向下游的传递；③加速 IRS 的降解；④蛋白质酪氨酸磷酸酶（protein tyrosine phosphatase，PTP）在肌肉或脂肪组织中的表达或活性升高，导致 IRS 蛋白磷酸化的酪氨酸异常脱磷酸化反应，影响信号向下游的传递。

3）IRS 分布异常：一般认为，细胞内功能分子要行使其应有的功能首先需要正确定位。IRS 定位在细胞骨架上有利于与 IR 结合。体外脂肪细胞经慢性胰岛素刺激后，细胞骨架中的 IRS 会过多地释放到细胞质中，致使细胞骨架上的 IRS 酪氨酸磷酸化水平显著降低，同时募集到细胞骨架上的 PI3K 含量也明显减少；虽然此时胞质中的 IRS 含量增多，但其酪氨酸磷酸化水平并未增高，提示 IRS 在胞质中过度聚集可导致胰岛素抵抗。

（2）PI3K 异常：PI3K 是由 p85 调节亚基和 p110 催化亚基构成的异源二聚体。PI3K 活化后一方面加速含 GLUT4 的囊泡向膜转运并镶嵌在细胞膜上，调节细胞对葡萄糖的摄取；另一方面抑制磷酸烯醇丙酮酸羧化激酶（phosphoenolpyruvate carboxykinase，PEPCK）和葡糖 -6- 磷酸酶（glucose-6-phosphatase，G-6-Pase）的表达，从而抑制糖异生，增加葡萄糖利用和糖原合成。PI3K 的表达和（或）活性降低，会使胰岛素信号无法通过 PI3K 通路传递，导致葡萄糖摄取和糖原合成受阻，从而出现胰岛素抵抗。IRS 基因变异、游离脂肪酸（free fatty acid，FFA）、TNF-α 等均可导致 PI3K 表达和激酶活性降低。

（3）PKB 异常：PKB 是 PI3K 直接的靶蛋白，PKB 一旦被激活，一方面使 GSK-3 N 端丝氨酸 9（Ser9）处磷酸化，降低 GSK3 活性，继而促进糖原合成、抑制糖异生；另一方面 PKB 还能促进 GLUT4 向质膜转位，增加对葡萄糖的摄取。PKB 表达和（或）活性的改变与胰岛素抵抗的形成和发展有密切联系。

生理状态下，胰岛素、表皮生长因子（epidermal growth factor，EGF）、成纤维细胞生长因子（fibroblast growth factor，FGF）等信号分子可通过 PI3K/PKB 途径激活 PKB，激活的 PKB 可抑制 GSK-3 活性，从而活化糖原合成酶（glycogen synthetase，GS），促进糖原合成。持续高血糖可损害人和大鼠骨骼肌胰岛素刺激的葡萄糖利用和糖原合成，这一作用可能与 PKB 活性下降有关。激活 PKB 基因的表达可诱导 GLUT4 向质膜转位和增加 GLUTI 水平，促进 3T3‐L1 脂肪细胞对葡萄糖的摄取，调节葡萄糖的摄取和代谢。

（4）GSK-3 异常：GSK-3 是一种多功能丝氨酸 / 苏氨酸类激酶，在基础状态下有活性，但在胰岛素、EGF、FGF 等信号因子的刺激下，其丝氨酸位点发生磷酸化而失活，引起一系列细胞内效应，即启动糖原合成、促进葡萄糖转运等。在胰岛素抵抗患者的肌肉中 GSK-3 的表达及活性均显著升高。GSK-3 的表达及活性升高与胰岛素抵抗的发生、发展有密切关系。其主要原因是：① GCSK-3 表达及活性异常会使胰岛素诱导的 IRS-1/-2 磷酸化水平异常增高，促进胰岛素抵抗的形成；② GSK-3 含量增加或活性升高使糖原合成酶的丝氨酸多位点磷酸化而失活，从而抑制糖原合成酶活性，减少糖原合成；③ PI3K/PKB 途径异常，使 Fox 家族的成员转录因子 1（Forkhead transcription factor 1，Foxl）磷酸化障碍，导致 Foxl 转录因子从细胞核向细胞质的转位减少，致使转录因子活性增高，引起 Foxl 转录因子作用的靶基因葡糖 6- 磷酸（glucose-6-phosphate，G-6-P）和 PEPCK 的表达增高，从而促进糖异生；④ GSK-3 对葡萄糖转运也存在调节作用。

（5）GLUT4 异常：肌肉和脂肪细胞对胰岛素刺激的葡萄糖摄取主要是通过对胰岛素敏感的 GLUT4 来进行。GLUT4 存在于特殊的膜结构中，称为 GLUT4 囊泡。基础条件下，大多数的 GLUT4 都被限制在胞内，细胞表面的 GLUT4 很少。在胰岛素刺激下，胰岛素受体酪氨酸磷酸化信号的内传使 IRS-1 磷酸化，从而活化 PI3K，触发富含 GLUT4 的囊泡以胞吐形式由内核体（endosome）经高尔基复合体向细胞表面转位，因而细胞表面 GLUT4 增多，组织对葡萄糖摄取增加。GLUT4 的表达减少、易位受阻及含 GLUT4 的囊泡不能与细胞膜融合等因素，均与胰岛素抵抗的发生有密切关系。① GLUT4 表达减少：GLUT4 表达减少会使参与易位的 GLUT4 数量减少，导致细胞对糖的摄取与利用发生障碍，表现为胰岛素信号转导减弱并最终导致胰岛素抵抗。② GLUT4 转位障碍：在胰岛素抵抗状态下，GLUT4 的数量并无明显减少，而其易位作用却发生障碍，即 GLUT4 在囊泡内异常聚集，不能正常转移到细胞膜上。肌动蛋白和微管蛋白在 GLUT4 的转位及细胞融合过程中起十分重要的作用。胰岛素刺激后 GLUT4 可由核周移位至胞膜；若破坏微管或微丝可分别抑制胰岛素刺激的葡萄糖转运的 70% 和 50%；若同时破坏二者，则葡萄糖的转运完全被抑制。③ GLUT4 活性降低：原因是 GLUT4 蛋白自身结构异常和信息传递至细胞障碍。

综上所述，胰岛素抵抗的发生机制是错综复杂的，涉及多因素的相互作用、相互影响（图 5-3）。胰岛素信号转导障碍则是产生胰岛素抵抗和高血糖症的主要发生机制，也是当今研究的热点。但其中许多机制尚未完全明确，如细胞骨架与胰岛素信号转导关系的研究等。

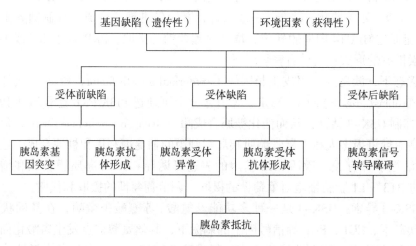

图 5-3　胰岛素抵抗的机制

（三）胰高血糖素分泌失调

胰高血糖素（glucagon）是由胰岛 α 细胞分泌的由 29 个氨基酸残基组成的直链多肽，与胰岛素的作用相拮抗，也是维持血糖稳态的关键性调节激素。血糖浓度是负反馈调节胰高血糖素分泌的主要因素。胰岛素可通过降低血糖而间接促进胰高血糖素分泌，也可通过旁分泌方式，直接作用于邻近 α 细胞，抑制其分泌；交感神经兴奋亦可促进胰高血糖素分泌。高胰高血糖素血症所致的肝葡萄糖生成（糖原分解和糖异生）过多是高血糖发病机制的重要环节。

1. 胰高血糖素分泌的抑制机制受损　胰岛素是抑制胰岛 α 细胞分泌胰高血糖素的主要因素，胰岛素缺乏造成其通过 IRS-1/PI3K 途径对胰高血糖素分泌的抑制作用减弱。

2. 胰岛 α 细胞对葡萄糖的敏感性下降　长时间的高血糖可降低胰岛 α 细胞对血糖的敏感性，导致葡萄糖反馈抑制胰高血糖素分泌的能力下降或丧失。胰高血糖素对进食刺激的反应放大，其水平异常升高。高血糖可以使 α 细胞产生近似对血糖无反应的状况，原因可能是预先下调葡萄糖敏感位点。

3. 胰高血糖素对 β 细胞的作用异常　胰高血糖素可以调节 β 细胞的 cAMP 生成，cAMP 可进一步激活肝细胞内的磷酸化酶、脂肪酶及与糖异生有关的酶系，加速糖原分解，脂肪分解及糖异生，同时减少胰岛素分泌。胰高血糖素对 β 细胞的这一刺激作用可能是通过胰高血糖素受体和胰高血糖素样肽 1（glucagon like peptide-1，GLP-1）受体的双活化实现的。

4. 胰岛 α 细胞的胰岛素抵抗　糖尿病时高胰岛素血症与高胰高血糖素血症可以同时存在，胰岛素水平的升高并不能抑制胰高血糖素的分泌，提示胰岛 α 细胞存在胰岛素抵抗。α 细胞胰岛素抵抗是由于胰岛素受体后信号转导通路受损所致，其原因可能与血中的游离脂肪酸增加、脂毒性作用导致细胞的氧化应激反应有关。

（四）其他因素

1. 肝源性高血糖　肝硬化、急慢性肝炎、脂肪肝等肝疾病，可引起糖耐量减退，血糖升高。其主要机制是：①继发性胰岛功能不全；②胰高血糖素灭活减弱，糖代谢的酶系统破坏、功能结构改变，糖吸收、利用障碍；③胰岛素抵抗；④肝病治疗中过多的高糖饮食、大量皮质激素和利尿剂的应用等。

◀ 知识拓展 ▶

　　肝是人体重要的物质与能量代谢器官，对血糖的调节代谢起着重要作用。我国各型肝炎、肝硬化的发病率较高，无论哪种肝病，一旦造成肝细胞的广泛损伤，往往影响正常糖代谢，导致机体出现糖代谢紊乱，甚至出现糖耐量减退或糖尿病，这种继发于慢性肝实质损害的糖尿病统称为肝源性糖尿病。50%～80% 的慢性肝病患者有糖耐量减退，其中 20%～30% 最终发展为糖尿病。

2. 肾源性高血糖　尿毒症、肾小球硬化等肾功能严重障碍时，由于对胰岛素有不同程度的抗拒，肝糖原分解增强，同时肾糖阈的改变，也可引起高血糖。

3. 应激性高血糖　主要与体内儿茶酚胺、皮质激素及胰高血糖素分泌增高有关，可见于外科手术、严重感染、大面积创伤、烧伤、大出血、休克等。

4. 内分泌性高血糖　体内除直接参与血糖调控的胰高血糖素外，肾上腺素、糖皮质激素、生长激素等均属胰岛素的拮抗性激素，这些激素水平升高，可明显提高机体的能量代谢水平，可见于肢端肥大症、嗜铬细胞瘤、甲亢、库欣综合征等疾病。

5. 妊娠性高血糖　妊娠时胎盘可产生雌激素、孕酮、催乳素和胎盘生长激素等多种拮抗胰岛素的激素，还能分泌胰岛素酶，加速胰岛素的分解。

◀ 知识拓展 ▶

　　妊娠期间的糖尿病有两种情况，一种为妊娠前已确诊患糖尿病，称"糖尿病合并妊娠"；另一种为妊娠前糖代谢正常或有潜在糖耐量减退，妊娠期才出现或确诊的糖尿病，又称为"妊娠期糖尿病（GDM）"。糖尿病孕妇中 80% 以上为 GDM，糖尿病合并妊娠者不足 20%。GDM 发生率世界各国报道为 1%～14%，我国发生率为 1%～5%，近年有明显增高趋势。GDM 患者糖代谢多数于产后能恢复正常，但将来患 2 型糖尿病的机会会增加。糖尿病孕妇的临床经过复杂，母子都有风险，应该给予重视。一旦确诊妊娠期糖尿病，饮食、运动治疗是最主要、最基本的治疗方法，85% 的患者只需要进行单纯的饮食治疗就能使血糖得到良好的控制。

6. 药物性高血糖　重组人生长激素（recombinant human growth hormone，rhGH）可明显升高血糖，甚至引起难以控制的高血糖症。使用抗精神病药物治疗的患者，胰岛素抵抗指数上升。免疫抑制剂他克莫司（tacrolimus，FK506）可抑制钙调磷酸酶的活性，驱动蛋白重链的去磷酸化，进而抑制葡萄糖刺激的胰岛素分泌。

7. 其他因素引起的高血糖　肥胖、高脂血症、某些肌病及遗传病、有机磷中毒等，均可引起高血糖。

综上所述，高血糖症的病因和发病机制可归纳为图 5-4。

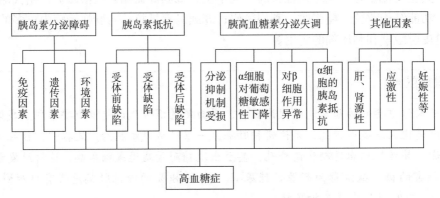

图 5-4　高血糖症的病因和发病机制

二、高血糖对机体的影响

高血糖对机体的影响可以分为急性严重代谢紊乱和多系统损害。急性严重代谢紊乱包括糖尿病酮症酸中毒（diabetic ketoacidosis，DKA）和高血糖的高渗状态，多系统损害包括高血糖引起的心血管系统、神经系统、免疫系统、血液系统等的影响及感染等并发症的出现。

（一）急性严重代谢紊乱

1. 渗透性脱水和糖尿　①血糖升高引起细胞外液渗透压增高，水从细胞内转移至细胞外，可导致细胞内液减少，引起细胞脱水。脑细胞脱水可引起患者不同程度的意识障碍或昏迷，称为高渗性非酮症糖尿病昏迷。②血糖浓度高于肾糖阈，肾小球滤过的葡萄糖多于肾小管重吸收的葡萄糖，葡萄糖在肾小管液中的浓度升高，小管液中的渗透压明显增高，阻止了肾小管对水的重吸收，丢失大量的细胞外液，从而出现渗透性利尿和脱水，临床表现为糖尿、多尿、口渴。

2. 酮症酸中毒　高血糖症时，由于机体不能很好地利用血糖，导致机体三大营养物质代谢紊乱，不但血糖明显升高，而且脂肪分解增加，蛋白质合成减少、分解增加。脂肪分解加速，血中游离脂肪酸增加，脂肪酸在肝经 β 氧化产生大量乙酰辅酶 A，由于糖代谢紊乱，草酰乙酸的供应不足，导致乙酰辅酶 A 不能进入三羧酸循环氧化供能而缩合成酮体。酮体包括 β- 羟丁酸、乙酰乙酸和丙酮。蛋白质合成减少、分解增加，导致血液中成糖、成酮的氨基酸增加，进一步升高了血糖和血酮，发展为酮症酸中毒和高钾血症。

胰岛素缺乏引起的机体代谢紊乱详见图 5-5。

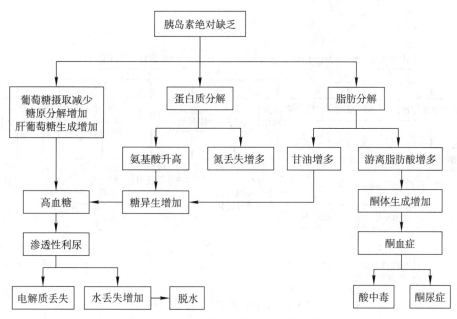

图 5-5　胰岛素缺乏引起的机体代谢紊乱

（二）多系统损害

高血糖时，血红蛋白两条 β 链 N 端的缬氨酸可与葡萄糖化合生成糖化血红蛋白。血糖和血红蛋白的结合生成糖化血红蛋白是不可逆反应，并与血糖浓度成正比，且保持 120 天左右，所以可以观测到 120 天之前的血糖浓度。糖化血红蛋白测试通常可以反映患者近 8～12 周的血糖控制情况，已成为糖尿病筛选、诊断、血糖控制的有效检测指标。对长期持续的高血糖患者，由于血红蛋白发生糖基化，且组织蛋白也发生非酶糖化，生成糖化终产物。糖化终产物刺激糖、脂质及蛋白质，自由基生成增多，引起：①膜脂质过氧化增强；②细胞结构蛋白和酶的巯基氧化形成二硫键；③染色体畸变、核酸碱基改变或 DNA 断裂。最终导致血管内皮细胞损伤，细胞间基质增殖等，引起长期高血糖患者的眼、心、肾、神经等发生并发症。

长期的高血糖会使蛋白质发生非酶促糖基化反应，糖化蛋白质与未糖化蛋白分子相互结合交联，使分子不断加大，进一步形成大分子的糖化产物。此反应多发生在半寿期较长的蛋白质，如胶原蛋白、晶体蛋白、髓鞘蛋白和弹性硬蛋白等，引起血管基底膜增厚、晶体混浊变性和神经病变等病理变化，导致相应的组织结构变化，是多系统损害的病理基础。高血糖对机体功能的影响见图 5-6。

1. 高血糖对心血管系统的影响　是多方面的：①急性高血糖可引起心肌细胞凋亡，进而损伤心功能；②高血糖可引起内皮细胞黏附性增加、新血管生成紊乱、血管渗透性增加、炎症反应、血栓形成等，其损害程度与高血糖的峰值成正比关系。高血糖还可通过诱导一氧化氮（nitrogen monoxidum，NO）化学性失活而直接损伤血管内皮细胞功能；③高血糖可以增加血液黏滞度和血中钠尿肽水平；④高血糖引起血管基底膜增厚。微血管的典型改变是微循环障碍和微血管基底膜增厚，病变主要表现在视网膜、肾、神经和心肌组织，其中尤以高血糖肾病和视网膜病最为重要；而大血管病变可导致动脉粥样硬化的发生，主要侵犯主动脉、冠状动咏、脑动脉、肾动脉和肢体外周动脉等，引起冠心病、缺血

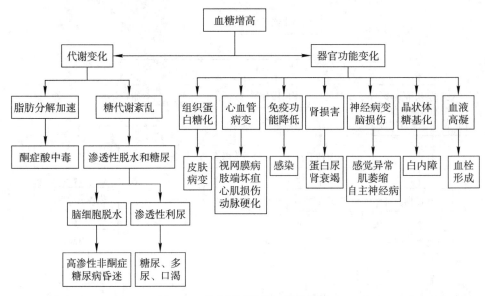

图 5-6　高血糖对机体功能的影响

性或出血性脑血管病、肾动脉硬化、肢体动脉硬化等。

2. 高血糖对神经系统的影响　高血糖所引起的神经病变包括外周神经病变和自主神经病变，其发生机制可能与高血糖所致的代谢或渗透压张力的改变有关。高血糖是急性脑损伤的促发因素之一，它在导致脑缺血的同时还可继发神经元的损伤、增加脑中风的概率。高血糖导致脑缺血损伤的可能机制是：①缺血缺氧时，无氧代谢活动增强，高血糖使缺血本身已有的高乳酸浓度进一步升高，而乳酸水平的升高与神经元、星型胶质细胞及内皮细胞损伤密切相关；②高血糖可使细胞外谷氨酸盐在大脑皮质聚集，谷氨酸盐浓度的升高也可继发神经元的损害；③高血糖还可损伤脑血管内皮，减少脑血流，破坏血脑屏障，使严重低灌注半影区快速复极化及神经组织中超氧化物水平升高。

3. 高血糖对免疫系统的影响　高血糖对免疫系统的影响主要表现为使吞噬细胞的功能降低。其发生机制是：①高血糖减弱中性粒细胞和单核细胞的黏附、趋化、吞噬和杀菌等作用；②高血糖可升高血中超氧化物浓度及硝基酪氨酸（nitrotyrosine，NT）水平。升高的超氧阴离子可与一氧化氮发生快速非酶促化学反应，生成过氧亚硝基阴离子（peroxynitrite，ONOO⁻），该反应在使一氧化氮失活的同时，还增加了 ONOO⁻ 的浓度。后者是一种强氧化剂，是一氧化氮细胞毒效应的主要中介物质。ONOO⁻ 还能衍生多种其他氧化剂，在体内过量产生时可导致氧化损伤，介导多种病理过程。血中升高的硝基酪氨酸可以诱导心肌细胞、内皮细胞、神经元的凋亡。

血糖增高极易发生念珠菌和其他一些罕见的感染；长期尿糖阳性的女性易发生阴道炎。

4. 高血糖对血液系统的影响　高血糖可引起血液凝固性增高，导致血栓形成。其发生机制是：①高血糖在增加血纤蛋白溶解酶原激活物抑制剂 -1（plasminogen activator inhibitor 1，PAI-1）活性的同时，还可以降低血纤蛋白及组织纤维蛋白溶解酶原激活物的活性。高血糖引起的 IL-6 水平升高与血纤蛋白原的浓度及血纤蛋白原 mRNA 有关。在细胞水平，高血糖可改变细胞正常的氧化还原状态，引起 $NADH^+/NAD^+$ 比率升高，降低一氧化氮的生物利用率，使低密度脂蛋白生成增加，促凝因子激活。②血糖增高，糖代谢紊乱。糖是碳水化合物，具有高黏度、不易水解的特性，又带有少量电荷基团，容易吸附于红细胞的表面，使其表面部分电荷遮蔽，从而导致表面电荷减少，红细胞与血浆之间的电位降低，使全血黏度和血浆黏度均增高。当血浆黏度增高时，血液流动速度减慢，血流量减少，不利于组织灌流，造成组织缺血，易形成血栓性疾病，这是临床上高血糖病合并冠心病及其他慢性血管病变的重要病理基础之一。③高血糖时，糖化血红蛋白与氧的亲和力升高，导致组织缺氧，血流减慢，血黏度增高，促使血栓的形成。④高血糖的状态下，血液高渗，血黏度升高，使血液在流动过程中耗能增加；同时糖酵解过程中的关键限速酶活性明显降低，糖酵解异常，红细胞供能减少。能耗增加而供能又减少，则使血流速度更加缓慢，故易导致微循环功能障碍，血栓形成或引起栓塞。

5. 高血糖对眼的影响　包括对视网膜的影响和对晶状体的影响。高血糖可导致视网膜中微循环障碍和微血管基底膜增厚。病程超过 10 年患者，大部分合并不同程度的视网膜病变，这是长期高血糖患者失明的主要原因之一。另外，长期高血糖可引起晶状体肿胀，出现空泡，某些透明蛋白变性、聚合、沉淀，导致白内障。其发生机制是：①过高的葡萄糖进入晶状体后，形成的山梨醇和果糖不能再逸出晶状体，致使晶状体内晶体渗透压升高，水进入晶状体的纤维中，引起纤维积水、液化而断裂；②代谢紊乱，致使晶状体中的 ATP 和还原型谷胱甘肽等化合物含量降低、晶状体蛋白的糖基化等。

6. 高血糖对其他器官、系统的影响　高血糖时，由于组织蛋白糖基化（glycosylation）作用增加和血管病变，皮肤出现萎缩性棕色斑、皮疹样黄瘤。

长期血糖增高所引起的代谢紊乱、血管病变，可导致骨和关节的病变，如关节活动障碍、骨质疏松等。

三、高血糖症防治的病理生理基础

（一）饮食疗法

合理控制总热量，限制单、双糖的摄入。合理的饮食有利于控制高血糖，减轻体重，改善代谢紊乱；同时可以减轻胰岛 β 细胞的负担，使胰岛组织得到适当恢复；并可减少降糖药物的剂量。

（二）运动疗法

长期、合理地运动可降低机体儿茶酚胺的分泌，血浆胰岛素水平降低，上调胰岛素受体数，提高肌肉等组织对胰岛素的敏感性和葡萄糖的利用能力。同时，可以增强外周组织的脂蛋白酶活性，提高肌肉利用脂肪酸能力，改善脂质代谢紊乱，降低血脂水平，控制体重。

（三）药物治疗

1. 降糖药物　口服药物包括增加胰岛素敏感性或刺激胰岛素分泌的药物。如二甲双胍及磺脲类药物格列本脲、格列吡嗪、格列奇特等，主要作用是刺激胰岛 β 细胞分泌胰岛素，其作用部位是胰岛 β 细胞膜上的 ATP 敏感钾离子通道（K_{ATP}）。K_{ATP} 是钾离子进出细胞的调节通道，当血糖水平升高时，葡萄糖被胰岛 β 细胞摄取和代谢，产生 ATP，关闭 K_{ATP}，细胞内钾离子外流减少，细胞膜去极化，激活电压依赖性钙离子通道，钙离子内流使细胞内钙离子浓度增高，刺激含有胰岛素的颗粒外移，胰岛素释放，使血糖降低。

2. 胰岛素治疗 应用外源性的胰岛素可快速有效地降低血糖浓度，控制高血糖症；或作为体内胰岛素绝对缺乏的终身替代治疗，有可能延缓自身免疫对胰岛 β 细胞的损害。

在使用降糖药物尤其是胰岛素时，应密切监测血糖水平，根据血糖水平及时调整降糖药物的剂量，防止因剂量过大而导致低血糖反应。严重低血糖可因中枢神经系统的代谢被抑制引起昏迷和休克，即胰岛素休克。

3. 其他治疗 可进行胰腺移植、胰岛细胞移植、干细胞治疗等，以替代损伤的胰岛 β 细胞分泌胰岛素。

第二节 低血糖症

低血糖症（hypoglycemia）指空腹时血糖水平低于 2.8 mmol/L（50 mg/dL）；低血糖症可由多种病因引起，是以血糖浓度过低、交感神经兴奋和脑细胞缺氧为主要表现的临床综合征，即：①血糖低于极限；②出现以神经、精神症状为主的症候群；③给予葡萄糖后，症状立即缓解。

一、病因及发病机制

低血糖症的中心发病环节为血糖的来源小于去路，包括机体的葡萄糖摄入减少、肝糖原分解和糖异生减少；机体组织消耗利用葡萄糖增多两个方面，低血糖症的病因和发病机制详见图 5-7。

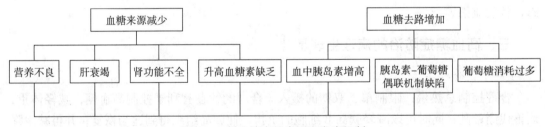

图 5-7 低血糖症的病因和发病机制

（一）血糖来源减少

1. 营养不良 ①各种原因引起的机体脂肪大量消耗后，肝糖原储备减少，易致低血糖症发生；②严重肌肉萎缩的患者，由于肌肉蛋白含量减低，不能为肝的糖异生提供足够的原料，较难维持正常血糖浓度；③神经性厌食症患者病情发展出现严重肝功能损害时，可出现自发性低血糖。

2. 肝衰竭 常见于重症肝炎、肝硬化、肝癌晚期。可能由于：①肝细胞广泛损害致肝糖原合成储备严重不足，糖原分解减少、糖异生障碍；②肝细胞对胰岛素的分解灭活减少，使血浆胰岛素水平增高；③肝癌或肝硬化时对葡萄糖消耗增多。癌组织产生胰岛素样物质；④肝内雌激素灭活减弱，血中含量增高，拮抗生长激素及胰高血糖素的作用。

3. 肾功能不全 肾衰竭时肾糖异生减少，肾清胰岛素能力减低而易发生低血糖。慢性肾衰竭时糖代谢紊乱机制是多方面的，主要包括：①血丙氨酸水平降低，致糖原异生底物不足；②肝葡萄糖输出增加；③胰岛素分泌异常；④肾对胰岛素清除率下降；⑤肾性糖尿病患者由尿失糖过多。

4. 升高血糖激素缺乏

（1）胰高血糖素缺乏：胰高血糖素对低血糖的反应性下降，负反馈调节机制受损，引起低血糖症。其机制是：①肝细胞膜上胰高血糖素的受体的活性下降，使胰高血糖素与受体结合障碍，使腺苷酸环化酶（adenylate cyclase，AC）的激活受抑制，第二信使（cAMP）活化磷酸化酶的能力减弱，使肝糖原分解减少，血糖降低；②增加 2,6- 二磷酸果糖的合成，糖酵解被激活，糖异生减少；③抑制磷酸烯醇丙酮酸羧化激酶的合成，激活肝 L 型丙酮酸激酶，抑制肝摄取血中的氨基酸，从而抑制糖异生；④通过抑制脂肪组织内激素敏感性脂肪酶，减少脂肪动员。如特发性反应性低血糖，可能与胰高血糖素受体的降解和受体敏感性下降及分泌障碍有关。

（2）糖皮质激素缺乏：肾上腺皮质功能减退，糖皮质激素分泌减少，引起：①抑制肌蛋白分解，氨基酸产生减少，肝糖异生原料减少，糖异生途径的关键酶——磷酸烯醇丙酮酸羧化激酶的合成减少；②促进肝外组织摄取和利用葡萄糖；③抑制脂肪组织动员，血中游离脂酸减少，也可间接促进周围组织摄取葡萄糖，引起低血糖症。

（3）肾上腺素缺乏：肾上腺素主要在应激状态下发挥其血糖调节作用，可以加速糖原分解，升高血糖水平。肾上腺素减少可以引起应激性低糖血症。

（二）血糖去路增加

1. 血液中胰岛素增高

（1）胰岛素自身抗体和抗胰岛素受体自身抗体形成：①抗胰岛素抗体可与胰岛素结合，形成无生物活性的复合物，使胰岛素的降解减少，当胰岛素与抗体突然解离释放出大量游离胰岛素即可造成低血糖症，如胰岛素自身免疫综合征（insulin autoimmunity syndrome，IAS），可能是继胰岛素瘤和胰腺外巨大肿瘤（分泌异常的胰岛素样生长因子 - Ⅱ）之后，引起自发性低血糖的第三大原因；②抗胰岛素受体抗体具有很强的胰岛素活性，其活性比胰岛素强 10 倍，抗胰岛素受体抗体与胰岛素受体结合产生类胰岛素作用也可引起低血糖。

（2）自主神经功能紊乱：如特发性功能性低血糖症，主要见于情绪不稳定和神经质的中年女性，精神刺激、焦虑常可诱发。其发病可能是自主神经功能紊乱时，迷走神经紧张性增高使胃排空加速及胰岛素分泌过多引起。

（3）与饮食相关的反应性低血糖：可能与进食后神经 - 体液对胰岛素分泌或糖代谢调节欠稳定有关。①胃切除术后食物从胃排至小肠速度加快，葡萄糖吸收过快；肝硬化患者营养物质的快速消化吸收，刺激胰岛素大量分泌，其分泌高峰晚于血糖高峰，多在进食后 2 h 左右出现；②早期 2 型糖尿病患者胰岛素快速分泌相出现障碍，胰岛素从胰腺 β 细胞释放延迟，表现为口服葡萄糖耐量试验（oral glucose tolerance test，OGTT）的早期为高血糖，继之发生迟发性低血糖。

2. 胰岛素 - 葡萄糖偶联机制缺陷　胰岛 β 细胞磺脲类药物受体或谷氨酸脱氢酶缺乏引起 β 细胞内的胰岛素 - 葡萄糖偶联机制缺陷，β 细胞的 K^+ 通道由磺酰脲类药物受体（sulfonylurea receptor 1，SUR1）和内向整流钾通道（KIR6·2）二种亚单位组成。SUR1 和

KIR6·2基因突变后，SUR1对Mg^{2+}-ADP兴奋性反应下降，ADP拮抗ATP对K$^+$通道的抑制作用减弱，导致K$^+$通道关闭，细胞处于除极状态，Ca^{2+}通道自动开放，β细胞内Ca^{2+}增加，诱发胰岛素持续分泌，导致低血糖发生。

3. 葡萄糖消耗过多　常见于哺乳期妇女、剧烈运动或长时间重体力劳动后，尤其是自主神经不稳定或糖原储备不足者。临床还见于重度腹泻、高热和甲状腺功能亢进重症患者。

二、低血糖对机体的影响

低血糖症对机体的影响以神经系统为主，尤其是交感神经和脑部。

（一）对交感神经的影响

低血糖刺激交感神经受体后，儿茶酚胺分泌增多，可刺激胰高血糖素的分泌导致血糖水平增高，又可作用于β肾上腺素受体而影响心血管系统。表现为烦躁不安、面色苍白、大汗淋漓、心动过速和血压升高等交感神经兴奋的症状，伴冠心病者常因低血糖发作而诱发心绞痛甚至心肌梗死。

（二）对中枢神经系统的影响

中枢神经系统对低血糖最为敏感。最初仅表现为心智、精神活动轻度受损，继之出现大脑皮质受抑制症状，随后皮质下中枢和脑干相继受累，最终将累及延髓而致呼吸循环功能障碍。其机制为：①神经细胞本身无能量贮备，其所需能量几乎完全依赖于血糖提供；②脑细胞对葡萄糖的利用无需外周胰岛素参与。中枢神经每小时约消耗6g葡萄糖，低血糖症时脑细胞能量来源减少，很快出现神经症状，称为低血糖性神经病变（hypoglycemic neuropathy）。

（三）低血糖发作的警觉症状不敏感对呼吸系统的影响

反复发作的低血糖可减少低血糖发作的警觉症状，促发无察觉性低血糖产生。低血糖昏迷时，分泌物或异物误吸入气管可引发窒息或肺部感染，甚至诱发急性呼吸窘迫综合征。

三、低血糖症防治的病理生理基础

临床上低血糖症常由药物引起，故应加强合理用药。反复严重低血糖发作且持续时间较长者，易引起不可恢复的脑损害，故应及早识别和防治。

（一）病因学防治

1. 积极寻找致病原因　若因药物引起应及时停药或调整用药品种和剂量，特别应注意胰岛素和半衰期较长的口服降糖药的用量。确诊的胰岛素瘤或胰外肿瘤可行肿瘤切除术。营养不良、肝肾疾病等所致的低血糖除对症处理外，应积极治疗原发病。

2. 摄入足够碳水化合物　进餐应定时、定量，保证每餐摄入足量的复合碳水化合物（各类主食），防止血糖出现剧烈的波动。

3. 避免过度疲劳及剧烈运动　当机体能量消耗急剧增高时，要及时加餐，补充营养；同时应注意适当减少降血糖药物的用量。

（二）低血糖发作时的处理原则

迅速补充葡萄糖，恢复正常血糖水平，维护重要脏器功能是决定预后的关键。因此，在低血糖发作的当时，应立即摄入含糖较高的食物，如糖果、饼干、果汁等。严重时应及时静脉推注50%葡萄糖40~60 mL，可迅速升高血糖。

76

◀知识拓展▶

　　患者刘某某，女，57 岁，身高 1.62 m，体重 62 kg，主诉"口渴、多饮、乏力 2 年余，加重一个月"。2 年前因感口渴、多饮、乏力而到医院体检。查空腹血糖 11.5 mmol/L，诊断为"糖尿病"，予消渴丸 5 粒，日三次口服，盐酸二甲双胍 250 mg，日三次口服，症状逐渐减轻，血糖下降。后规律服用以上药物，病情控制较平稳。1 个月前患者自感口渴、多饮、多尿症状明显加重，于当地医院查空腹血糖较前明显升高（14.1 mmol/L），经加用降糖药治疗后，症状无明显改善，血糖下降不明显（11.8 mmol/L）。来我院后查，患者食欲较差且饭后腹胀，饮水量为 2 500～3 000 mL，小便 11～15 次/天，每次 200～300 mL，睡眠较差。体重较前减轻约 5 kg。且伴有肢体末端麻木，呈针刺样及蚁爬感，双侧对称，偶有视力减退。有家族性糖尿病史。体重指数（BMI）为 23.6。空腹血糖：12.5 mmol/L，餐后 1 h 血糖 20.6 mmol/L，餐后 2 h 血糖 21.9 mmol/L，餐后 3 h 血糖 18.8 mmol/L。初步诊断为 2 型糖尿病，周围神经病变及视网膜病变。根据以上资料，分析患者发病的原因与机制。患者视网膜病变的机制是什么？患者为什么多尿？患者周围神经病变的机制是什么？

本 章 小 结

　　糖是机体的主要能量来源，也是结构物质的重要组成部分。正常的血糖浓度是 3.89～6.11 mmol/L。糖代谢紊乱分为高血糖症和低血糖症。

　　高血糖症病因和发病机制包括：胰岛素分泌障碍、胰岛素抵抗、胰高血糖素分泌失调和其他因素。高血糖症可引起代谢紊乱、心血管系统损害、神经系统病变和眼晶状体的损伤等多系统的损害。高血糖症防治措施主要包括：饮食疗法，运动疗法和药物治疗。

　　低血糖症的病因和发病机制包括：血糖来源减少和血糖去路增加。低血糖症对机体的影响以神经系统为主，尤其是交感神经和脑部。低血糖症的主要防治措施是消除病因和发作时的处理。

（姚素艳）

数字课程学习

📥教学 PPT　　📼微视频　　📝自测题

第六章
脂代谢紊乱

学习目标

掌握各型脂代谢紊乱的概念、病因与发生机制。熟悉脂代谢紊乱的分型、脂代谢紊乱对机体的影响。了解脂代谢紊乱防治的病理生理基础。

核心概念

血脂　脂蛋白　高脂血症　低脂血症

引言

脂质（lipid）是人体需要的重要营养素，它与蛋白质、碳水化合物构成产能的三大物质，在供给人体能量方面起着重要作用。脂质也是构成生物膜和参与细胞基础代谢的必需物质。脂质是脂肪酸和醇作用生成的酯及其衍生物的总称，是一大类中性的脂溶性化合物。脂质由外源性摄取和内源性合成而来，其在体内不能完全分解，主要是通过构成生物膜，转化为固醇类激素、7- 脱氧胆固醇和胆汁酸而参与体内代谢或排出体外。血脂是血浆中脂质成分的总称，包括三酰甘油（triglycerides，TG）、磷脂、胆固醇、胆固醇酯（cholesterol ester，CE）和游离脂肪酸（free fatty acid，FFA）等。外源性脂质的摄取、内源性脂质的合成及体内贮存的脂肪组织动员都必须先经血液再到其他组织，因此脂代谢的核心是血脂代谢。

脂代谢紊乱是指因基因突变和 / 或环境因素相互作用，影响正常脂代谢造成血液及其他组织器官中脂类及其代谢产物的异常。脂代谢紊乱可引起严重危害人体健康的疾病，如动脉粥样硬化性心血管疾病、肥胖、非酒精性脂肪性肝病等。

第一节　概　　述

脂质不溶于水，必须与载脂蛋白（apolipoprotein，Apo）结合形成脂蛋白（lipoprotein）才能溶于血液，被运输至组织细胞。脂蛋白是脂质成分在血液中存在、转运及代谢的形式。血浆脂蛋白代谢紊乱常为血脂代谢紊乱的反映，是指各种因素造成血浆中一种或多种脂质成分增多或减少、脂蛋白数量和性质发生改变，主要表现为高脂蛋白血症和低脂蛋白血症。

一、脂蛋白的组成、分类和功能

成熟的脂蛋白由含 CE 和 TG 的疏水性核和含磷脂、游离胆固醇（free cholesterol，FC）、载脂蛋白的亲水性外壳组成，呈球形颗粒。脂蛋白绝大多数在肝和小肠中合成，并在肝中进行分解代谢。应用超速离心法可将血浆脂蛋白分为：乳糜微粒（chylomicron，CM）、极低密度脂蛋白（very low density lipoprotein，VLDL）、中密度脂蛋白（intermediate-density lipoprotein，IDL）、低密度脂蛋白（low density lipoprotein，LDL）和高密度脂蛋白（high density lipoprotein，HDL）及脂蛋白 a（lipoproteina，Lpa）。

各类脂蛋白的组成及功能见表 6-1。

表 6-1　脂蛋白的分类、组成及功能

种类	主要成分	主要载脂蛋白	功能
CM	TG	B48、A1、A2	将食物中的 TG 和胆固醇从小肠转运至其他组织
VLDL	TG	B100、E、Cs	转运内源性 TG 至外周组织，经脂酶水解后释放游离脂肪酸
IDL	TG、胆固醇	B100、E	属 LDL 前体，部分经肝代谢
LDL	胆固醇	B100	胆固醇的主要载体，经 LDL 受体介导而被外周组织摄取和利用
HDL	磷脂，胆固醇	A1、A2、Cs	促进胆固醇从外周组织移去，转运胆固醇至肝或其他组织再分布
Lpa	胆固醇	B100、（a）	与动脉粥样硬化性心血管病正相关

二、脂蛋白的正常代谢

（一）支脂蛋白代谢相关的蛋白质

脂蛋白颗粒中的蛋白质起运载脂质的作用，称为载脂蛋白，载脂蛋白主要在肝和小肠黏膜细胞中合成，目前已发现 20 多种载脂蛋白，可分为 apoA、B、C、D、E。每一型载脂蛋白根据氨基酸组成的差异又可分为若干亚型，例如：apoA 可分为 A I 、A II 、A IV ；apoB 可分为 B48、B100；apoC 可分为 C I 、C II 、C III ；apoE 可分为 E I 、E III 等。载脂蛋白在脂蛋白功能和代谢等方面具有非常重要的作用：①与血浆脂质结合形成水溶性物质，成为转运脂类的载体；②作为配基与脂蛋白受体结合，使脂蛋白被细胞摄取和代谢；③是多种脂蛋白代谢酶的调节因子。载脂蛋白除了作为脂类转运的载体外，还作为配体参与脂蛋白与细胞膜受体的识别和结合反应，以及参与酶活性的调节。此外，血浆中存在着能将 TG 和 CE 在脂蛋白间转移的蛋白质，包括胆固醇酯转运蛋白（cholesteryl ester transfer protein，CETP）、磷脂转运蛋白（phospholipid transfer protein，PLTP）和微粒体三酰甘油转运蛋白等。

（二）脂蛋白代谢相关的受体和酶

脂蛋白代谢相关的受体和酶的缺乏或活性降低都可能影响脂蛋白代谢，导致脂代谢紊乱。参与脂蛋白代谢的受体包括：LDL 受体（LDL receptor，LDLR）、LDL 受体相关蛋白（LDL receptor related protein，LRP）、apoE 受体、VLDL 受体和清道夫受体（scavenger receptor，SR）等。参与脂代谢的酶包括：卵磷脂 - 胆固醇酰基转移酶（lecithin cholesterol acyltransferase，LCAT）、脂蛋白脂酶（lipoprotein lipase，LPL）、肝脂酶（hepatic lipase，HL）、3- 羟 -3- 甲 基 戊 二 酰 辅 酶 A 还 原 酶（3-hydroxy-3-methyl glutaryl coenzyme A reductase，HMG-CoAR）和酰基辅酶 A：胆固醇酰基转移酶（acyl-coenzyme A：cholesterol acyltransferase，ACAT）等。

（三）脂蛋白代谢的途径

脂蛋白的代谢途径可分为外源性代谢途径、内源性代谢途径和胆固醇逆转运（图 6-1）。

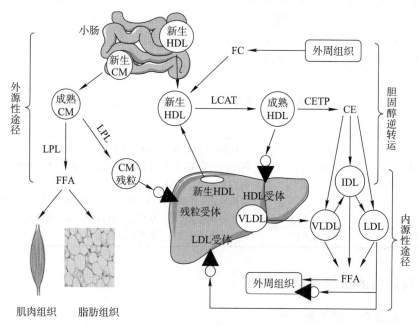

图 6-1 正常脂代谢过程

1. 外源性代谢途径 指饮食摄入的胆固醇和 TG 在小肠中合成 CM 及其代谢过程。食物中的脂质在小肠中形成新生的 CM，新生 CM 经淋巴管进入体循环，通过脂蛋白交换成为成熟的 CM，成熟 CM 在 LPL 的作用下 TG 被水解，释放出的 FFA 被外周组织摄取利用，形成 CM 残粒并被肝细胞摄取代谢。

2. 内源性代谢途径 指由肝合成 VLDL 后，VLDL 转变为 IDL 和 LDL，LDL 被肝或其他器官代谢的过程。肝合成 VLDL 并分泌入血，VLDL 在 LPL 水解的作用下转变成 VLDL 残粒，又称为 IDL，部分 IDL 被肝细胞摄取代谢，其余的 IDL 被 LPL 和 HL 进一步水解，转变为 LDL，LDL 与全身各组织的细胞膜表面的 LDLR 结合并被细胞摄取和降解。

3. 胆固醇逆转运 HDL 能将肝外组织细胞中的胆固醇转运至肝进行分解代谢，称为胆固醇逆转运。包括三个步骤：①细胞内 FC 从肝外组织细胞中移出，三磷酸腺苷结合盒转运体 A1（ATP-binding cassette transporter A1，ABCA1）介导 FC 转运到细胞膜上，HDL 中 apoAI 作为细胞膜胆固醇移出的接受体；② HDL 接收的 FC 在 LCAT 的作用下生成 CE 进入 HDL 的核心，形成成熟的 HDL，在 CETP 作用下，CE 由 HDL 转移到 CM、VLDL 和

LDL 颗粒中；③ HDL 及这些接受了 CE 的脂蛋白在代谢过程中被肝摄取时，其中的 CE 同时被运回肝，在肝内转化为胆汁酸后排出，被肝细胞摄取进行分解代谢。胆固醇的这种双向转运既保证了全身组织对胆固醇的需要，又避免了过量的胆固醇在外周组织的蓄积，具有重要的生理意义。

三、脂代谢紊乱的分型

血脂代谢紊乱是脂代谢紊乱的主要形式，成人空腹血总胆固醇（total cholesterol，TC）≥6.2 mmol/L（240 mg/dL），TG≥2.3 mmol/L（200 mg/dL）为高脂血症（hyperlipidemia）。由于血脂在血中以脂蛋白的形式存在和运输，因此，高脂血症也表现为高脂蛋白血症（hyperlipoproteinemia）；低脂血症（hypolipidemia）表现为低脂蛋白血症（hypolipoproteinemia），血浆 TC 低于 3.10 mmol/L（120 mg/dL）为有临床意义的判断标准。

（一）高脂血症

高脂血症主要有以下三种分类：

1. 病因分类　按是否继发于全身系统性疾病进行分型，可分为原发性和继发性高脂血症。

（1）原发性高脂血症：除了环境因素作用外，大部分原发性高脂血症是单一基因或多个基因突变所致。基因突变所致的高脂血症多具有家族聚集性，有明显的遗传倾向，特别是单一基因突变者，故通常称为家族性高脂血症（familial hyperlipidemia，FH）。

（2）继发性高脂血症：继发性高脂血症是指由其他疾病所引起的血脂增高。如肥胖、糖尿病、肾病综合征、甲状腺功能减退症、肾衰竭、肝疾病、系统性红斑狼疮、糖原贮积病等疾病均可引起血脂异常。某些药物如利尿剂、非心脏选择性 β– 受体阻滞剂、糖皮质激素等也可引起继发性血脂异常。

2. 表型分类　按各种血浆脂蛋白升高的程度不同而进行分型，目前多采用 1970 年世界卫生组织（WHO）修订的分类系统，将高脂血症分为 Ⅰ、Ⅱa、Ⅱb、Ⅲ、Ⅳ、Ⅴ共六种类型（表 6-2），表型分类有助于高脂血症的诊断和治疗。

表 6-2　表型分类中各型高脂血症的特点

表型	脂质变化	脂蛋白变化	易患疾病	相当于临床分类
Ⅰ	TC ↑或正常，TG ↑↑↑	CM ↑	胰腺炎	高三酰甘油血症
Ⅱa	TC ↑↑	LDL ↑	冠心病	高胆固醇血症
Ⅱb	TC ↑↑，TG ↑↑	VLDL ↑，LDL ↑	冠心病	混合型高脂血症
Ⅲ	TC ↑↑，TG ↑↑	β–VLDL ↑	冠心病	混合型高脂血症
Ⅳ	TG ↑↑	VLDL ↑	冠心病	高三酰甘油血症
Ⅴ	TC ↑，TG ↑↑↑	CM ↑，VLDL ↑	胰腺炎	混合型高脂血症

3. 临床分类　从临床实用角度出发，常将高脂血症进行简易的临床分类（表 6-3）。

表 6-3 高脂血症的临床分类

	TC	TG	相当于 WHO 表型分类
高胆固醇血症	增高		IIa
高三酰甘油血症		增高	I、IV
混合型高脂血症	增高	增高	IIb、III、IV、V

（二）低脂血症

低脂血症包括原发性和继发性两种。原发性低脂血症主要由基因突变引起，分为两种：一种主要影响含有 apoB 的血浆脂蛋白如 LDL，包括家族性低 β 脂蛋白血症、无 β 脂蛋白血症和乳糜微粒滞留性疾病等；另一种主要影响含有 apoA 的血浆脂蛋白即 HDL，如家族性低 α 脂蛋白血症、LCAT 缺乏症等。

第二节 高脂血症

一、病因

高脂血症主要由营养性因素、基因突变、某些疾病等因素引起。年龄增加、女性绝经后雌激素减少及不健康的生活方式（如缺乏运动、酗酒）等因素也可导致血脂升高。

（一）营养性因素

在影响血脂水平的诸多因素中，营养是最重要的环境因素。饮食中的胆固醇和饱和脂肪酸含量高均可导致血浆胆固醇水平升高。血浆 TG 水平也与饮食结构相关，例如，高糖饮食引起血糖升高，刺激胰岛素分泌增加，胰岛素可促进肝合成 TG 和 VLDL 增加，因而引起血浆 TG 浓度升高。高糖饮食还可诱导 apoC III 基因的表达，使血浆 apoC III 浓度升高，而 apoC III 是 LPL 的抑制因子，可造成 LPL 的活性降低，从而影响 CM 和 VLDL 中 TG 的水解，引起高三酰甘油血症。

（二）基因突变

基因突变是导致脂代谢紊乱的最重要的内在影响因素，其中包括单基因突变导致的严重血脂异常和由遗传异质性引起的血脂异常。某些脂蛋白受体（如 LDLR）、脂蛋白代谢酶（如 LPL）和载脂蛋白（如 apoB100、apoC II、apoA I、apoAV、apoC III 和 apoE）等的基因缺陷都能干扰脂蛋白的代谢，导致家族性高胆固醇血症。

此外，前蛋白转化酶枯草溶菌素 9（proprotein convertase subtilisin/Kexin type 9，PCSK9）、三磷酸腺苷结合盒转运体 G5（ATP-binding cassette transporter G5，ABCG5）和三磷酸腺苷结合盒转运体 G8（ATP-binding cassette transporter G8，ABCG8）、LCAT、衔接子蛋白、胆固醇 7α- 羟化酶 1、脂酶成熟因子 1 等的基因突变均可导致血脂代谢紊乱。

（三）疾病性因素

1. 糖尿病 糖尿病患者尤其是血糖水平控制不良者常有 IV 型高脂血症。1 型糖尿病由于胰岛素缺乏，LPL 活性受到抑制，使 CM 在血浆中聚积，可伴有高 TG 血症。2 型糖尿病常有胰岛素抵抗，内源性胰岛素过多分泌，引起高胰岛素血症，继而减弱胰岛素对 LPL 的激活作用，引起 TG 水平升高。

2. 肾疾病　肾病综合征时发生高脂血症是由于脂蛋白合成增加和降解障碍双重机制引起，主要表现为血浆 VLDL 和 LDL 升高，呈Ⅱb 或Ⅳ型高脂血症；而肾衰竭、肾移植术后的患者常出现血浆 TG 升高、HDL 降低。

3. 甲状腺功能减退症　甲状腺激素水平直接影响脂质代谢的各个环节，甲状腺功能减退时，LDL 受体活性和 LPL 活性降低，脂质代谢紊乱主要表现为高胆固醇血症、高三酰甘油血症等。

（四）其他因素

1. 酗酒　是导致血脂升高的危险因素。酒精可增加体内脂质的合成率，降低 LPL 的活性，使 TG 分解代谢减慢，导致高 TG 血症。酗酒还会引起 LDL 和 apoB 显著升高，而 HDL 和 apoAI 显著降低，导致胆固醇代谢紊乱。此外，酗酒还会引起脂蛋白过氧化情况的发生，导致循环中氧化低密度脂蛋白（oxidized low density lipoprotein，oxLDL）浓度升高。

2. 缺乏运动　习惯于久坐不动的人血浆 TG 水平比坚持体育锻炼者要高。体育锻炼可增加 LPL 的活性，使 TG 从血浆中清除增加；升高 HDL 水平特别是 HDL_2 的水平，并降低肝脂酶活性。

3. 年龄　随着年龄的增加，LPL 活性减退、肝细胞表面的 LDL 受体的活性和数量均降低，使 LDL 分解代谢率降低。老化的肝细胞还降低饮食诱导的 apoB 合成，导致血浆 TG 水平升高。

此外，长期的精神紧张、吸烟、体重增加以及药物等多种因素均可引起血脂升高。

二、发生机制

大部分高脂血症是脂代谢相关基因突变，及与环境因素相互作用引起的原发性高脂血症，小部分由全身性疾病所致的继发性高脂血症。

（一）外源性脂质或其他相关物质摄取增加

1. 长期高脂饮食　饮食中脂质主要包括 TG、胆固醇和磷脂，食物源性胆固醇占机体胆固醇来源的三分之一。不同个体对食物源性脂质的摄取差别很大，为 25%～75% 不等。健康年轻男性每天外源性胆固醇摄入量增加 100 mg，血液胆固醇水平增加 0.038 mmol/L（1.47 mg/dL），健康年轻女性每天外源性胆固醇摄入量增加 100 mg，血液胆固醇水平增加 0.073 mmol/L（2.81 mg/dL）。机体可通过调节减少内源性胆固醇合成来平衡外源性胆固醇摄取的增加。长期的高脂饮食可从三方面导致血脂增高：①促使肝胆固醇含量增加，LDL 受体合成减少，脂质代谢减少；②饮食中大量 TG 的摄取，使得小肠经外源性途径合成 CM 大量增加；③促使肝经内源性途径合成 VLDL 增加。

2. 长期高饱和脂肪酸饮食　饱和脂肪酸摄入量占摄入能量的百分比每增加一个单位，血液 TC 含量将增加 0.052 mmol/L，其中主要为 LDL。饱和脂肪酸摄入增加引起胆固醇增高的机制主要是：①降低细胞表面 LDL 受体活性；②增加含 apoB 脂蛋白的产生。饮食中胆固醇含量高和 apoE4 基因型有助于饱和脂肪酸的升胆固醇效果。

3. 肠道脂质摄取增加　肠道脂质摄取主要与肠黏膜上皮细胞表达的尼曼－匹克 C1 型类似蛋白 1（niemann-Pick C1 like 1，NPC1L1）、ABCG5 和 ABCG8 等蛋白有关。正常情况下，ABCG5 和 ABCG8 能把吸收的几乎全部植物固醇重新排放回肠腔，使得谷固醇等植物固醇经肠道吸收很少（<5%），并促使肝优先分泌植物固醇到胆汁。当 ABCG5 或 ABCG8 发生基因突变时，植物固醇在肠腔的吸收成倍增加，胆固醇吸收中度增加，导致谷固醇血症发生，主要表现就是血液谷固醇含量显著增加，伴有 LDL 的增加。NPC1L1 的作用是参与肠道脂质吸收，抑制肠道 NPC1L1 基因表达能显著降低胆固醇的吸收和血液胆固醇水平。

（二）内源性脂质合成增加

肝是内源性脂质合成的主要部位，占机体三分之二的胆固醇、TG、大部分载脂蛋白如 apoB100、apoC 和 apoE 等均在肝内合成。肝脂蛋白合成增加的机制主要包括：①摄取高糖、高饱和脂肪酸膳食后，肝胆固醇合成限速酶 HMGCoAR 活性增加，胆固醇合成增加；②血液中胰岛素及甲状腺素增多时，能诱导肝 HMGCoAR 表达增加，胆固醇合成增加；③血液中胰高血糖素及皮质醇减少时，其对 HMGCoAR 的活性抑制作用减弱，胆固醇合成增加；④肥胖或胰岛素抵抗等因素导致脂肪动员时，大量 FFA 释放进入血液循环，肝以其为底物合成 VLDL 增加。

（三）脂质转运或分解代谢能力降低

遗传或环境因素对载脂蛋白、脂蛋白受体和脂酶的影响都将导致脂质转运或分解代谢障碍。脂质转运和分解代谢过程中，CM 和 VLDL 及其受体主要是转运和代谢 TG；LDL 及其受体主要是转运和代谢胆固醇，HDL 则在胆固醇逆转运中起着关键作用。

1. CM 和 VLDL 转运与分解代谢能力降低　虽然 CM 和 VLDL 分别在肠道和肝合成，并有不同的转运与代谢途径，但由于两者都富含 TG，所以在转运与分解代谢异常方面有些共同的机制。① LPL 表达与活性异常。LPL 是分解脂蛋白中所含 TG 的限速酶，是富含 TG 的 CM 和 VLDL 代谢的决定性因素。LPL 基因突变可引起 LPL 活性降低或不能表达正常 LPL，引起 CM 代谢障碍，导致高三酰甘油血症出现；同时 CM 和 VLDL 代谢障碍造成磷脂和载脂蛋白向 HDL 转移减少，HDL 生成减少，含量降低。胰岛素是 LPL 的重要调节因素，对脂肪组织 LPL 的活性有激活作用，而对骨骼肌 LPL 的活性有抑制作用。胰岛素抵抗或胰岛素缺陷型糖尿病及甲状腺功能减低时，LPL 活性降低，CM 和 VLDL 降解减少，血浆 TG 水平升高。② apoCⅡ表达与活性异常。apoCⅡ是 LPL 发挥活性所必需的辅因子，apoCⅢ则对 LPL 活性有一定抑制作用，apoCⅡ/apoCⅢ比值对 LPL 活性有着显著影响。基因突变造成 apoCⅡ表达减少或功能异常，LPL 不能被充分激活，CM 和 VLDL 中 TG 分解受阻，使得 CM 和 VLDL 水平上升。肾病综合征时，LCAT 活性降低，使 HDL_3 向 HDL_2 转变减少，HDL_2 作为 apoCⅡ最有效的运输载体，其水平的降低将直接导致 apoCⅡ含量下降。③ apoE 基因多态性。apoE 有三个常见的等位基因 E2、E3 和 E4，apoE 结合的受体包括 apoE 受体和 LDL 受体，其中 apoE2 与两个受体的结合力都差，使得含有 apoE 的脂蛋白 CM 和 VLDL 分解代谢障碍。

2. LDL 转运与分解代谢能力降低　① LDL 受体基因突变。突变类型及代谢特点见表 6-4。② apoB 基因突变。apoB 基因外显子 26 中单碱基置换 G → A 引起错义突变 CGG（Arg3500）→ CAG（Glu），此种突变使 apoB100 受体结合域二级结构发生变化，与 LDL 受体的结合能力显著下降，LDL 经 LDL 受体途径降解减少。③ LDL 受体表达减少或活性降低。常由高胆固醇和高饱和脂肪酸饮食、肥胖、老年人及女性绝经后雌激素水平减少等因素引起。④ VLDL 向 LDL 转化增加。肾病综合征时 CETP 活性上调催化了富含 CE 的

HDL$_2$ 和富含 TG 的 VLDL 残粒的脂质交换，加速了 VLDL 向 LDL 的转换。此外，LDL 受体活性下降，VLDL 经 LDL 受体途径分解代谢减少，使过多的 VLDL 转化为 LDL。

表 6-4　LDLR 基因突变类型与代谢特点

突变类型	代谢特点
Ⅰ型突变	细胞膜上无 LDL 受体存在
Ⅱ型突变	LDLR 合成后不能转运到高尔基体修饰，细胞膜上 LDLR 明显减少
Ⅲ型突变	LDLR 不能与 LDL 结合
Ⅳ型突变	LDLR 与 LDL 结合后不能内移
Ⅴ型突变	LDLR 不能与 LDL 分离而循环使用

3. **HDL 介导胆固醇逆转运能力降低**　参与胆固醇逆转运的蛋白主要有：ABCA1、LCAT、CETP 和 B 族 Ⅰ 型清道夫受体（scavenger receptor class B type Ⅰ，SR-BⅠ）等。编码这些蛋白的基因突变常导致胆固醇逆转运障碍。比如家族性 CETP 缺陷症，由于基因突变导致 CETP 缺乏，HDL 中 CE 转运到其他脂蛋白发生障碍，造成 HDL 中 CE 积聚，表现为 HDL 浓度明显升高而 LDL 浓度偏低，TC 浓度增加。LCAT 是参与脂质代谢的重要酶之一，主要作用是将卵磷脂 β 位脂肪酸与胆固醇 3-OH 作用，生成 CE。LCAT 缺乏症时因该酶基因突变导致上述功能异常，FC 不能转变为 CE，HDL 的成熟过程受阻，胆固醇逆转运出现障碍。家族性高密度蛋白缺乏症（Tangier disease）是由于 ABCA1 基因突变，外周组织胆固醇流出障碍，胆固醇逆转运受阻。

三、高脂血症与疾病

（一）动脉粥样硬化性心血管疾病

动脉粥样硬化（atherosclerosis，As）指在多种危险因素作用下，血管内膜结构或功能受损，导致通透性发生改变，血脂异常沉积到血管壁为主要特征的渐进性病变，伴随有炎性细胞（单核/巨噬细胞、T 淋巴细胞、肥大细胞等）浸润、中膜平滑肌细胞迁移增殖、泡沫细胞形成和细胞外基质合成增加，最终形成 As 斑块，病变中的脂质主要是胆固醇和胆固醇酯。As 危险因素众多，其中高脂血症是 As 发生的最基本的危险因素。

As 斑块从三个方面导致冠心病和脑卒中等动脉粥样硬化性心血管疾病（atherosclerotic cardiovascular disease，ASCVD）急性临床事件的发生：①斑块表面出现溃疡、裂隙或斑块破裂，导致斑块部位或其下游血栓形成，即动脉粥样硬化血栓形成，部分或完全堵塞血管腔；②斑块体积过大，导致血管腔堵塞，一般认为只有管腔截面积被堵塞达 50% 以上才出现临床症状；③斑块部位血管痉挛，使得本来因斑块存在而堵塞的血管更加狭窄。

高脂血症引起的 ASCVD 居疾病发病率与死亡率的前列。

（二）非酒精性脂肪性肝病

非酒精性脂肪性肝病（non-alcholic fatty liver disease，NAFLD）指明确排除酒精和其他肝损伤因素发生的以肝细胞内脂质过度沉积为主要特征的临床病理综合征，主要包括非酒精性脂肪肝、非酒精性脂肪性肝炎和非酒精性脂肪性肝炎相关的肝硬化等。肝脏中沉积的脂质主要是 TG。高脂血症是 NAFLD 的主要危险因素之一，反之 NAFLD 亦可促进高脂血症的发生。目前解释 NAFLD 发生机制的主要是"二次打击"学说。该学说认为各种致病因素导致肝脂代谢紊乱，引起肝细胞 TG 堆积是对肝的"第一次打击"。"第一次打击"之后，由于 TG 沉积导致了肝细胞脂肪变性，使得肝细胞对内、外源性损害因子的敏感性增强；二次打击主要为反应性氧化代谢产物增多，导致脂质过氧化伴线粒体解偶联蛋白-2 和 Fas 配体被诱导活化，进而引起脂肪变性的肝细胞发生炎症、坏死，甚至纤维化。

（三）肥胖

肥胖是由于食物能量摄入过多或机体代谢异常而导致体内脂质沉积过多，造成以体重过度增长为主要特征并可能引起人体一系列病理、生理改变的一种状态。单纯性肥胖主要与遗传因素和饮食营养过剩有关，除有脂质沉积之外，还有脂肪细胞的增生与肥大。继发性肥胖主要为神经内分泌疾病所致，通常认为只有脂肪细胞的肥大而没有增生，但重度肥胖时，脂肪细胞不再进一步肥大而出现明显的增生。高脂血症时，脂质摄取或合成持续增加，使得脂肪组织中脂质贮存也相应增加，同时脂肪组织中脂质的动员分解降低，导致了脂质在脂肪组织中的大量沉积，诱发了肥胖。

（四）对大脑的影响

高脂血症是神经退行性疾病如阿尔茨海默病的一个重要危险因素，降脂治疗可以降低神经退行性疾病发生的危险性。高脂血症可能通过两种机制影响脑组织脂代谢：①血脑屏障受损，通透性增加，使本来不能通过血脑屏障的血脂进入脑组织并异常沉积；②血液中能通过血脑屏障且脂质合成必需的成分（如不饱和脂肪酸）进入脑组织增加，使得脑组织中脂质合成增加。

（五）对肾的影响

高脂血症对肾的损伤表现在肾动脉粥样硬化病变和肾小球损伤两个方面。高脂血症导致肾动脉粥样硬化斑块形成，肾血流量减少，导致肾性高血压的发生；若斑块造成肾动脉狭窄进一步加重，肾将发生缺血、萎缩、间质纤维增生，甚至肾梗死。高脂血症导致肾小球损伤的机制较为复杂：①脂质以脂滴的形式存在于肾小球细胞内，或沉积于系膜基质中，并发生氧化修饰，脂质，尤其是氧化脂质可导致肾小球上皮细胞的损害和基底膜通透性增加，肾小球通透性增加，蛋白尿发生；②脂质还可导致系膜细胞弥漫性增生，系膜基质合成增加使系膜增宽，趋化成纤维细胞、巨噬细胞等炎症细胞，发生一系列炎症反应，最终造成小管间质纤维化和肾小球硬化。

四、高脂血症防治的病理生理基础

高脂血症可导致多器官出现病变，其中大多数病变的发生发展过程漫长。因此积极早期干预高脂血症的可控危险因素，可延缓或消除相关疾病的发生；针对性应用药物或其他方法展开治疗，可控制高脂血症的临床症状和保护靶器官。

（一）病因学防治

1. 防治原发病 众多的疾病可以影响胃肠道脂质的消化吸收、肝脂质合成与分解，以及脂质在各个器官的分布。通过消除此类原发病病因，合理应用药物，控制原发病临床表现，可极大降低高脂血症的发病风险。

2. 控制影响因素 采取健康的生活方式，是防治血脂异常的基本策略，包括：①合理健康饮食，适当减少脂质、糖和蛋白质的摄入，促进体内的脂肪动员，避免超重或肥胖的发生；②适度参加体力劳动和体育活动，避免久坐不动；③戒除吸烟、酗酒等不良生活习惯。

（二）降低血脂

1. 药物降脂　针对体内脂质代谢的不同环节，可单独或联合使用药物。需要指出的是，降脂极大地降低了脂代谢紊乱性疾病（如心血管疾病）的危险，但也应注意过度降脂所引起的低脂血症可能带来的负面影响。

2. 基因治疗　单基因突变是导致家族性高胆固醇血症的重要因素。矫正基因的异常表达，从而恢复正常的脂质代谢是家族性高胆固醇血症基因治疗的病理生理学基础。

（三）防治靶器官损伤

脂质在靶器官中的蓄积将导致靶器官的损伤。采用调节胆固醇逆向转运的药物以促进胆固醇逆转运，减少脂质在靶器官的蓄积。针对不同的损伤机制进行干预，比如针对 As 病变堵塞血管导致所支配的下游组织缺血缺氧，可采用血管内支架放置来恢复血流供应，保护组织免于损伤。脂质氧化修饰后对组织具有更强的损伤作用，可采用抗氧化剂保护组织免于或减轻损伤。

第三节　低 脂 血 症

原发性低脂血症主要是基因突变等遗传因素引起，常为常染色体隐性遗传，纯合子可出现明显的临床表现，而杂合子很少发病。继发性低脂血症影响因素众多，如营养不良、消化不良、贫血、恶性肿瘤、感染和慢性炎症、甲亢、慢性严重肝胆和肠道疾病等均可引起低脂血症。此外，长时间大剂量降脂药物应用也已成为低脂血症发生的一个重要影响因素。继发性病因比原发性病因更为常见。

一、低脂血症发生机制

1. 脂蛋白相关基因缺陷　脂蛋白相关基因缺陷是低脂血症发生的重要遗传学机制。遗传性低脂血症分为低 α 脂蛋白血症和低 β 脂蛋白血症。①低 α 脂蛋白血症，主要包括家族性高密度脂蛋白缺乏症（Tangier 病）和 LCAT 缺乏症。Tangier 病由 ABCA1 基因突变所致，是常染色体隐性遗传病。LCAT 缺乏症虽然 α 脂蛋白降低，但其 FC 和 TC 水平是增加的；②低 β 脂蛋白血症，主要包括家族性低 β 脂蛋白血症和无 β 脂蛋白血症，两者皆因 apoB 基因突变所致。研究表明有两方面的机制：① apoB 基因突变导致不完整的 apoB 蛋白分子产生，后者与 LDL 受体的结合力较 apoB100 更强，促进了经 LDL 受体清除血浆 LDL；② apoB 分泌速度降低，导致 VLDL 和 LDL 合成降低。无 β 脂蛋白血症是 apoB 基因突变导致 apoB 合成分泌缺陷，含 apoB 的脂蛋白如 CM、VLDL 和 LDL 合成代谢障碍。

2. 脂质摄入不足　见于长期营养不良和长期素食，以及各种原因引起的脂质消化与吸收不良，如"吸收不良综合征"。其主要机制是：①小肠黏膜原发性缺陷或异常，影响脂质经黏膜上皮细胞吸收、转运，造成乳糜泻；②胰酶或胆盐缺乏造成的脂质消化不良，如胰腺疾病、胆道梗阻等；③小肠吸收面积不足，如短肠综合征、胃空肠结肠瘘等；④小肠黏膜继发性病变，如小肠炎症、寄生虫病、克罗恩病等；⑤小肠运动障碍，动力过速如甲状腺功能亢进影响小肠吸收时间，动力过缓如假性小肠梗阻、系统性硬皮病，导致小肠细菌过度生长；⑥淋巴回流障碍，如淋巴管梗阻、淋巴发育不良等，使乳糜微粒经淋巴进入血液循环受阻。

3. 脂质合成减少　常见于严重的肝疾病，以及各种原因引起的脂质合成所需原料减少。晚期慢性肝病，可导致 apoA 和 apoB 的合成障碍，血浆中浓度降低。严重创伤或烧伤时，可导致胆固醇合成前体羊毛固醇和 7- 胆甾烯醇丢失，使胆固醇合成不足。

4. 脂质代谢增强　脂质代谢增强主要包括脂质的利用增加和分解增强。脂质利用增加常见于贫血引起的低脂血症。贫血引起红细胞的生成增加，使作为细胞膜主要组成成分的胆固醇利用增加，导致血脂降低，而血脂降低又使红细胞膜脆性增加，红细胞容易破碎，贫血进一步加重，形成恶性循环。脂质分解增强见于甲状腺功能亢进、恶性肿瘤等引起的低脂血症。甲状腺功能亢进时高甲状腺素从三个方面导致血脂浓度降低：①刺激 LDL 受体表达增加和活性增强，经 LDL 受体途径清除 LDL 增加；②促使胆固醇转化为胆汁酸排泄增加；③脂蛋白脂酶和肝酯酶活性增加，使血清中 TG 清除率增加和 HDL_2 浓度下降。恶性肿瘤引起的低脂血症与肿瘤细胞表面 LDL 受体活性增加及因厌食导致的营养不良有关。

二、低脂血症对机体的影响

1. 对神经系统的影响　出生早期即出现精神运动发育迟缓，如出现伸张反射和腱反射减弱，以及定位感觉丧失、步态不稳和语言障碍等。随着中枢和周围神经系统发生慢性退行性脱髓鞘，多数个体出现智力障碍、小脑性震颤、共济失调、肌肉软弱无力、视力减退、视野缩小、夜盲，甚至全盲。

2. 对消化系统的影响　出生后出现脂肪泻导致脂肪吸收不良，小肠肠壁细胞中充满脂滴，少数有肝肿大和转氨酶升高。

3. 对血液系统的影响　血液系统中出现棘形红细胞，正常的磷脂酰胆碱与鞘磷脂比例发生翻转是其主要原因。细胞膜脂质的降低导致红细胞的渗透脆性显著增加，红细胞出现自溶血现象，血小板活力下降，可伴有贫血和凝血机制异常，易引起脑出血。

4. 其他　有证据表明低脂血症与结肠癌、子宫内膜癌和肝癌等肿瘤发生呈现明显负相关，低脂血症还可导致各种病因造成的患者死亡率明显增加。

原发性低脂血症无需治疗，但是有些遗传性疾病患者需要补充大剂量维生素 E。继发性低脂血症的治疗应针对原发疾病，补充脂肪和脂溶性维生素保护靶器官。

✎ 本 章 小 结

脂代谢的核心是血脂代谢。脂蛋白是脂质成分在血液中存在、转运及代谢的形式。血浆脂蛋白分为 5 类：CM、VLDL、IDL、LDL 和 HDL。脂蛋白的代谢途径可分为外源性代谢途径、内源性代谢途径和胆固醇逆转运。脂代谢紊乱是指因基因突变和 / 或环境因素相互作用，影响正常脂代谢造成血液及其他组织器官中脂类及其代谢产物的异常，包括高脂血症和低脂血症。

　　高脂血症主要由营养因素、基因突变及相关疾病引起。高脂血症的发生机制包括：外源性脂质或其他相关物质摄取增加，内源性脂质合成增加和脂质转运或分解代谢能力降低。高脂血症可引起动脉粥样硬化性心血管疾病、非酒精性脂肪性肝病及肥胖等，对肾和大脑也有损伤作用。高脂血症防治措施主要包括消除病因学因素、降低血脂和防治靶器官损伤。

　　低脂血症分为原发性和继发性两种。原发性低脂血症主要是基因突变等遗传因素引起，继发性低脂血症可由营养不良、消化不良、贫血、恶性肿瘤、感染等引起。脂蛋白相关基因缺陷、脂质摄入不足、脂质合成减少及脂质代谢增强是低脂血症的主要发生机制。低脂血症对神经系统、消化系统和血液系统等都有影响。

复习思考题

1. 高脂血症可分为哪些类型？各有什么特点？
2. 高脂血症是怎样发生的？对机体有哪些危害？
3. 降脂药物治疗是高脂血症治疗的主要策略，是不是血脂水平降得越低越好？

（金可可　王思斯）

数字课程学习

⬇教学PPT　▶微视频　✎自测题

第七章

缺　氧

学习目标

掌握缺氧、低张性缺氧、血液性缺氧、循环性缺氧、组织性缺氧、发绀、肠源性发绀等概念，四种缺氧的原因、发病机制及血氧变化特点；熟悉缺氧时机体的功能代谢变化；了解氧疗与氧中毒。

核心概念

缺氧　低张性缺氧　血液性缺氧　循环性缺氧　组织性缺氧　发绀　肠源性发绀

引言

氧为生命活动所必需。成年人在静息状态下的耗氧量约为 250 mL/min，活动时，耗氧量增加。但人体内贮存的氧仅约 1.5 L，一旦呼吸和心搏停止，几分钟内人体即可因缺氧而死亡。缺氧（hypoxia）指组织氧供不足或用氧障碍，从而引起组织代谢、功能乃至形态结构发生异常变化的病理过程。缺氧是临床上极为常见的病理过程，是多种疾病致死的直接原因。

机体对氧的获得和利用是一个复杂的过程，包括外呼吸、气体在血液中的运输及内呼吸。临床上常用血氧指标来反映组织供氧和耗氧量的变化。

第一节　常用的血氧指标

在人体内氧主要由血液携带并经血液循环运输，与此有关的血气检测指标，称为血氧指标。常用的血氧指标如下。

一、血氧分压

血氧分压（blood partial pressure of oxygen，PO_2）是指物理溶解于血液内的氧分子所产生的张力。动脉血氧分压（PaO_2）正常值约为 100 mmHg，静脉血氧分压（PvO_2）正常值约为 40 mmHg。PaO_2 主要取决于吸入气氧分压、外呼吸功能和静脉血分流入动脉的多少，

而 PvO_2 主要由 PaO_2 和内呼吸功能状况决定。

二、血氧容量

血氧容量（blood oxygen capacity，$CO_{2\,max}$）是指在38℃、氧分压为150 mmHg、二氧化碳分压为40 mmHg的条件下，100 mL血液中的血红蛋白（hemoglobin，Hb）被氧充分饱和时的最大携氧量，正常成人约为20 mL/dL。血氧容量取决于血液中Hb的含量及其与氧的结合能力，其高低反映血液携氧能力的强弱。

三、血氧含量

血氧含量（blood oxygen content，CO_2）指100 mL血液实际所含的氧量，包括与Hb结合的氧和溶解在血浆中的氧（通常仅0.3 mL/dL），主要取决于血氧分压和血氧容量。动脉血氧容量（CaO_2）正常约为19 mL/dL，静脉血氧容量（CvO_2）正常约为14 mL/dL，动－静脉血氧含量差正常时约为5 mL/dL，反映组织摄氧能力大小。

四、血红蛋白氧饱和度

血红蛋白氧饱和度（hemoglobin oxygen saturation，SO_2）简称血氧饱和度，是指血液中氧合Hb占总Hb的百分数，约等于血氧含量与血氧容量的比值。其计算公式为：

$$SO_2 = \frac{血氧含量 - 溶解于血液中的氧量}{血氧容量} \times 100\%$$

正常人体动脉血氧饱和度（SaO_2）约为95%，静脉血氧饱和度（SvO_2）约为70%。血氧饱和度大小主要取决于 PO_2 的高低，两者之间的关系可用氧合Hb解离曲线（简称氧离曲线）表示（图7-1）。基于Hb结合氧的生理特点，氧离曲线呈"S"形。红细胞内2,3-二磷酸甘油酸（2,3-diphosphoglyceric acid，2,3-DPG）增多、CO_2 增多、pH下降及血液温度增高均可使氧离曲线右移，表明此时Hb与 O_2 的亲和力减小；反之，则氧离曲线左移，表明此时Hb与 O_2 的亲和力增大。一定程度的氧离曲线右移有利于向组织供氧，但若肺泡气 PO_2 显著下降，氧离曲线右移可影响Hb在肺内的氧合。氧离曲线左移时与Hb结合 O_2 的氧不易释出，不利于向组织释放氧。

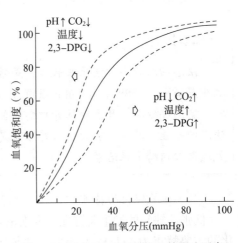

图7-1　氧合Hb解离曲线及其影响因素

五、P_{50}

P_{50} 指血红蛋白氧饱和度为50%时的氧分压，正常值为26～27 mmHg。P_{50} 反映Hb与 O_2 的亲和力，受血液pH、CO_2 和2,3-DPG浓度等因素影响。P_{50} 增大表示Hb与氧亲和力下降，反之则表示二者亲和力增高。

第二节 缺氧的类型、原因和发生机制

氧从外界大气中被吸入肺泡，弥散进入血液后与 Hb 结合，通过血液循环输送至全身各处，被组织细胞吸收利用，其中任何一个环节出现障碍均可导致缺氧的发生。根据缺氧的原因和血氧变化特点，可将缺氧分为以下四种类型。

一、低张性缺氧

低张性缺氧（hypotonic hypoxia）指以动脉血氧分压降低为基本特点的缺氧，亦称为乏氧性缺氧（hypoxic anoxia）。

（一）原因

1. 吸入气氧分压过低 多见于高原（海拔 3 000 m 以上）或高空等空气稀薄的地方，通气不良的矿井、坑道内，或吸入被麻醉药、惰性气体等过度稀释的空气时，由于吸入 O_2 减少可使肺泡气和动脉血氧分压下降，从而引起组织缺氧，亦称大气性缺氧（atmospheric hypoxia）。

2. 外呼吸功能障碍 各种原因，如呼吸肌活动受限，肺和胸腔顺应性下调，气胸，胸腔积液，由异物、炎症、肿瘤或哮喘引起的气道阻塞，气体弥散障碍及通气血流比例失调等，导致外呼吸功能障碍，动脉血氧分压下降，致使血氧供应不足，又称为呼吸性缺氧（respiratory hypoxia）。

3. 静脉血分流入动脉血 可见于某些先天性心脏病，如法洛四联症因右室压力高于左室，出现右向左分流，右心室中未经氧合的静脉血直接流入左室，导致 PO_2 降低。

> **◀知识拓展▶**
>
> 法洛四联症亦称法乐四联症，是常见的先天性心脏血管畸形，在发绀型先天性心脏病中居首位。1888 年由 Fallot 报道 55 例并详细描述本病的病理解剖特征，即肺动脉狭窄、室间隔缺损、升主动脉开口向右侧偏移和右心室向心性肥厚。此后本病即被命名为法洛四联症。其唯一有效的治疗方法是施行外科手术，增加肺循环血流量，改善缺血缺氧或做心内畸形根治术。

（二）血氧变化的特点

低张性缺氧的发生关键在于入血的氧减少或者动脉血中的氧被静脉血稀释，故血氧变化的主要特点为：① PaO_2 降低，动脉血氧含量和血氧饱和度亦随之下降；②单纯低张性缺氧因 Hb 的携氧能力和数量均无异常变化，故血氧容量一般在正常范围；但如果由于慢性缺氧，使单位容积血液内红细胞数和血红蛋白量代偿性增多，则血氧容量增加。③动 - 静脉氧含量差（动 - 静脉氧差）减小或变化不大：氧从血液向组织弥散的动力是两者之间的氧分压差，低张性缺氧时 PaO_2 和 CaO_2 明显降低，使氧的弥散速度减慢，同量血液弥散给组织的氧量减少，最终导致动 - 静脉氧差减小和组织缺氧；如果是慢性缺氧，组织利用氧的能力代偿增强时，动 - 静脉氧差变化也可不明显。

正常人体毛细血管中脱氧血红蛋白平均浓度为 2.6 g/dL，低张性缺氧时，动脉血氧分压下降导致血液中氧合血红蛋白减少，而脱氧血红蛋白增加。当毛细血管中脱氧血红蛋白平均浓度达到或超过 5 g/dL 时，暗红色的脱氧血红蛋白可使皮肤黏膜呈青紫色，称为发绀（cyanosis）。

二、血液性缺氧

血液性缺氧（hemic hypoxia）是指由于 Hb 的含量减少或性质改变，使血液携氧量减少或 Hb 结合的氧不易释出，导致组织缺氧。

（一）原因

1. 血红蛋白含量的减少　多见于各种原因所致的严重贫血（anemia），因单位容积血液中红细胞数减少及血红蛋白量下降，使血液携氧量减少而导致细胞供氧不足，又称贫血性缺氧（anemic hypoxia）。

2. 血红蛋白与氧的结合减少

（1）一氧化碳中毒：CO 与 Hb 结合可形成碳氧血红蛋白（carboxyhemoglobin，HbCO）。CO 与 Hb 的亲和力为氧与 Hb 的 210 倍（37℃）。当吸入气体中含有 0.1% 的 CO 时，即有约 50% 的 Hb 与 CO 结合形成 HbCO，从而丧失携氧能力；当 CO 与 Hb 中的一个血红素结合后，可增加其余 3 个血红素对 O_2 的亲和力，使 Hb 携带的 O_2 不易释出；此外，CO 还能抑制红细胞内糖酵解，使得 2,3-DPG 生成减少，氧解离曲线左移，HbO_2 中的氧不易释出，从而加重组织缺氧。

◀知识拓展▶

车辆启动就开空调，非常容易导致一氧化碳中毒。空调车为节约能源，门窗大多气密良好，车内外的空气难以进行对流。只有在车子开动后，空气通过空调设备才产生对流。所以，如果车子停驶时，紧闭门窗开放空调，发动机中汽油不完全燃烧排出的一氧化碳便逐渐聚集在车内，加之车内人员呼吸耗氧，时间一长，车内氧气逐渐减少，车内人员便会因缺氧而失去知觉，严重时会丧失生命。

（2）高铁血红蛋白血症（methemoglobinemia）：在氧化剂的作用下，血红素的二价铁可被氧化成三价铁，形成高铁血红蛋白（methemoglobin，$HbFe^{3+}OH$）。生理状态下，血液中的高铁血红蛋白不断形成，同时又不断地被血液中的还原剂（NADH、维生素 C、还原型谷胱甘肽等）还原，不超过血液中血红蛋白总量的 2%。当机体出现亚硝酸盐、过氯酸盐、磺胺等氧化剂中毒时，血液中可形成大量高铁血红蛋白。高铁血红蛋白中的 Fe^{3+} 因与羟基牢固结合而丧失携氧能力；此外，血红蛋白分子中 Fe^{2+} 有一部分被氧化为 Fe^{3+} 后，剩余吡咯环上的 Fe^{2+} 与 O_2 亲和力增高，氧离曲线左移，Hb 所结合的氧不易释放而加重组织缺氧，患者可因缺氧出现头痛、昏迷、呼吸困难和心动过速等症状。

◀知识拓展▶

亚硝酸盐是一种白色粉末，外表和食盐差不多，被许多人简称为"硝盐"，这种物质含有剧毒，主要在工业上使用。但"硝盐"也常常被人用于烧烤增加肉类烧烤食品的"特殊风味"。它可以让肉制品的颜色变得更红，更新鲜，可以防止肉制品腐烂，还能使烧烤增加一种特殊的风味，味道更鲜美，如同味精。

3. 血红蛋白与氧的亲和力异常增高　某些因素作用下，血红蛋白与氧的亲和力会出现异常增高，使得氧不易释出，氧离曲线左移，导致组织缺氧。如大量输库存血时，可由于库存血中 2,3-DPG 较少，氧离曲线左移；大量输碱性液时，血 pH 值增高，通过波尔效应增加 Hb 与氧的亲和力；亦可因肽链中的氨基酸被替代，出现 Hb 与氧亲和力显著增高，导致组织缺氧。

（二）血氧变化的特点

血液性缺氧时，血氧变化的主要特点为：① PaO_2 正常，以物理状态溶解在血液中的氧量不受 Hb 改变的影响，所以血液性缺氧时血氧分压一般正常，又称为等张性低氧血症（isotonic hypoxemia）。②由于 Hb 含量的减少和性质的改变，结合氧的量减少，由此而引起的血液性缺氧血氧含量降低。③贫血或高铁血红蛋白血症的情况下，血氧容量往往下降，而 CO 中毒者血液中 HbCO 增多，但血红蛋白总量并未减少；将其血液取出在体外用氧充分饱和后，血红蛋白结合的 CO 可被氧取代，测得的血氧容量可正常。④ SaO_2 正常或降低，贫血所致的缺氧 SaO_2 正常；CO 中毒和高铁血红蛋白血症时，SaO_2 降低。⑤动 - 静脉氧差减小，血液性缺氧时 PaO_2 虽然正常，但 Hb 的携氧量是下降的，因此向组织释出少量 O_2 后，PaO_2 即迅速下降，毛细血管与组织之间的氧分压梯度迅速降低，O_2 弥散动力减弱，向组织供氧减少，动 - 静脉氧差减小。此外，CO 中毒和高铁血红蛋白血症时，氧离曲线左移，O_2 释放受阻，亦可使动 - 静脉血氧含量差减小。⑥ Hb 与 O_2 亲和力异常增加所导致的血液性缺氧较特殊，其动脉血氧容量、血氧含量和血氧饱和度均为正常，但是由于结合的氧不易释出，其动 - 静脉氧差降低。

血液性缺氧时，患者的皮肤、黏膜颜色可因病因而异。严重贫血的患者面色苍白；CO 中毒者血液中 HbCO 增多，因 HbCO 呈樱桃红色，故皮肤、黏膜呈樱桃红色，严重缺氧时由于外周血管收缩，皮肤、黏膜呈苍白色；高铁 Hb 呈咖啡色或青石板色，故使患者皮肤和黏膜呈咖啡色或类似于发绀的颜色，临床上常见为食用大量含硝酸盐的腌菜或变质的剩菜后，食物中硝酸盐被肠道细菌还原为亚硝酸盐，后者被大量吸收导致高铁血红蛋白血症，故称为肠源性发绀（enterogenous cyanosis）。

三、循环性缺氧

循环性缺氧（circulatory hypoxia）是指组织血流量减少而引起的组织供氧不足，又称低动力性缺氧（hypokinetic hypoxia）。

（一）原因

1. 全身性血液循环障碍　主要见于休克和心力衰竭。由于心输出量显著下降，使各器官、组织缺血、淤血及微血栓形成，导致全身性严重缺氧，甚至多器官衰竭。

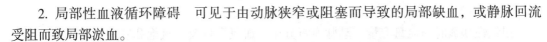

2. 局部性血液循环障碍 可见于由动脉狭窄或阻塞而导致的局部缺血，或静脉回流受阻而致局部淤血。

（二）血氧变化的特点

单纯性循环性缺氧，动脉血氧分压、血氧含量、血氧容量和血氧饱和度皆为正常。动－静脉血氧含量差增大：因血流缓慢，血液流经毛细血管的时间延长，从单位容量血液弥散至组织的氧量增多；同时，因二氧化碳及组织内酸性代谢产物的积聚，氧离曲线右移，有利于 O_2 从 Hb 中释放出来，故静脉血氧含量下降，动－静脉氧差增大。但由于组织血液灌流量下降，单位时间内流经毛细血管的血量下降，使得组织细胞总摄氧量减少，导致组织缺氧。

缺血性缺氧的组织由于毛细血管床血液灌流量的下降而呈苍白色；淤血性缺氧的组织由于对组织摄氧增多，脱氧血红蛋白增加而常出现发绀。

四、组织性缺氧

在组织氧供正常的情况下，因细胞不能有效地利用氧所致的缺氧称为组织性缺氧（histogenous hypoxia）。

（一）原因

1. 组织中毒 许多毒性物质如氰化物、硫化物、砷化物、甲醇等都可引起组织中毒性缺氧（histotoxic hypoxia）。氰化物中毒时，CN^- 可通过消化道、呼吸道或皮肤进入机体内，与氧化型细胞色素氧化酶的 Fe^{3+} 结合形成氰化高铁细胞色素氧化酶，使铁始终保持三价状态，阻碍其还原成为带 Fe^{2+} 的还原型细胞色素氧化酶，中断呼吸链的电子传递功能，使得组织利用氧障碍。硫化氢、砷化物和甲醇等可通过抑制细胞色素氧化酶活性而影响氧化磷酸化过程。抗霉菌素 A 和苯乙双胍等则能阻断电子从细胞色素 b 向细胞色素 c 的传递，中断呼吸链导致组织中毒性缺氧。

◂ 知识拓展 ▸

多种海产品，如虾、蟹、蛤、牡蛎等，体内均含有化学元素砷。一般情况下含量很小，但日益严重的环境污染可能使这些动物体内砷的含量达到较高水平。虾体内所含砷的化学价是五价，一般情况下，五价砷对人体是没有害处的。理论上讲，高剂量的维生素 C（一次性摄入维生素 C 超过 500 mg）和五价砷经过复杂的化学反应，会转变为有毒的三价砷（即我们常说的"砒霜"），当三价砷达到一定剂量时可导致人体中毒。虾体内的砷由无害向有害"转化"的过程需要大剂量维生素 C 的参与。只有在大量吃虾的同时，一次性服用 500 mg 维生素 C 片，才可能导致砷中毒。

---

2. 维生素缺乏 维生素 B_1、维生素 B_2、烟酰胺等是机体能量代谢中许多辅酶的重要成分，这些维生素缺乏导致组织细胞对氧利用和 ATP 生成发生障碍。

3. 细胞线粒体损伤 细胞线粒体遭受理化因素及生物因子攻击，如严重缺氧、大量放射线照射、重症感染等，使其结构发生破坏，引起细胞生物氧化障碍。

（二）血氧变化的特点

组织性缺氧时，血氧容量、动脉血氧分压、血氧含量及血氧饱和度一般均正常。由于内呼吸障碍使组织用氧障碍，静脉血氧含量和氧分压较高，动－静脉血氧含量差减少。患者的皮肤、黏膜颜色常因毛细血管内氧合血红蛋白的量升高而呈现鲜红色或玫瑰红色。

缺氧虽分为上述四型，但在实际情况中所见的往往是混合性缺氧。例如失血性休克，既有血红蛋白减少所致的血液性缺氧，又有微循环障碍所致的循环性缺氧。如感染性休克时可出现循环性缺氧，而内毒素又可引起组织利用氧的功能障碍而发生组织性缺氧，并发休克肺时还可有呼吸性（低张性）缺氧。各型缺氧的特点及其比较见表7-1。

表 7-1　各型缺氧的血氧变化特点

缺氧类型	动脉血氧分压	血氧容量	动脉血氧饱和度	动脉血氧含量	动－静脉血氧含量差
低张性缺氧	↓	N 或 ↑	↓	↓	↓ 或 N
血液性缺氧	N	N 或 ↓	N 或 ↓	↓	↓
循环性缺氧	N	N	N	N	↑
组织性缺氧	N	N	N	N	↓

注：↓：降低；↑：升高；N：不变

第三节　缺氧时机体的功能和代谢变化

机体吸入氧，通过血液运输到达组织，最终被细胞接受并利用。因此，缺氧的本质是细胞对低氧状态的反应及其适应性和损伤性改变。轻度缺氧以机体的代偿性反应为主，重度缺氧时，机体失代偿时则出现代谢功能障碍，并引起不可逆损伤甚至死亡。机体在急性缺氧与慢性缺氧时的代偿反应亦有区别。急性缺氧时机体往往来不及代偿，易发生功能代谢障碍。慢性缺氧时机体的代偿反应和缺氧的损伤作用并存。以下主要以低张性缺氧为例，说明缺氧对机体的影响。

一、呼吸系统的变化

（一）代偿性反应

动脉血氧分压低于 60 mmHg 可刺激颈动脉体和主动脉体化学感受器，冲动经窦神经和迷走神经传入延髓，兴奋呼吸中枢，反射性地引起呼吸加快加深。呼吸运动增强的代偿意义在于：①增加肺泡通气量和肺泡气 PO_2，进而提高 PaO_2；②胸廓运动增强使胸腔负压增大，促使静脉回流，进而增加回心血量，提高心输出量和肺血流量，有利于血液摄取和运输更多的氧。

缺氧过程中通气量的变化通常具有一定的时间规律。如人刚到达 4 000 m 海拔高原时，缺氧使肺通气量即刻增加，但仅比在海平面时高 65%；数日后，肺通气量可增至海平面的 5～7 倍；而久居高原后，肺通气量又逐渐下降，比世居海平面者高约 15%。可见在急性缺氧早期肺通气增加较少，主要原因在于此时肺通气量增加刺激 CO_2 排出过多，引起低碳酸血症（hypocapnia）和呼吸性碱中毒，抑制呼吸中枢，肺通气量的增加受限。2～

3 日后，脑脊液中 HCO_3^- 逐渐通过血脑屏障入血，并代偿性地经肾排出，使得脑组织 pH 逐渐恢复正常。此时 pH 升高对呼吸中枢的抑制作用被消除，而缺氧对呼吸的兴奋作用充分显示出来，肺通气量显著上升。长期的低张性缺氧可降低外周化学感受器的敏感性，肺通气反应减弱，这对慢性低张性缺氧患者有一定的代偿意义。由于肺通气量每增加 1 L，呼吸肌耗氧即增加 0.5 mL，长期的深快呼吸对机体显然不利。

血液性、循环性和组织性缺氧的患者，若未合并 PaO_2 降低，呼吸系统的代偿不明显。

（二）损伤性变化

1. 高原肺水肿（high-altitude pulmonary edema，HAPE） 发生于进入 2 500 m 高原后 1~4 天内，表现为头痛、胸闷、咳嗽、呼吸困难、发绀、咳血性泡沫痰，甚至神志不清，肺部听诊有湿啰音。其发病机制与以下因素有关：①缺氧引起外周血管收缩，回心血量和肺血流增多，加上缺氧性肺血管收缩反应使肺循环阻力增加，导致肺动脉高压；②肺血管收缩强度不一导致肺血流不均，在肺血管收缩较轻或不收缩的部位，肺泡毛细血管血流量增加、流体静压增高，出现压力性肺水肿；③肺的微血管壁通透性增高，多继发于局部炎性细胞因子和血管活性物质的增多，可导致血浆蛋白和红细胞渗出至肺泡腔内，加重肺水肿。肺水肿可引起氧的弥散障碍，使 PaO_2 进一步下降；④肺水清除障碍，肺泡上皮可主动转运清除肺泡内液体，缺氧导致肺泡上皮的钠水主动转运系统相关蛋白表达减少，对肺泡内钠水的清除能力下降。

◀ 知识拓展 ▶

高原反应，即高原病，指未经适应训练的人迅速进入 2 500 m 以上高原地区，由于大气压中氧分压降低，机体对低氧环境耐受性降低，难以适应而造成缺氧，由此引发一系列的高原不适应症。除了缺氧的因素之外，还有恶劣天气如风、雨、雪、寒冷和强烈的紫外线照射等，都可以加剧高原不适应并引发不同的高原反应。国外将此分成急性高原反应、高原肺水肿、高原脑水肿、高原视网膜出血和慢性高山病，中国将此分成急、慢性高原病。对于个体来说，发病常常是混合性的，难以清楚界定，整个发病过程中，在某个阶段中以一种表现比较突出。

2. 中枢性呼吸衰竭 当 $PaO_2 < 30$ mmHg 时，低氧对呼吸中枢的直接抑制占主导地位，可出现中枢性呼吸衰竭。主要表现为呼吸抑制，呼吸节律和频率不规则，肺通气量减少。例如，呼吸加强加快与减弱减慢交替出现，称为周期性呼吸（periodic breathing），如果呼吸由浅慢逐渐加快加深，达高潮后，又逐渐变浅变慢，暂停数秒之后，又出现上述状态的呼吸，如此周而复始，呼吸呈潮水涨落样，称为潮式呼吸，又称陈 – 施呼吸（Cheyne-Stokes respiration）；如果一次或多次强呼吸后，继以长时间呼吸停止，之后又再次出现数次强呼吸，称为间停呼吸或比奥呼吸（Biot breathing）。

二、循环系统的变化

（一）代偿性反应

低张性缺氧引起的代偿性心血管反应，主要表现为心输出量增加、血流重分布、肺血管收缩与组织毛细血管增生。

1. **心输出量增加**　可通过提高全身组织的供氧量代偿急性缺氧，其主要机制为：①心率加快。目前认为，心率加快可能是肺牵张感受器受到通气增加所致肺膨胀的刺激，反射性地兴奋交感神经的结果；但若呼吸运动过深，产生过度牵张刺激则可使心率减慢和血压下降。②心肌收缩性增强。缺氧可引起交感神经兴奋，释放儿茶酚胺，与心脏β肾上腺素能受体结合，使心肌收缩性增强。③静脉回流增加。缺氧时胸廓运动增强，胸腔内负压增大，同时心脏活动加强，导致静脉回流和心输出量增加。

2. **血流重分布**　缺氧时，机体一方面交感神经兴奋引起血管收缩，另一方面组织因缺氧导致的乳酸、腺苷、PGI_2等酸性代谢产物积聚使缺氧组织血管扩张。这两种作用的平衡关系及各器官对缺氧的反应性差异共同决定该器官的血管是收缩或扩张，以及血流量是减少或增多。急性缺氧时，皮肤、腹腔器官因交感神经的缩血管作用占优势，血管收缩，血供减少；而心、脑血管则因局部组织代谢产物的扩血管占优势，血流增加。这种血流分布的改变显然有利于优先保证重要生命器官氧供。

3. **肺血管收缩**　缺氧时机体可发生缺氧性肺血管收缩（hypoxic pulmonary vasoconstriction，HPV），即当某部分肺泡气PO_2降低时，可引起该部位肺小动脉收缩，使低氧肺泡的血流减少，而使较多血液转移到通气较好的肺，使通气和血流匹配更佳，减少功能性分流。其机制可能为：①交感神经兴奋作用。肺血管α肾上腺素受体密度高，急性缺氧时交感神经兴奋，释放儿茶酚胺与肺血管的α受体结合引起血管收缩反应。②体液因子的作用。肺组织内肥大细胞、肺泡巨噬细胞、血管内皮细胞及血管平滑肌细胞等可释放各种血管活性物质，如组胺、PGI_2、ET、NO等。其中缩血管物质增加起主导作用，引起肺血管收缩，而扩血管物质的增加起反馈调节作用。③血管平滑肌对低氧的直接反应。缺氧可直接使肺血管平滑肌细胞膜上对氧敏感的钾通道（Kv）关闭，或者因平滑肌细胞线粒体功能障碍导致的活性氧增多而抑制Kv通道，使细胞内钾外流减少，膜电位下降，电压控制的钙离子通道开放，细胞外Ca^{2+}内流增强，促进肺血管收缩。此外，活性氧亦可激活肌浆网的雷诺丁受体（ryanodine receptor，RyR），促进肌浆网释放钙离子，增强血管收缩。

4. **组织毛细血管增生**　长期缺氧可诱导血管内皮生长因子（VEGF）等基因表达增加，组织毛细血管增生，脑、心和骨骼肌尤为显著。毛细血管的密度增加可缩短O_2弥散至细胞的距离，增加细胞氧供。

（二）损伤性变化

严重的全身性缺氧时可累及心脏，出现高原性心脏病、肺源性心脏病、贫血性心脏病等，甚至发生心力衰竭。

1. **肺动脉高压**　缺氧性肺血管收缩可增加肺循环阻力，导致严重的肺动脉高压。慢性缺氧使肺小动脉长期处于收缩状态，可导致肺血管壁平滑肌细胞和成纤维细胞的肥大和增生，血管硬化，从而引起持续的肺动脉高压。另外，缺氧引起红细胞增多，使血液黏滞度增高，也可增加肺血流阻力。肺动脉高压增加右室射血的阻力，久之可导致右室肥大，甚至心力衰竭。

2. **心肌功能结构异常**　严重缺氧可损伤心肌的舒缩功能，甚而使心肌发生变性、坏死。也可引起窦性心动过缓、期前收缩等心律失常，甚至发生致死性的心室纤颤。

3. **静脉回流减少**　脑严重缺氧时，呼吸中枢受抑使胸廓运动减弱，可导致静脉回流

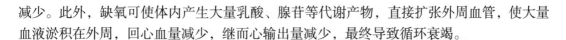

减少。此外，缺氧可使体内产生大量乳酸、腺苷等代谢产物，直接扩张外周血管，使大量血液淤积在外周，回心血量减少，继而心输出量减少，最终导致循环衰竭。

三、血液系统的变化

（一）代偿性反应

缺氧可使骨髓造血增强和氧合血红蛋白解离曲线右移而起到代偿的作用。

1. 红细胞和血红蛋白增多　久居高原的成年男性居民红细胞计数可达 6×10^{12}/L，Hb达 210 g/L，慢性缺氧所致红细胞和血红蛋白增多主要是骨髓造血增强所致。低氧血液能刺激肾生成并释放促红细胞生成素（erythropoietin，EPO），促使红细胞系单向干细胞分化为原红细胞，并促进其分化、增殖和成熟，加速 Hb 的合成。红细胞和血红蛋白增多可增加血液的氧容量和氧含量，从而增加组织的供氧量。

◀知识拓展▶

EPO 是促红细胞生成素的英文简称。服用促红细胞生成素可以使患肾病贫血的患者增加红细胞比容。这种药物近年进入商业市场。EPO 兴奋剂正是根据促红细胞生成素的原理人工合成，它能促进肌肉中氧气生成，从而使肌肉更有劲、工作时间更长，可增加训练耐力和训练负荷，属于国际奥林匹克委员会规定的违禁药物。

2. 2,3-DPG 增加，氧合 Hb 解离曲线右移　缺氧时，红细胞内 2,3-DPG 增加，致使氧离曲线右移，Hb 与氧的亲和力降低。当 PO_2 在 80 mmHg 以上时，因处于氧离曲线的平坦部分，氧离曲线右移，Hb 易将结合的氧释放出供组织利用，具有代偿意义。但是，如果 PO_2 低于 60 mmHg，则 Hb 与氧的亲和力降低将使血液通过肺泡时结合的氧量减少，使之失去代偿意义。

2,3-DPG 是红细胞内糖酵解过程的中间产物（图 7-2）。缺氧时红细胞内生成 2,3-DPG 增多的原因有两个方面：①氧合 Hb 中央孔穴小不能结合 2,3-DPG；脱氧 Hb 中央孔穴较大，可结合 2,3-DPG（图 7-3）。低张性缺氧时氧合 Hb 减少，脱氧 Hb 增多，红细胞内游离的 2,3-DPG 减少，解除了 2,3-DPG 对磷酸果糖激酶及二磷酸甘油酸变位酶的抑制作用，促进糖酵解，使得 2,3-DPG 生成增多。②低张性缺氧时可由于肺代偿性过度通气导致呼吸性碱中毒，同时因缺氧可生成大量偏碱性的脱氧 Hb，使 pH 增高从而激活磷酸果糖激酶并抑制 2,3-DPG 磷酸酶活性。前者使糖酵解增强，2,3-DPG 合成增加；后者使 2,3-DPG 的分解减少。

2,3-DPG 增多可使氧离曲线右移，是因为：① 2,3-DPG 与脱氧 Hb 结合后可稳定后者的空间构型，使之不易与氧结合；② 2,3-DPG 不能自由通过红细胞膜，增多时可降低红细胞内 pH，继而通过波尔效应降低 Hb 与氧的亲和力。

（二）损伤性变化

血液中的红细胞过度增加，可导致血液黏滞度增高，循环阻力增大，增加心脏的后负荷，这是缺氧时发生心力衰竭的重要原因之一。

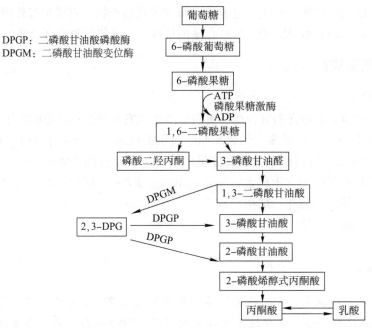

图 7-2　2,3-DPG 的生成与分解

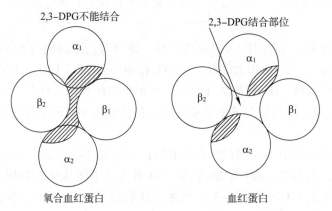

图 7-3　2,3-DPG 结合于脱氧 Hb 分子的中央孔穴示意图

四、中枢神经系统的变化

在机体所有器官中，脑氧耗最高。脑重仅占体重的 2% ~ 3%，而脑血流量占心输出量的 15%，脑耗氧量约为总耗氧量的 23%。但脑组织的能量储备少，主要依靠葡萄糖有氧氧化供能，故中枢神经系统对缺氧极为敏感，临床上脑完全缺氧 8 ~ 10 min 即可发生不可逆的损伤。

缺氧早期时脑血管扩张，使血流量增多，具有一定的代偿意义。当脑血流的增加仍不足以维持脑所必需的能量供应时，则出现神经功能改变。急性缺氧可引起头痛、情绪激动，思维力、记忆力、判断力降低或丧失，以及运动不协调等。慢性缺氧者则有易疲劳、嗜睡、注意力不集中及精神抑郁等症状。严重缺氧可导致烦躁不安、惊厥、昏迷甚而死亡。缺氧引起脑组织的形态学变化主要是细胞肿胀、变性、坏死及脑间质水肿等，与缺氧及酸中毒使脑微血管通透性增高致脑间质水肿有关。这些损伤常常在缺氧几分钟内发生，且不可逆。

五、组织细胞的变化

（一）代偿性反应

出现供氧不足时，组织细胞可通过增强无氧酵解和提高利用氧的能力以获取维持生命活动所需的能量。

1. 细胞利用氧的能力增强　慢性缺氧时，细胞内线粒体数目和膜表面积增加，呼吸酶含量增多，酶活性增高，使细胞利用氧的能力增强。例如胎儿在母体内处于相对缺氧的环境中，其线粒体的呼吸功能为成年者的 3 倍，并于出生后 10 ~ 14 天降至成年者水平。

2. 糖酵解增强　缺氧时，ATP/ADP 比值降低，可激活糖酵解的限速酶磷酸果糖激酶，增强糖酵解，在一定程度上补偿能量的不足。

3. 肌红蛋白增加　久居高原者骨骼肌内肌红蛋白含量增多。肌红蛋白与氧的亲和力显著高于血红蛋白与氧的亲和力，故肌红蛋白可从血液中摄取更多的氧，增加氧在体内的贮存，并于需要的时候释放供细胞利用。

4. 低代谢状态　缺氧可使细胞处于低代谢状态，如糖、蛋白质合成减少，离子泵功能抑制等，减少能量的消耗，以利于缺氧时的生存。

（二）损伤性变化

缺氧性细胞损伤主要表现为细胞膜、线粒体及溶酶体的改变。

1. 细胞膜的损伤　细胞膜为细胞缺氧最早发生损伤的部位。细胞内 ATP 含量降低前，已经开始出现细胞膜电位的下降，原因主要与细胞膜离子泵功能障碍、膜流动性下降、膜通透性增加和膜受体功能障碍有关。

2. 线粒体的损伤　线粒体的呼吸功能于轻度缺氧或缺氧早期可代偿性增强。严重缺氧时，线粒体外的氧利用首先受到影响，并可抑制神经介质的生成和生物转化过程，线粒体内脱氢酶的功能受损，使得 ATP 生成进一步减少。严重缺氧时，线粒体还可出现结构损伤，表现为线粒体肿胀、嵴断裂崩解、外膜破裂、基质外溢和钙盐沉积。

3. 溶酶体的损伤　钙超载和酸中毒可激活磷脂酶，分解膜磷脂，使溶酶体膜稳定性下降，通透性增高，严重时出现溶酶体膜破裂。溶酶体内蛋白水解酶逸出导致细胞自溶；溶酶体酶还可进入血液循环破坏多种组织，造成广泛的细胞损伤。

第四节　氧疗与氧中毒

治疗缺氧首先需去除缺氧原因，如防治呼吸系统疾病、积极治疗贫血、改善血液循环、控制心力衰竭、及时解毒等。必要时可采取吸氧治疗，但氧疗的效果因缺氧的类型而异，如果吸入氧的浓度或压力过高可引起氧中毒。

一、氧疗

1. 低张性缺氧　氧疗对低张性缺氧患者的效果最好，能改善患者的 PaO_2 和 SaO_2。根据是否伴有二氧化碳分压（$PaCO_2$）升高，应给予不同的吸氧方案。①对于 PaO_2 过低，但

无 $PaCO_2$ 升高的患者，可给予较高浓度吸氧，通常为 40% ~ 50%，可使 PaO_2 在短时间内明显改善。②对于 PaO_2 过低，同时伴有 $PaCO_2$ 升高的患者，应持续性低浓度、低流量给氧。

2. 血液性缺氧　对于 CO 中毒所致缺氧，吸入纯氧或高压氧有利于氧分子与 CO 竞争性结合血红蛋白，有较好的疗效；对于贫血和高铁血红蛋白血症引起的缺氧通过氧疗可增加血浆中氧的溶解量，提高氧向组织细胞的弥散速度对缺氧有一定改善作用。

3. 循环性缺氧　此型缺氧由于单位时间内流经组织细胞的血流减少而引起供氧不足，吸氧可增加血浆中溶解的氧量及血浆与组织间的氧分压梯度，起一定的治疗作用。

4. 组织性缺氧　此型缺氧氧供无障碍，但组织利用氧的能力降低，氧疗效果有限。

◄知识拓展►

　　家庭氧疗认为是最能影响 COPD 预后的主要因素之一。长期氧疗在欧美和发达国家开展较为普遍，在亚洲及一些发展中国家由于受到社会经济发展水平的限制，开展较少。坚持家庭氧疗使一些疾病的死亡率成倍下降，生存期延长，生命质量提高，综合医疗费用下降。

二、氧中毒

O_2 虽为生命活动所必需，但过高的氧压却对任何细胞都有毒性作用，可引起氧中毒（oxygen intoxication）。吸入纯氧和高压氧能够提高动脉血氧分压、改善缺氧组织的氧供，但需注意防止氧中毒的发生。当吸入气的氧分压过高时，肺泡气和动脉血的氧分压增高，使血液与组织细胞间的氧分压梯度增大，加速氧的弥散，组织细胞因获得过多的氧，产生活性氧对细胞的毒性作用。

活性氧的化学性质极为活泼，可损伤细胞膜（包括磷脂膜、蛋白质、核酸等）与细胞器膜（如线粒体）的正常结构和功能，阻碍氧化磷酸化，使三羧酸循环受阻，细胞内呼吸功能遭受破坏。氧中毒对各种组织细胞均有损害作用，对呼吸系统和中枢神经系统尤为明显，可出现肺活量降低、肺充血、肺出血、肺透明膜形成等肺部的病理改变，也可出现听觉、视觉障碍、抽搐、昏厥等神经症状，故人体氧中毒以肺性氧中毒和脑性氧中毒为主。

✐　本 章 小 结

缺氧是临床多种疾病共有的病理过程，是许多疾病引起死亡的重要原因。大气中的氧通过呼吸进入肺泡，并弥散入血液，与血红蛋白相结合，由血液循环输送到全身，最后被组织、细胞摄取利用，其中任一环节发生障碍都能引起缺氧。缺氧可分为低张性缺氧、血液性缺氧、循环性缺氧和组织性缺氧四种类型，其原因和血氧变化的特点各不相同。缺氧时机体发生一系列功能、代谢和组织结构的变化，包括代偿性反应和损伤性改变。缺氧对机体的影响与缺氧的原因、缺氧发生的速度、程度、持续的时间及机体自身的功能代谢状态有关。缺氧的治疗原则主要是消除病因和纠正缺氧。氧疗对各种类型的缺氧疗效并不相同，应防止因氧疗不当引起氧中毒。

复习思考题

1. 什么叫缺氧？各型缺氧的原因和血氧变化特点是什么？
2. 试述碳氧血红蛋白血症。
3. 失血性休克会出现什么类型缺氧？其血氧指标有何变化？
4. 各种类型缺氧的皮肤黏膜颜色如何变化？为什么？

（许益笑）

数字课程学习

⬇️教学 PPT　▶️微视频　📝自测题

第八章

发　热

掌握发热、发热激活物、内生致热原等概念，掌握发热激活物、内生致热原、发热中枢调节介质的种类，发热的发生机制；熟悉发热时相及其热代谢特点；了解发热时机体代谢和功能的变化，发热的处理原则。

核心概念

发热　发热激活物　内生致热原

引言

发热不是独立的疾病，但体温变化往往可以反映病情进程，对于判断病情、评价疗效和估计预后，均有重要参考价值。本章根据"调定点"学说，探讨发热的发生机制，并介绍发热对机体功能代谢的影响及其防治原则。

第一节　概　述

人具有完善的体温调节系统，相对稳定的体温是机体进行新陈代谢和生命活动的必要条件。正常成人体温维持在 37℃左右，昼夜波动不超过 1℃。

体温调节的高级中枢位于视前区下丘脑前部（preoptic anterior hypothalamus，POAH），延髓、脊髓等部位也参与体温调节，被认为是体温调节的次级中枢。根据"调定点（set point）"学说，在体温调节中枢内有一个调定点，机体通过温度感受器将其所感受到的冷、热温度刺激，经神经传入到体温调节中枢进行整合，当体温偏离调定点时，通过对效应器官产热和散热机制的调控，将体温维持在与调定点相适应的水平。据此理论，发热（fever）是由于致热原的作用使体温调定点上移而引起的调节性体温升高，超过正常体温 0.5℃。

并非所有的体温升高都是发热。体温升高可见于以下情况：①生理性体温升高：如剧烈运动、妇女月经前期、妊娠期、精神高度紧张和情绪激动时，可引起体温暂时性升高。

②病理性体温升高：包括发热和过热。发热时由于调定点上移，体温调节在高水平上进行，是调节性的体温升高；过热（hyperthermia）时体温调定点并未发生移动，由于体温调节中枢受损（如脑外伤），或产热增加（如甲状腺功能亢进）及散热障碍（如皮肤鱼鳞病和环境高温所致的中暑）等，体温调节中枢不能将体温控制在与调定点相适应的水平，是被动性体温升高（图 8-1）。

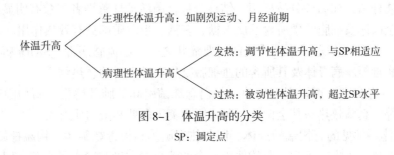

图 8-1　体温升高的分类

SP：调定点

▶知识拓展◀

　　鱼鳞病，是一种常见的遗传性皮肤角化障碍性疾病，旧称鱼鳞癣，中医称蛇皮癣。多于儿童时发病，主要表现为四肢伸侧或躯干部皮肤干燥、粗糙，伴有菱形或多角形鳞屑，外观如鱼鳞状或蛇皮状，重者皮肤皲裂、表皮僵硬，导致自身汗毛稀少、排汗异常，致使体内水液代谢失衡，影响内分泌系统。

第二节　发热原因与发生机制

　　发热的基本环节包括：发热激活物作用于机体，激活产内生致热原细胞使之产生和释放内生致热原，然后传递信息于体温调节中枢，使调定点上移，引起调节性的体温升高。

一、发热激活物

　　凡能够激活体内产内生致热原细胞，使之产生和释放内生致热原的物质都称为发热激活物。发热激活物包括外致热原和某些体内产物。

（一）外致热原

来自体外的致热物质称为外致热原，主要包括病原微生物及其产物。

1. 细菌

（1）革兰氏阳性（G^+）菌：主要有葡萄球菌、链球菌、肺炎球菌、白喉棒状杆菌等，是常见的发热原因。G^+菌的全菌体、菌体碎片、细胞壁所含的肽聚糖，及其释放的外毒素是主要的致热物质，如葡萄球菌释放的肠毒素，链球菌产生的致热外毒素 A、B、C 和白喉棒状杆菌释放的白喉毒素等。

（2）革兰氏阴性（G^-）菌：大肠埃希菌、伤寒沙门菌、痢疾志贺菌、脑膜炎球菌等多种革兰氏阴性菌可引起发热，G^-菌细胞壁中所含的脂多糖（lipopolysaccharide，LPS），又称内毒素（endotoxin，ET），是最常见的致热物质，其组成包括 O^- 特异侧链、核心多糖和脂质 A 三部分，其中脂质 A 是其致热性和毒性的主要成分。此外，G^- 菌的全菌体与细胞壁的肽聚糖也可以致热。

ET 的耐热性很强，普通方法难以灭活，需要 160℃ 干热 2 h 才能破坏其生物活性，加上 ET 在自然界中分布与来源非常广泛，因此，临床上输液过程中出现的发热反应多为 ET 污染。

（3）分枝杆菌：如结核分枝杆菌，结核分枝杆菌活动性感染者多数有明显的发热和盗汗症状。其全菌体及细胞壁中所含的肽聚糖、多糖、蛋白质都具有致热作用。

2. 病毒 发热是病毒感染性疾病的主要症状之一，如流感病毒、SARS 病毒、麻疹病毒、柯萨奇病毒等。病毒体及其所含的血细胞凝集素是主要的致热物质。

3. 真菌 许多真菌可以引起发热，如白念珠菌引起的肺部感染、新型隐球菌引起的慢性脑膜炎等，真菌致热与其全菌体、菌体所含荚膜多糖和蛋白质有关。

4. 螺旋体 常见的有钩端螺旋体、回归热螺旋体和梅毒螺旋体。钩端螺旋体感染后，主要表现为发热、头疼、乏力，与钩体内所含的溶血素和细胞毒因子有关。回归热螺旋体感染常表现为周期性高热，与其代谢裂解产物有关。梅毒螺旋体感染后可伴有低热，可能是螺旋体内所含的外毒素所致。

5. 疟原虫 疟原虫的裂殖子及其代谢产生的疟色素入血可引起高热。

（二）体内产物

1. 抗原-抗体复合物 许多自身免疫性疾病都有持续发热的临床表现，如系统性红斑狼疮、类风湿、风湿热等疾病。体外实验证实，抗原-抗体复合物对内生致热原细胞有激活作用。

2. 类固醇 体内某些类固醇产物有致热作用，睾酮的中间代谢产物本胆烷醇酮是其典型代表。临床治疗中，肌注本胆烷醇酮可有发热现象，在体外与人白细胞共同孵育，可产生大量内生致热原。另外，石胆酸也有类似作用。

3. 体内组织的大量破坏 严重的心脏病急性发作、大手术后、X 线或核辐射等导致机体组织大量破坏，均可引起发热。

二、内生致热原

产内生致热原细胞在发热激活物的作用下，产生和释放的能引起体温升高的物质，称之为内生致热原（endogenous pyrogen，EP）。

（一）产内生致热原细胞

所有能够产生和释放 EP 的细胞都称为产内生致热原细胞，包括单核细胞、巨噬细胞、内皮细胞、淋巴细胞、星状细胞及肿瘤细胞等。当这些细胞与发热激活物，如脂多糖结合后，即被激活，从而启动 EP 的合成。

（二）内生致热原的种类

1. 白细胞介素-1(interleukin-1，IL-1) IL-1 是早期发现的 EP 之一，是由单核细胞、巨噬细胞、内皮细胞、星状细胞和肿瘤细胞等，在发热激活物的作用下合成和释放的多肽类物质。IL-1 通过与其受体结合产生生物学效应，脑组织中 IL-1 受体分布广泛。实验中发现，IL-1 对体温中枢的活动有明显的影响，用微电泳法将提纯的 IL-1 导入大鼠的视前区下丘脑前部（peroptic anterior hypothalamus，POAH），能引起热敏神经元的放电频率下降，冷敏神经元的放电频率增加，这些反应可被水杨酸类解热药阻断。

2. 肿瘤坏死因子（tumor necrosis factor，TNF）　有两种亚型：TNF-α 和 TNF-β，TNF-α 主要由单核巨噬细胞产生，TNF-β 主要由活化的 T 淋巴细胞分泌，TNF-β 又被称为淋巴毒素。在内毒素导致的发热和肿瘤患者的发热中，TNF 可能是一种主要的 EP。将 TNF 给家兔、大鼠等动物静脉注射可引起明显的发热反应，并可被环加氧酶抑制剂布洛芬阻断。

3. 干扰素（interferon，IFN）　是细胞对病毒感染的反应产物，主要由白细胞产生，IFN 有多种亚型，与发热有关的是 IFNα 和 IFNγ，是相对分子质量为 15~17 的糖蛋白。IFN 能抑制病毒复制，在临床上多用 IFN 来抗病毒，治疗病毒性肝炎等疾病，是最早应用于临床的重组细胞因子，但随之发现注入大量 IFN 的患者可引起单峰热相，推测是 IFN 直接作用于体温中枢所致。IFN 反复注射可以产生发热耐受现象。

4. 白细胞介素 -6（interleukin-6，IL-6）　主要来源于单核吞噬细胞，而成纤维细胞和内皮细胞也可分泌，ET、IL-1、TNF 等均可诱导其产生。在发热动物模型中，发现 LPS 使脑脊液（CSF）中 IL-6 的活性明显增高；若将 IL-6 基因敲除，可以阻断动物注射 LPS 引起的发热；若再输注 IL-6，可以使基因敲除及正常动物发热，而且布洛芬等解热镇痛药可以抑制其发热效应。

此外，还有巨噬细胞炎症蛋白 -1（MIP-1）、IL-2、IL-8、内皮素等也被认为与发热有一定的关系，但缺乏较系统的研究。

（三）内生致热原的产生和释放

内生致热原的产生和释放是一个复杂的细胞信息传递和基因表达调控的过程。经典的产内生致热原细胞活化方式包括以下两种：

1. Toll 样受体（Toll-like receptor，TLR）介导的细胞活化　LPS 与血清中 LPS 结合蛋白（lipopolysaccharide binding protein，LBP）结合，LBP 将 LPS 转移给可溶性 CD14（sCD14），形成 LPS-sCD14 复合物，再作用于上皮细胞和内皮细胞上的受体，使细胞活化。此复合物与单核巨噬细胞表面的高亲和力 CD14 受体结合，作用于 TLR，将信号通过类似于 IL-1 受体活化的信号途径转导，激活核转录因子（NF-κB），启动 IL-1、TNF、IL-6 等细胞因子的基因表达，合成内生致热原。EP 在细胞内合成后即可释放入血。

2. T 细胞受体（T-cell receptor，TCR）介导的细胞活化　G+ 菌的外毒素以超抗原（superantigen，SAg）形式活化细胞，此种方式亦可激活淋巴细胞和单核巨噬细胞。SAg 与淋巴细胞的 T 细胞受体结合后激活蛋白酪氨酸激酶（protein tyrosine kinase，PTK），然后通过磷脂酶 C（phospholipase C，PLC）途径和鸟苷酸结合蛋白 P21ras（Ras）途径，激活核转录因子启动 T 淋巴细胞活化与增殖，并大量合成和分泌 TNF、IL-1、IFN 等。

三、发热时的体温调节机制

（一）体温调节中枢

目前认为，体温调节中枢由两部分组成：正调节中枢，主要指 POAH，对来自外周和深部温度信息起整合作用；负调节中枢，主要包括中杏仁核（medial amydaloid nucleus，MAN）、腹中膈（ventral septal area，VSA）和弓状核等，对发热时的体温产生负向影响。

（二）内生致热原传入中枢的途径

血液循环中产生的 EP，相对分子质量远小于 ET 等发热激活物，但仍然不易通过血脑屏障。EP 将致热信号传入中枢，目前认为可能存在几种途径：

1. EP 通过血脑屏障转运入脑 在血脑屏障的毛细血管床部位分别存在有 IL-1、TNF、IL-6 的可饱和转运机制，推测其可将相应的 EP 特异性地转运入脑。另外，EP 也可能从脉络丛部位渗入或者异化扩散入脑，经脑脊液循环到体温调节中枢。但这些推测尚缺乏有力的证据，需待进一步证实。

2. EP 通过下丘脑终板血管器（organum vasculosum lamina terminalis，OVLT）作用于体温调节中枢 目前认为通过 OVLT 可能是 EP 作用于体温调节中枢的主要通路。OVLT 位于第三脑室视上隐窝的上方，紧靠 POAH，是血脑屏障的薄弱部位。此处毛细血管是有孔毛细血管，对大分子物质有较高的通透性，EP 可能经此入脑。但也有人认为，EP 可能通过分布于此处的巨噬细胞、内皮细胞、神经胶质细胞等，将致热信息传递至 POAH。

（三）发热中枢调节介质

当外周致热信号传入中枢后，启动体温正负调节机制，一方面通过正调节介质使体温调定点上移，另一方面通过负调节介质限制其上移，正负调节共同决定调定点上移的水平。

1. 正调节介质

（1）前列腺素 E（prostaglandin E，PGE）：支持 PGE 为正调节介质的重要依据是：①动物脑内注射 PGE 能引起发热；②EP 诱导的发热期间，动物脑脊液中 PGE 水平明显升高；③PGE 合成抑制剂如阿司匹林、布洛芬等都具有解热作用，并且在降低体温的同时，也降低了脑脊液中 PGE 的浓度。

（2）环磷酸腺苷（cAMP）：实验依据：外源性 cAMP 注入猫、兔、鼠等动物脑室内迅速引起发热，潜伏期明显短于 EP 性发热；其致热作用可被磷酸二酯酶抑制剂（减少 cAMP 分解）茶碱所增强，或被磷酸二酯酶激活剂（加速 cAMP 分解）尼克酸减弱；在 ET、细菌、病毒、EP 及 PGE 诱导的发热期间，动物脑脊液中 cAMP 均显著增高，且与发热效应呈明显正相关。

（3）Na^+/Ca^{2+} 比值：研究发现，动物脑室内注入 NaCl 可引起发热；室内注入 $CaCl_2$ 则引起体温下降，与此同时 CSF 中的 cAMP 水平下降；在脑室内注入 EGTA（降钙剂）则引起发热，与此同时 CSF 中的 cAMP 水平升高；如果预先在脑室内注入 $CaCl_2$，再注降钙剂 EGTA 则不引起发热，而且 CSF 中的 cAMP 水平下降。因此推断出：EP→下丘脑 Na^+/Ca^{2+} 比值↑→cAMP↑→调定点上移，可能是多种致热原引起发热的重要途径。

（4）促肾上腺皮质素释放激素（corticotropin-releasing hormone，CRH）：是由室旁核与杏仁核神经元分泌的一种 41 肽的神经激素。CRH 为发热时中枢正调节介质的依据：①在离体细胞培养和动物实验中，IL-1、IL-6 等 EP 物质可刺激下丘脑细胞释放 CRH；②在脑室内注入 CRH，可导致局部脑温、结肠温度升高；③在动物实验中，采用 CRH 受体拮抗剂或单抗预处理可以阻断 IL-1β、IL-6 引起的发热效应。

（5）一氧化氮（nitric oxide，NO）：作为一种新型的神经递质，广泛分布于中枢神经系统。NO 合成与一氧化氮合酶（nitric oxide synthase，NOS）有关，研究发现，大脑皮质、小脑、海马及下丘脑视上核、室旁核、OVLT 和 POAH 等部位均含有 NOS。NO 与发热的相关研究表明：①NO 在 POAH、OVLT 等部位介导发热时体温的上升；②NO 能抑制发热中枢负调节介质的合成与释放；③NO 通过刺激棕色脂肪组织的代谢活动导致产热增加。

2. 负调节介质 各种感染性疾病引起的体温升高很少超过41℃，可能与发热时体温调节中枢的负调节介质限制体温升高有关。这种发热时体温上升的幅度被限制在特定范围内的现象称为热限（febrileceiling），这是机体的自我保护功能和自稳调节机制，具有极其重要的生物学意义。

（1）精氨酸加压素（argimine vasopressin，AVP）：也叫抗利尿激素（ADH），是由下丘脑神经元合成的神经垂体肽类激素。AVP解热作用依据：①在大鼠、猫、兔等动物脑室内注射AVP，可明显解热；②在不同的环境温度中，AVP的解热作用不同：4℃环境中可以减少产热，而25℃环境中则主要加强散热效应，结果都是降低体温；③在动物实验中，AVP可抑制IL-1引起的发热，但AVP拮抗剂DDAVP（1-desamino-8-AVP）则可以增强IL-1性发热，提示AVP拮抗剂或受体阻断剂能阻断AVP的解热作用或者加强EP的发热反应。

（2）α-黑色细胞刺激素（α-melanocyte-stimulating hormone，α-MSH）：是腺垂体分泌的多肽激素，解热功能比对乙酰氨基酚大2 500倍。有以下实验证明它具有中枢解热作用：①α-MSH脑室内或静脉注射都有解热作用；②在EP性发热期间，脑室中膈区α-MSH含量升高，而且将α-MSH注射于此区可使发热减弱，提示α-MSH作用位点可能在这里；③α-MSH的解热作用与增强散热有关：在使用α-MSH解热时，兔耳皮肤血管扩张，温度升高，散热增多。④内源性α-MSH能够限制发热的高度和持续时间：动物实验中，预先给家兔注射α-MSH抗血清，以阻断α-MSH的作用，再给予IL-1致热，其发热高度明显增加，持续时间也显著延长。

（3）脂皮质蛋白-1（lipocortin-1）：又称膜联蛋白A1（annexin A1）是一种钙依赖性磷酸酯结合蛋白，主要存在于脑、肺等器官中，其他脏器也有分布。有动物研究表明，IL-1、IL-6、IL-8、CRH诱导的发热反应，可被中枢内注射的脂皮质蛋白-1明显抑制。此外，脂皮质蛋白-1还参与了糖皮质激素的解热作用。

（四）发热时体温调节的方式及发热的时相

体温调节中枢调定点的正常值设定在37℃左右。发热时，发热激活物作用于产内生致热原细胞，引起EP的产生和释放，EP将信息传递给体温调节中枢，启动体温调节中枢的正负调节机制，调定点上移，体温升高（图8-2）；发热持续一定时间后，EP及中枢介

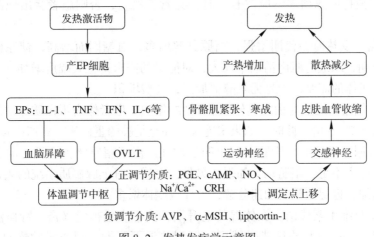

图8-2 发热发病学示意图

质被清除或降解，调定点逐渐恢复到正常水平，体温也相应被调控下降至正常。这个过程大致分为三个时相：体温上升期，高温持续期和体温下降期。

（一）体温上升期

此期是发热的起始阶段，由于正调节介质占优势，调定点上移。此时，正常的体温变成了"冷刺激"，中枢对"冷"信息起反应，发出指令调节效应器官，一方面通过运动神经引起骨骼肌的紧张度增高或寒战，使产热增多；另一方面经交感神经系统引起皮肤血管收缩，使皮肤散热减少。此期，由于皮肤温度下降，患者感到发冷和恶寒，另外因竖毛肌的收缩，皮肤可出现"鸡皮疙瘩"。

本期热代谢特点：产热增多，散热减少，产热大于散热，体温上升。

（二）高温持续期（高峰期）

当体温升高到"调定点"的新水平时，便不再继续上升。此时，寒战停止，散热有所加强，皮肤血管由收缩转为扩张，血流增加，皮肤温度上升，患者不再感到寒冷，反而有酷热的感觉。此外，由于皮肤温度的升高加强了皮肤水分的蒸发，患者皮肤和口唇比较干燥。

本期热代谢特点：产热与散热在较高水平上保持相对平衡。

（三）体温下降期（退热期）

经历了高温持续期，由于发热激活物、EP及中枢发热介质的消除，体温调节中枢的调定点返回到正常水平。这时，体温高于调定点，POAH发出降温指令，引起皮肤血管扩张和汗腺分泌增加，散热增加，体温开始下降，逐渐恢复到与正常调定点相适应的水平。

本期热代谢特点：产热减少，散热增加，散热大于产热，体温下降。

第三节　发热时机体代谢和功能的改变

一、物质代谢变化

体温升高时机体基础代谢率增加，体温每升高1℃，基础代谢率提高13%。因此持久发热使物质消耗明显增多，应注意及时补充营养物质，否则患者会出现消瘦和体重下降等。

1. 糖代谢　发热时糖代谢增强，糖原分解增多，血糖因而增高，糖原储备减少。尤其在体温上升期，寒战时肌肉活动量加大，对能量的需求量也大幅度增加，葡萄糖的有氧氧化难以满足机体的需要，于是无氧酵解加强，乳酸堆积。

2. 蛋白质代谢　发热时由于高体温和EP的作用，患者体内蛋白质分解加强，尿素氮也比正常人增加2~3倍。此时，如果未能及时补充足够的蛋白质，将产生负氮平衡。

3. 脂肪代谢　发热时，脂肪分解也明显加强。由于糖原储备不足，加上发热患者食欲较差，营养摄入不足，脂肪动员加强。另外，交感－肾上腺髓质系统的兴奋性增高，脂解激素分泌增加，也促使脂肪加速分解，可导致酮体增多。

4. 水、盐及维生素代谢　在体温的上升期，由于交感神经兴奋，肾血流量减少，尿量也明显减少，Na^+、Cl^-的排泄也减少。但到体温下降期，因尿量的恢复和大量出汗，

Na^+、Cl^- 的排出增加。高温持续期皮肤和呼吸道水分蒸发的增加及退热期的大量出汗可导致水分的大量丢失，严重者可引起脱水。

二、生理功能的改变

1. 中枢神经系统功能改变　发热时神经系统的兴奋性增加，特别是高热（>40℃），患者可能出现头痛、烦躁、谵妄、幻觉等。小儿高热易引起热惊厥，这可能与小儿中枢神经系统尚未发育成熟有关。但有些发热患者神经系统可处于抑制状态，表现为神志淡漠、嗜睡等。可能与 IL-1 的作用有关，已有实验证明，注射 IL-1 能诱导睡眠。

2. 心血管系统　体温每上升 1℃，心率平均增加 18 次／分，这是血温升高刺激窦房结及交感－肾上腺髓质系统兴奋性增加所致。在一定范围内（<150 次／分），心率加快可使心输出量增加，但如果超出此限度，心输出量反而下降。心率加快和心肌的收缩力增强会增加心脏负担，对于心脏病患者容易诱发心力衰竭。在体温上升期，外周血管收缩和心输出量增加，动脉血压可轻度上升；高温持续期，外周血管舒张，动脉血压轻度下降；体温下降期，特别是解热药引起体温骤降时，可因大量出汗导致虚脱，甚至循环衰竭，应及时预防。

3. 呼吸系统　血温升高兴奋呼吸中枢并提高呼吸中枢对 CO_2 的敏感性，加上酸性代谢物产生增多，呼吸加深加快。

4. 消化系统　发热时由于交感神经兴奋和副交感神经抑制，消化液分泌减少、肠蠕动减慢，表现为食欲不振，腹胀、恶心等。

三、发热的生物学意义

发热是机体适应环境的一种调节反应，对机体有利有弊，如防御功能增强、机体消耗过度及相关脏器的损伤。一般情况下，适度的发热，利多于弊；持续高热，弊多于利。

1. 发热增强防御功能　首先，发热可以增强机体抗感染能力：内生致热原可增强吞噬细胞的杀菌活性，如 IL-1 可促进淋巴细胞活化，IL-6 是 B 细胞分化因子，增强特异性抗体产生，IFN 是抗病毒的体液因子，可以抑制病毒复制；进一步分析，发热有助于提高机体的抗肿瘤能力：如 TNF 是杀伤肿瘤因子，IFN 可增强 NK 细胞活性来杀伤肿瘤细胞；此外，发热时急性期反应蛋白质合成增多，特别是热休克蛋白，利于机体增强抵抗力。另外，发热是多种疾病的重要信号，对疾病的诊断与防治意义重大。

2. 发热的弊端　发热时，机体分解代谢旺盛，能量物质过度消耗；发热容易加重机体脏器的功能负荷，尤其是持续高热，可能诱发相关脏器的功能衰竭；发热可导致脱水、谵妄和热惊厥等危重情况；发热可导致胎儿的发育障碍，有致畸胎危险，因此孕妇应尽量避免发热。

第四节　发热的处理与防治的病理生理基础

一、治疗原发病

尽可能明确引起发热的原因，采取措施消除病因。

二、一般性发热的处理

对于不过高的发热（体温＜38.5℃），未伴有其他严重疾病者，可不急于解热，适当补充营养、水、维生素等物质，合理护理即可。对原因不明的发热，急于解热易掩盖病情和延误诊断。

三、下列情况应及时解热

1. 体温＞40℃高热患者　高热可使中枢神经系统和心脏受较大影响。已有实验证明，正常动物在极度高热情况下，可导致心力衰竭。高热引起意识障碍、惊厥，甚至昏迷等中枢神经系统症状也是常见的。因而，对于高热患者，应尽早解热。小儿高热，容易诱发惊厥，应及早预防。

2. 恶性肿瘤患者　持续发热加重病体消耗，引起病情恶化。

3. 心脏病患者　发热时心肌耗氧量增加、心脏负担增加，容易诱发心力衰竭。

4. 妊娠妇女　妊娠早期发热有致畸胎危险；妊娠中、晚期，循环血量增多，心脏负担加重，发热会进一步增加心脏负担，甚至诱发心力衰竭。

四、选择合理解热措施

1. 针对发热发病学环节治疗　水杨酸盐类：如阿司匹林，可以阻断 PGE 的合成；糖皮质激素：如地塞米松，干扰或阻止 EP 合成和释放、阻断或拮抗 EP 对体温调节中枢的作用，以及阻碍中枢发热介质的合成。

2. 物理降温　可采用冰敷、醇浴和温水浴等降温。

本 章 小 结

发热是由于致热原的作用使体温调定点上移而引起的调节性体温升高（超过正常0.5℃）。发热时，发热激活物作用于产内生致热原细胞，引起 EP 的产生和释放。EP 可能通过一定途径将热信息传递到下丘脑体温调节中枢，正、负调节中枢同时或相继被激活，释放中枢调节介质，正、负调节介质共同决定着"调定点"的上移水平。继而体温调节中枢发出调温指令达效应器官，通过调节产热和散热，引起发热。发热包括体温上升期、高温持续期和体温下降期三个时相。发热过程中，机体的物质代谢增强，消耗明显增加；循环、呼吸、中枢神经等各系统功能发生不同程度的变化。

复习思考题

1. 体温升高是否等于发热，为什么？
2. 简述发热的发生机制。
3. 简述发热时的临床表现。

4. 简述发热不同时相的热代谢特点。

5. 哪些情况需及时解热?

（郝卯林　周卓琳）

数字课程学习

⬇教学 PPT　▶▶微视频　✏自测题

第九章
应　激

学习目标

掌握应激、应激原及一般适应综合征的概念；掌握应激时蓝斑－交感－肾上腺髓质系统及下丘脑－垂体－肾上腺皮质系统兴奋的意义；掌握应激性溃疡的概念及发生的主要机制。熟悉热休克蛋白、急性期反应蛋白的概念及生物学功能；熟悉应激在心血管疾病中的作用；了解应激时各系统功能变化的特点及机制；了解应激在其他相关疾病中的作用。

核心概念

应激　应激原　一般适应综合征　热休克蛋白　应激性溃疡　下丘脑－垂体－肾上腺皮质系统　蓝斑－交感－肾上腺髓质系统

引言

生物要在复杂多变的环境中得以生存，就必须有复杂而精细的适应方法，包括非特异和特异性的，局部和全身性的，而全身性非特异性的防御反应在适应中无疑占有极其重要的地位。在全身性非特异性防御反应中，首先发现的是神经内分泌反应，而后又发现了热应激反应和急性期反应，不能排除尚有其他未被发现的反应方式的可能性。

第一节　概　述

一、应激的概念

应激（stress）是指机体在受到各种因素刺激时所出现的非特异性反应。任何躯体的或心理的刺激，只要达到一定的强度，除了引起与刺激因素直接相关的特异性变化外，还可以引起一组与刺激因素的性质无直接关系的全身性非特异反应。这种对各种刺激的非特异性反应称为应激（stress），而刺激因素被称为应激原（stressor）。

应激是一种普遍存在的现象，是一切生命为了生存和发展所必需的，它是机体适应、保护机制的重要组成部分。应激反应可使机体处于警觉状态，有利于增强机体的对抗或回避（fight or flight）能力，有利于在变动的环境中维持机体的自稳态，增强机体的适应能力。

20 世纪 20—30 年代，以 Cannon 为代表的学者主要从动物实验来研究应激时交感神经及肾上腺髓质的兴奋情况。20 世纪 30—40 年代，以 Selye 为代表的学者研究了实验动物在创伤、寒冷、高热及毒物等作用下垂体-肾上腺皮质功能的变化，提出了一般适应综合征（general adaptation syndrome，GAS）的概念。Cannon 和 Selye 等的早期研究为应激的神经内分泌变化勾画出基本的框架。此后，神经内分泌反应一直是应激研究的中心内容。随着 20 世纪 60—70 年代放射免疫技术的发展及放射配体结合法的应用，应激的研究逐渐深入至激素及受体水平。与此同时，急性期反应及急性期反应蛋白的研究从血浆蛋白质的角度弥补了应激领域中神经内分泌研究方面的某些不足。随着细胞分子生物学理论与技术的渗透，应激的研究逐步深入到细胞、亚细胞及分子水平，尤其在热休克蛋白方面获得诸多进展。随着"单纯生物医学模式"向"生物-心理-社会医学模式"的转变，心理、社会因素与应激及应激相关疾病（特别是心身疾病）的关系受到了更多的关注。近 20 年来，各种转基因动物及基因敲除动物的研究，为应激机制的阐明提供了新的工具，推动了应激研究的进一步深入。

二、应激原

凡是能引起应激反应的各种因素皆可成为应激原。可粗略地分为三大类。

（一）外环境因素（external factors）

外环境因素如温度的剧变、射线、噪声、强光、电击、低压、低氧、中毒、创伤、感染，等等。

（二）内环境因素（internal factors）

自稳态失衡（disturbance of homeostasis），也是一类重要的应激原，如血液成分的改变、心功能的低下、心律失常、器官功能的紊乱、性压抑，等等。

（三）心理-社会因素（psychosocial factors）

大量事实说明，心理-社会因素是现代社会中重要的应激原。职业的竞争、工作的压力、紧张的生活工作节奏、复杂的人际关系、拥挤、孤独、突发的生活事件等皆可引起应激反应。

一种因素要成为应激原，必须有一定的强度。但对于不同的人，应激原的强度可以有明显的不同，在某些人可引起明显应激反应的因素可能对另一些人并不起作用，即使是同一个人，在不同的时间、不同的条件下，引起反应的应激原强度也可不同。如进入陌生环境、承担一项新工作可引起某些人明显的紧张、焦虑不安，出现典型的应激反应，但另一些人却可能相当平静。

三、应激的分类

（一）根据对机体的影响程度

根据应激原对机体的影响程度，把应激分为生理性应激（physical stress）和病理性应激（pathological stress）。适度的应激有利于调动机体全身各种功能，避开可能对机体造成严重损伤的危险，使机体更有效地应付日常生活中所遇到的各种困难局面，因而具有防御和适应代偿作用。显然，这种应激对机体是有利的，故称为生理性应激，又称为良性应激（eustress），如短暂运动、适度娱乐。如果应激原过于强烈或持续时间过长，可直接导致机体代谢障碍和组织损伤，甚至危及生命，这种对机体造成明显损伤的应激称为病理性应激，又称为劣性应激（distress）。如大面积烧伤、长期情绪紧张。以应激引起的损害为主要表现的疾病称为应激性疾病，典型的如应激性溃疡。

（二）根据应激原的性质

根据应激原的性质，把应激分为躯体应激（physical stress）和心理应激（psychological stress）。如温度的剧变、射线、噪声、强光、电击、低压、低氧、中毒、创伤、感染等，给躯体造成刺激甚至损伤。而丧偶、生活孤独、焦虑不安、居住拥挤、工作负担过重、职业竞争、人际关系复杂等，往往引起过重的心理压力。应激可引起人的认知功能异常，如长时间的噪声环境可使儿童认知学习能力下降；还可引起情绪异常，如某些心理社会因素引起愤怒情绪可致行为失控，对有冠心病病史者还可诱发心源性猝死。

四、一般适应综合征

20世纪30—40年代，加拿大生理学家Selye等发现，剧烈运动、毒物、寒冷、高温及严重创伤等多种有害因素可引起实验动物一系列神经内分泌变化，这些变化具有一定适应代偿意义，并导致机体多方面的紊乱与损害，称为一般适应综合征（GAS）。该概念首次明确了应激与疾病的关系。GAS可分为三个时期：

（一）警觉期（alarm phase）

此期在应激作用后迅速出现，为机体保护防御机制的快速动员期。以交感－肾上腺髓质系统的兴奋为主，并伴有肾上腺皮质激素的增多。警觉反应使机体处于最佳动员状态，有利于机体的战斗或逃避。但此期只能持续一段时间。

（二）抵抗期（resistance phase）

如果应激原持续作用于机体，在产生过警觉反应之后，机体将进入抵抗或适应期。此时，以交感－肾上腺髓质兴奋为主的一些警觉反应将逐步消退，而表现出肾上腺皮质激素分泌增多为主的适应反应。机体的代谢率升高，炎症、免疫反应减弱，胸腺、淋巴组织可见缩小。机体表现出适应、抵抗能力的增强。但同时有防御储备能力的消耗，对其他应激原的非特异性抵抗力可下降。

（三）衰竭期（exhaustion phase）

持续强烈的有害刺激将耗竭机体的抵抗能力，警觉期的症状可再次出现，肾上腺皮质激素持续升高，但糖皮质激素受体的数量和亲和力下降，机体内环境明显失衡，应激反应的负效应陆续显现，与应激相关的疾病，器官功能的衰退甚至休克、死亡都可在此期出现。

上述三个阶段并不一定都出现，多数应激只引起第一、第二期的变化，只有少数严重的应激反应才进入第三期。

第二节　应激反应的基本表现

应激反应（stress response）是一种非特异的相当泛化的反应，从基因到整体水平都会出现相应的变化。这些变化可大致分为以下三个方面。

一、应激的神经内分泌反应

当机体受到强烈刺激时,应激的基本反应为一系列的神经内分泌改变,其中最主要的改变为蓝斑 - 交感 - 肾上腺髓质系统和下丘脑 - 垂体 - 肾上腺皮质系统的强烈兴奋,多数应激反应的生理生化变化与外部表现皆与这两个系统的强烈兴奋有关。

(一)蓝斑 - 交感 - 肾上腺髓质系统(locus ceruleus-sympathetic-adrenal medulla system,LC/NE)

1. 基本组成 LC/NE 的基本组成单元为脑干的(主要位于蓝斑)去甲肾上腺素能神经元及交感 - 肾上腺髓质系统(noradrenergic neurons 及 sympathetic-adrenal medulla system)。蓝斑作为该系统的中枢位点,上行主要与大脑边缘系统有密切的往返联系,成为应激时情绪、认知、行为功能变化的结构基础。下行则主要至脊髓侧角,行使调节交感 - 肾上腺髓质系统的功能(图 9-1)。

2. 应激时的基本效应 该系统的主要中枢效应与应激时的兴奋、警觉有关,并可引起紧张、焦虑的情绪反应。此外,脑干的去甲肾上腺素能神经元(noradrenergic neuron)还与室旁核分泌促肾上腺皮质激素释放激素(corticotropin releasing hormone,CRH)的神经元有直接的纤维联系,该通路可能是应激启动下丘脑 - 垂体 - 肾上腺皮质系统的关键结构之一。

应激时该系统的外周效应主要表现为血浆肾上腺素(epinephrine)、去甲肾上腺素(norepinephrine)浓度迅速升高。交感神经兴奋主要释放去甲肾上腺素,肾上腺髓质兴奋主要释放肾上腺素。对将执行死刑犯的检测表明,其血浆去甲肾上腺素可升高 45 倍,肾上

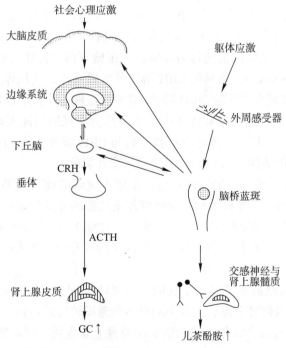

图 9-1 应激时机体的神经内分泌反应

摘自王建枝,病理生理学,P118

腺素升高 6 倍。低温、缺氧也可使去甲肾上腺素升高 10～20 倍，肾上腺素升高 4～5 倍。

交感 – 肾上腺髓质系统（sympathetic-adrenal medulla system）的强烈兴奋主要参与调控机体对应激的急性反应，介导一系列的代谢和心血管代偿机制以克服应激原对机体的威胁或对内环境的干扰。儿茶酚胺对心脏的兴奋和对外周阻力血管、容量血管的调整可使应激时的组织供血更充分、合理，α 受体激活抑制胰岛素分泌，而 β 受体激活刺激胰高血糖素分泌，进而升高血糖以增加组织的能源供应等。上述作用促使机体紧急动员，使机体处于一种唤起（arousal）状态，有利于应付各种变化的环境。但强烈的交感 – 肾上腺髓质系统的兴奋也引起明显的能量消耗和组织分解，甚至导致血管痉挛、某些部位组织缺血、致死性心律失常等。

（二）下丘脑 – 垂体 – 肾上腺皮质系统（hypothalamus-pituitary-adrenal cortex system，HPA）

1. 基本组成　HPA 系统的基本组成单元为下丘脑的室旁核、腺垂体和肾上腺皮质。室旁核作为该神经内分泌系统的中枢位点，上行主要与杏仁复合体、海马结构、边缘皮质有广泛的往返联系，特别与杏仁复合体有致密的神经纤维联系。下行则主要通过促肾上腺皮质激素释放激素与腺垂体和肾上腺皮质进行往返联系和调控（图 9–1）。

2. 应激时的基本效应

（1）应激时 HPA 系统兴奋的中枢效应：HPA 系统兴奋释放的中枢介质为 CRH 和 ACTH，特别是 CRH，它可能是应激时最核心的神经内分泌反应。CRH 神经元散布于从大脑皮质到脊髓的广泛脑区，但最主要位于室旁核。CRH 最主要的功能是刺激 ACTH 的分泌进而增加糖皮质激素（glucocorticoid，GC）的分泌，它是 HPA 系统激活的关键环节，无论是从躯体直接来的应激传入信号或是经边缘系统整合的下行应激信号，皆可引起室旁核的 CRH 神经元将神经信号转换成激素信号，使 CRH 分泌增多，或经轴突运输，或经垂体门脉系统进入腺垂体，使 ACTH 分泌增加，进而增加 GC 的分泌。CRH 应激时的另一个重要功能是调控应激时的情绪行为反应，大鼠脑室内直接注入 CRH 可引起剂量依赖的行为情绪反应。目前认为，适量的 CRH 增多可促进适应，使机体兴奋或有愉快感；但大量的 CRH 增加，特别是慢性应激时的持续增加则造成适应机制的障碍，出现焦虑、抑郁、食欲和性欲减退等。这是重症慢性患者几乎都会出现的共同表现。CRH 还是内啡肽（endorphin）释放的促激素，应激时内啡肽升高与 CRH 增加相关。CRH 也促进蓝斑 – 去甲肾上腺素能神经元的活性，与 LC/NE 系统形成交互影响。

（2）应激时 HPA 系统兴奋的外周效应：正常未应激的成人分泌 GC 25～37 mg/d。应激时 GC 分泌迅速增加。如外科手术的应激可使皮质醇的分泌量超过 100 mg/d，达到正常分泌量的 3～5 倍。若应激原解除（手术完成无合并症），皮质醇通常于 24 h 内恢复至正常水平。但若应激原持续存在，则血浆皮质醇浓度持续升高，如大面积烧伤患者，血浆皮质醇维持于高水平可长达 2～3 个月。

GC 分泌增多是应激最重要的一个反应，对机体抵抗有害刺激起着极为重要的作用。动物实验表明，切除双侧肾上腺后，极小的有害刺激即可导致动物死亡，动物几乎不能适应任何应激环境。但若仅去除肾上腺髓质而保留肾上腺皮质，则动物可以存活较长时间。糖皮质激素的生物学作用十分广泛。应激时 GC 增加对机体有广泛的保护作用。GC 升高是应激时血糖增加的重要机制，它促进蛋白质的分解及糖原异生，并对儿茶酚胺、胰高血糖素等的脂肪动员起容许作用。GC 对许多炎症介质、细胞因子的生成、释放和激活具有抑制作用，并稳定溶酶体膜，减少这些因子和溶酶体酶对细胞的损伤。GC 还是维持循环系统对儿茶酚胺正常反应性的必需因素，其不足时，心血管系统对儿茶酚胺的反应性明显降低，可出现心肌收缩力减低、心电图显示低电压、心输出量下降、外周血管扩张、血压下降，严重时可致循环衰竭。但慢性应激时 GC 的持续增加也对机体产生一系列不利影响。

（三）其他内分泌反应

应激时会导致多方面的神经内分泌变化（表 9-1），分泌水平升高的有：β- 内啡肽、抗利尿激素（ADH）、醛固酮、胰高血糖素、催乳素等；分泌降低的有：胰岛素、TRH、TSH、T_4、T_3、GnRH、LH 及 FSH 等；而生长激素则在急性应激时分泌增多，在慢性应激时分泌减少。

表 9-1　应激的其他内分泌变化

名称	分泌部位	变化
β- 内啡肽（β-endorphin）	腺垂体等	升高
抗利尿激素（ADH）	下丘脑（室旁核）	升高
促性腺激素释放激素（gonadotrophin-releasing hormone，GnRH）	下丘脑	降低
生长激素（growth hormone）	腺垂体	急性应激升高，慢性降低
催乳素（prolactin）	腺垂体	升高
促甲状腺激素释放激素（thyrotropin-releasing hormone，TRH）	下丘脑	降低
促甲状腺激素（thyroid stimulating hormone，TSH）	垂体前叶	降低
T_4，T_3	甲状腺	降低
黄体生成素（luteinizing hormone，LH）	垂体前叶	降低
卵泡刺激素（follicle-stimulating hormone，FSH）	腺垂体	降低
胰高血糖素（glucagons）	胰岛 α 细胞	升高
胰岛素（insulin）	胰岛 β 细胞	降低

参考：王建枝 . 病理生理学 .P121

二、应激的细胞体液反应

细胞对多种应激原，特别是非心理性应激原（non-psycho-mental stressor）可出现一系列细胞内信号转导和相关基因的激活，表达相关的、多半具保护作用的一些蛋白质（如急性期反应蛋白、热休克蛋白、某些酶或细胞因子等），成为机体在细胞、蛋白质、基因水平的应激反应表现。

（一）热休克蛋白（heat shock protein，HSP）

HSP 指热应激（或其他应激）时细胞新合成或合成增加的一组蛋白质，它们主要在细胞内发挥功能，属非分泌型蛋白质。HSP 最初是从经受热应激（从 25℃移到 30℃，30 min）的果蝇唾液腺中发现的，故取名 HSP，以后发现许多对机体有害的应激因素也可诱导 HSP 的生成，故又命名为应激蛋白（stress protein，SP）。

1. HSP 的基本组成　HSP 是一组在进化上十分保守的蛋白质,这提示它对于维持细胞的生命十分重要,从原核细胞到真核细胞的各种生物体,其同类型 HSP 的基因序列有高度的同源性。HSP 从功能上可分为两大类:①结构性 HSP:是细胞的结构蛋白,正常时就存在于细胞内。为一类重要的"分子伴娘",能够帮助蛋白质正确折叠、移位、维持和降解。②诱导性 HSP:由各种应激原诱导细胞生成,与应激时受损蛋白质的修复或移除有关。现已发现 HSP 是一个大家族,而且大多数 HSP 是细胞的结构蛋白,只是 HSP 可受应激刺激生成或生成增加。

目前对 HSP 的分类系根据其相对分子质量的大小。

表 9-2 简略叙述了主要 HSP 的名称、相对分子质量、细胞内定位和可能的功能。

表 9-2　各类型热休克蛋白

名称	相对分子质量△	细胞内定位	可能的功能
HSP110	110 000	胞质 / 核	热耐受
HSP90 家族	90 000		
HSP90		胞质	糖皮质激素受体结合蛋白,维持蛋白质的无活性状态,帮助其转运
Grp*94		内质网	帮助分泌蛋白质的折叠
HSP70 家族	70 000		
HSP70☆		胞质	帮助新生蛋白质的成熟和移位
Grp*78(Bip★)		内质网	帮助新生蛋白质的成熟
Grp75		线粒体	帮助新生蛋白质的移位
HSP60	60 000	线粒体	帮助新生蛋白质折叠
低相对分子质量 HSP	20 000～30 000	胞质 / 核	细胞骨架肌动蛋白的调节者
HSP10	10 000	线粒体	HSP60 的辅助因子
泛素(ubiquitin)	8 000	胞质 / 核	辅助蛋白质的非溶酶体降解

△:相对分子质量非精确值,而是大约值,因天然蛋白质的相对分子质量本身具有一定的变异;*Grp:葡萄糖调节蛋白(glucose regulation protein,细胞低糖时生成增加);☆ HSP70:热休克同组蛋白(heat shock cognate);★ Bip:免疫球蛋白重链结合蛋白(immunoglobulin heavy chain binding protein)

参考:金惠铭.病理生理学.7 版.P134

2. HSP 的基本结构　HSP 在细胞内含量相当高,据估计细胞总蛋白的 5% 为 HSP,其基本结构为 N 端的一个具 ATP 酶活性的高度保守序列和 C 端的一个相对可变的基质识别序列(图 9-2)。后者倾向于与蛋白质的疏水结构区相结合,而这些结构区在天然蛋白质中通常被折叠隐藏于内部而无法接近,也就是说 HSP 倾向于与尚未折叠或因有害因素破坏了其折叠结构的肽链结合,并依靠其 N 端的 ATP 酶活性,利用 ATP 促成这些肽链的正确折叠(或再折叠)、移位、修复或降解。

3. HSP 的主要功能

(1)"分子伴娘"作用:一个新生蛋白质要形成正确的三维结构和正确定位,必须有精确的时空控制,目前认为该功能主要由各种"分子伴娘"完成。结构性 HSP 即一类重

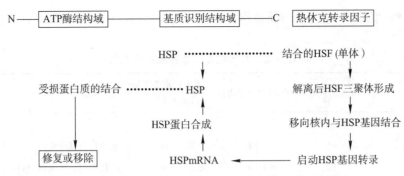

图 9-2 HSP 的结构和蛋白质水平的保护机制示意图

参考：谢可鸣．病理生理学习指导．P106

要的"分子伴娘"，而诱生的 HSP 主要与应激时受损蛋白质的修复或移除有关。多种应激原，如发热、炎症、感染等常会引起蛋白质结构的损伤，暴露出与 HSP 的结合部位，正常时这些 HSP 与热休克转录因子（heat shock transcription factor，HSF）相结合，HSP 与受损蛋白质的结合释放出游离的 HSF，游离 HSF 聚合成三聚体，后者则具有向核内移位并与热休克基因上的启动序列相结合，从而启动 HSP 的转录合成，使 HSP 增多，增多的 HSP 可在蛋白质水平起防御、保护作用（图 9-2）。

（2）细胞保护作用：这是指机体细胞在受到各种应激原如高热、缺氧等刺激时，产生的 HSP 可以增强细胞对损害的耐受程度，维持细胞的正常功能代谢，提高细胞的生存率。研究表明，HSP 产生细胞保护作用的机制在于 HSP 发挥"分子伴娘"作用，还与结合细胞内糖皮质激素受体（glucocorticoid receptor，GR）、激活蛋白激酶 C（PKC）及蛋白酶活性、ATP 水解，生成超氧化物歧化酶（SOD）等有关，使细胞自卫，并维持其生物学特性。具体地表现在对神经系统、心肌、肝、肺等组织细胞的保护作用。

（3）抗炎症损伤作用：HSP 通过抑制高浓度活性氧族（ROS）及细胞因子起到保护组织细胞免受炎症损伤。可能的保护机制为：HSP 阻止 ROS 导致的 DNA 断裂，并减少宿主细胞 ROS 的产生；抑制 NADPH 氧化酶活性、减轻炎症反应、防止脂质过氧化作用；保护线粒体的结构和功能；抑制细胞因子 TNF、IL-1 的转录，使之减少分泌并降低循环中的含量。

（4）免疫保护和免疫损伤：HSP 参与抗原加工、提呈，增强细胞对 TNF 和自然杀伤细胞攻击的耐受性，参与抗感染与肿瘤免疫，因此具有免疫作用；由于病原体与宿主 HSP 有广泛的序列同源性，两者具有共同抗原，使病原体逃避宿主细胞免疫，从而得以生存和繁殖，对宿主造成伤害。

（5）调控细胞凋亡：多数研究表明，HSP 可抑制细胞凋亡，这主要是小分子热休克蛋白（sHSP）作为细胞凋亡的负调控因子，对抗 TNF-α 和 Fas 介导的细胞凋亡。但也有报道表明，HSP90 具有促进细胞凋亡的作用。

（6）HSP 还参与细胞增殖的调控：在生物体生长、发育与分化过程中发挥重要作用。

总之，HSP 的主要功能表明了应激在分子水平上的保护机制。

（二）急性期反应蛋白（acute phase protein，APP）

应激时由于感染、炎症或组织损伤等原因可使血浆中某些蛋白质浓度迅速升高，这种反应称为急性期反应，这些蛋白质被称为急性期反应蛋白，属分泌型蛋白质（表 9-3）。

表 9-3 几种重要的急性期反应蛋白

名称	反应时间（h）	相对分子质量	成人正常参考值（mg/mL）	可能功能
第Ⅰ组：应激时增加 < 1 倍				
血浆铜蓝蛋白	48 ~ 72	132 000	0.20 ~ 0.60	减少自由基产生
补体成分 3	48 ~ 72	180 000	0.75 ~ 1.65	趋化作用，肥大细胞脱颗粒
第Ⅱ组：应激时增加 2 ~ 4 倍				
α_1 酸性糖蛋白	24	41 000	0.6 ~ 1.2	为淋巴细胞与单核细胞的膜蛋白，促进成纤维细胞生长
α_1 抗胰蛋白酶	10	54 000	1.1 ~ 2	抑制丝氨酸蛋白酶（特别是弹性蛋白酶）活性
α_1 抗糜蛋白酶	10	68 000	0.3 ~ 0.6	抑制组织蛋白酶 G
结合珠蛋白	24	86 000	0.5 ~ 2.0	抑制组织蛋白酶 B、H、L
纤维蛋白原	24	340 000	2.0 ~ 4.0	促血液凝固及组织修复时纤维蛋白基质的形成
第Ⅲ组：应激时增加达 1 000 倍				
C 反应蛋白	6 ~ 10	110 000	0.068 ~ 8.0	激活补体，调理作用，结合磷脂酰胆碱
血清淀粉样蛋白 A	6 ~ 10	180 000	< 10	清除胆固醇

参考：金惠铭 . 病理生理学 . 7 版 . P132

1. 急性期反应蛋白的构成及来源 APP 主要由肝细胞合成，单核吞噬细胞、成纤维细胞可产生少量。正常时血中 APP 含量很少，但在炎症、感染、发热时明显增加。少数蛋白质在急性期反应时减少，被称为负急性期反应蛋白，如白蛋白、前白蛋白、运铁蛋白（transferrin）等。

2. 急性期反应蛋白的生物学功能 APP 的种类很多，其功能也相当广泛。但总体来看，它是一种启动迅速的机体防御机制。机体对感染、组织损伤的反应可大致分为两个时期：一个为急性反应时相，APP 浓度的迅速升高为其特征之一；另一个为迟缓相或免疫时相，其重要特征为免疫球蛋白的大量生成。两个时相的总和构成了机体对外界刺激的保护性系统。

（1）抑制蛋白酶：创伤、感染时体内蛋白分解酶增多，APP 中的蛋白酶抑制剂可避免蛋白酶对组织的过度损伤。如 α_1 蛋白酶抑制剂、α_1 抗糜蛋白酶等。

（2）清除异物和坏死组织：以 APP 中的 C 反应蛋白的作用最明显。它可与细菌细胞壁结合，起抗体样调理作用；激活补体经典途径；促进吞噬细胞的功能；抑制血小板的磷脂酶，减少其炎症介质的释放等。在各种炎症、感染、组织损伤等疾病中都可见 C 反应蛋白的迅速升高，且其升高程度常与炎症组织损伤的程度呈正相关，因此临床上常用 C 反应蛋白作为炎症和疾病活动性的指标。

（3）抗感染、抗损伤：C 反应蛋白、补体成分的增多可加强机体的抗感染能力；凝血蛋白类的增加可增强机体的抗出血能力；铜蓝蛋白具抗氧化损伤的能力等。

（4）结合与运输功能：结合珠蛋白、铜蓝蛋白、血红素结合蛋白等可与相应的物质结合，避免过多的游离 Cu^{2+}、血红素等对机体的危害，并可调节它们的体内代谢过程和生理功能。

三、应激时机体的能量和物质代谢的变化

应激时，能量代谢明显加强；物质代谢总的特点是分解增加，合成减少（图 9-3）。

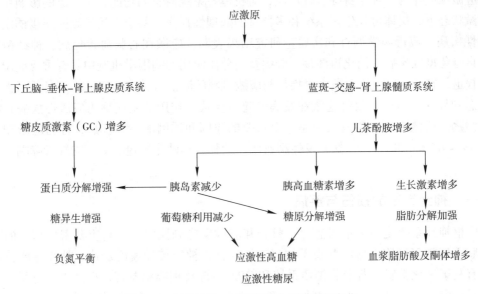

图 9-3　应激时糖、脂肪和蛋白质代谢的变化

（一）高代谢率（超高代谢）

严重应激时，儿茶酚胺、糖皮质激素分泌增加，机体脂肪动员明显增强，外周肌肉组织分解旺盛，使代谢率显著升高。正常成人安静状态下每天约需能量 8 368 kJ（2 000 kcal）。大面积烧伤的患者，每天可高达 20 920 kJ（5 000 kcal），相当于重体力劳动时的代谢率。重度应激时，机体可很快出现消瘦、衰弱和抵抗力下降，并难以用单纯的营养来逆转。对于这些患者，除了充分的营养支持外，适当调整机体的应激反应，使用某些促进合成代谢的生长因子被证明是有益的。

（二）糖、脂肪和蛋白质代谢的变化

应激时，物质代谢的特点与应激时能量代谢的升高相匹配，保证了机体应对紧急情况时有足够的能量可以得到提供。但是，应激持续时间过长，体内消耗过多，可致体重减轻、贫血、创面愈合迟缓和全身性抵抗力降低。

1. 糖代谢　应激时，一方面，胰岛素相对不足、外周胰岛素依赖组织对胰岛素的敏感性降低，减少了对葡萄糖的利用（胰岛素耐受）；另一方面，儿茶酚胺、胰高血糖素、生长激素和肾上腺糖皮质激素等促进糖原分解和糖异生，结果出现血糖升高，甚至出现糖尿，被称为应激性高血糖或应激性糖尿。

2. 脂肪代谢　应激时，脂解激素（肾上腺素、去甲肾上腺素、胰高血糖素和生长激素）增多，脂肪的动员和分解加强，血中游离脂肪酸和酮体不同程度地增加，同时组织对

123

脂肪酸的利用也增加。严重创伤后，机体所消耗的能量有 75%～95% 来自脂肪的氧化。

3. 蛋白质代谢 应激时，肾上腺皮质激素分泌增加，胰岛素分泌减少，使蛋白质分解加强，同时蛋白质破坏增多，合成减弱。尿氮排出量增加，出现负氮平衡。

第三节　应激性损害与应激性疾病

应激反应作为一种全身综合性反应，对机体各系统器官的功能产生广泛的影响。在不良应激状态下，机体可发生多系统和多器官的病理性损伤，甚至直接导致或间接诱发多种应激性疾病。流行病学调查和实验室研究结果表明，应激在心脑血管疾病、神经精神疾病、自身免疫性疾病、消化道溃疡、肿瘤及内分泌疾病的病因学机制中具有重要地位，甚至有报道，75%～90% 的人类主要疾病与应激机制的激活有关。应激性疾病目前尚无明确的概念和界限，习惯上仅将应激在发病中起主要致病作用的疾病称为应激性疾病，如应激性溃疡。应激在其发生发展中是一个重要的原因和诱因的一些疾病，称为应激相关疾病（stress related disease），如原发性高血压、动脉粥样硬化、冠心病、支气管哮喘、抑郁症等。

一、神经系统的损伤与疾病

中枢神经系统是应激信号感知、整合和应激反应调控中心。与应激密切相关的下丘脑和脑干区神经细胞在应激状态下的兴奋性加强，神经传导速度加快、神经递质分泌增加，有利于活化交感 – 肾上腺髓质系统和 HPA 系统及相应靶器官，提高机体对紧急情况的应对能力。不良应激往往导致神经系统的兴奋过度，使中枢系统内相关神经细胞产生一种类似"功能耗竭"样的退化，导致功能紊乱或功能障碍。过度应激时蓝斑区去甲肾上腺素能神经元活性的持续升高，使其投射区下丘脑、海马、杏仁体等的去甲肾上腺素反应性增强。而下丘脑室旁核与大脑边缘系统的海马、海马旁回、扣带回、嗅脑等具有丰富的交互联系，因此产生了广泛的情绪反应，表现为不适当的焦虑、自卑、恐惧、抑郁、愤怒和狂躁等。过度强烈和持久的情绪反应，可进一步导致如：神经症、躁狂症、抑郁症等多种形式的精神疾患和心理障碍。值得注意的是，这种神经性损伤更经常导致亚临床性精神紊乱，使患者反应能力下降，认知功能障碍，社会行为异常，犯罪冲动泛化，影响劳动能力并增加社会的不安定因素。

应激所致中枢神经系统的异常改变，通过 HPA 系统和交感神经系统对机体产生更广泛影响，引起多种靶细胞内分泌样细胞因子的表达增强和分泌增加，反馈作用于中枢系统。如：TNF 促进下丘脑 CRH 的分泌，继而使肾上腺皮质产生 ACTH 样促 GC 分泌作用；IL–1 直接作用于中枢神经系统使体温升高、代谢增加、食欲降低，还可促进 CRH、GH、TSH 的释放，而抑制催乳素、LH 的分泌；IL–2 可促进 CRH、ACTH 和内啡肽的释放等。因此，对中枢神经系统造成了更广泛的影响乃至损伤。引起包括内分泌失调、代谢紊乱、睡眠障碍、疲劳综合征等一系列中枢神经功能障碍性疾病。另有证据表明，应激反应强度和应激负荷的长期积累可能和年龄依赖性的神经系统退化性疾病（如：阿尔茨海默病、帕金森病）的发生有关，其机制可能在于应激所致高水平 GC 对中枢相关神经元的直接损伤。

二、心血管系统的损伤与疾病

心血管系统是应激反应的主要靶系统。应激时，在交感－肾上腺髓质系统的调控下心率增快、心肌收缩力增强、心输出量增加、心、脑、骨骼肌血管扩张。其他外周血管因应激原性质及机体反应性不同，在机体的不同部位具有不同程度的收缩，以维持重要脏器及应激反应相关器官的血液供应，以利于全身的协调防御反应和行为。但是，当应激负荷过强或应激持续时间过长，就会导致心血管细胞损伤，甚至凋亡、坏死，引起多种应激性损伤和疾病的发生。应激引起的心血管疾病主要是指高血压、动脉粥样硬化及心律失常等。

（一）高血压

大量流行病学调查证实，长期的高负荷应激（如情绪紧张、工作压力、焦虑、抑郁等）导致高血压的发生率升高。应激导致高血压的机制主要在于：①交感－肾上腺髓质系统的激活，使心输出量增加，大部分外周小血管的持续收缩，外周阻力加大；②HPA系统兴奋活化肾上腺皮质，以及肾血管收缩致血流量的减少，均使肾素－血管紧张素－醛固酮系统激活，导致机体内水钠潴留，血管内血液容量增加；③高水平GC的存在，使血管平滑肌对儿茶酚胺和血管升压素的作用更加敏感；④血管紧张素亦具有强烈的血管收缩作用。另外，还有人认为应激还可能引起高血压易感性基因的活化，导致原发性高血压的发生。

（二）动脉粥样硬化

应激对动脉粥样硬化的致病作用是十分明确的。其主要病理机制在于：①血压升高：应激所致血压升高可导致动脉血管内膜的损伤，这不仅有利于脂质沉积，而且还可引起血小板及中性粒细胞黏附，并使如TXA_2、5-HT、组胺等活性物质释放，加剧血管损伤；血压升高还刺激血管平滑肌细胞的增生，胶原纤维合成增加，导致血管壁增厚，管腔变窄。②血脂升高：应激时脂肪分解加强，使血脂升高，特别是低密度脂蛋白（LDL）水平提高。LDL是粥样硬化斑块中胆固醇的主要来源。③血糖升高：应激时糖原分解加速，血糖浓度升高，使动脉壁山梨醇途径代谢加快，导致血管壁水肿、缺氧，动脉中层和内膜损伤。高血压、高血脂和高血糖，这三者构成了动脉粥样硬化发生的病理基础。

（三）心律失常

持续高应激负荷时，交感神经系统的高度兴奋明显降低心室肌室颤的发生阈值，易导致心律失常的发生。应激状态下的心肌细胞往往因为诸如内稳态失调、线粒体损伤等多种机制发生损伤，甚至出现凋亡和坏死，心肌组织出现器质性病变。在这种状况下若出现由于儿茶酚胺的强烈作用所导致的冠状动脉痉挛，将会使心肌细胞进一步的缺血缺氧，加剧损伤并诱发室颤，导致心性猝死。

三、消化系统的损伤与疾病

应激时消化系统功能可发生多种障碍。应激所致CRH的分泌增加影响摄食中枢，往往使应激者发生食欲亢进，或食欲减退，还可诱发神经性厌食症。应激时消化道典型损伤是应激性溃疡。

应激性溃疡（stress ulcer）是指患者在遭受各类重伤（包括大手术）、重病和其他应激情况下出现胃、十二指肠黏膜的急性病变，主要表现为胃、十二指肠黏膜的糜烂、浅溃疡、渗血等。少数溃疡可较深或穿孔，当溃疡发展侵蚀大血管时，可引起大出血。据内镜检查，重伤重病时应激性溃疡发病率相当高，一般估计为75%～96%。应激性溃疡是一种典型的应激性疾病，它不同于一般的消化性溃疡（peptic ulcer）。但应激可促进和加剧消化性溃疡的发展。

应激性溃疡的发生机制主要涉及下列几个方面：

1. 黏膜缺血 应激时由于交感 - 肾上腺髓质系统兴奋血液发生重分布而使胃和十二指肠黏膜小血管强烈收缩，血液灌流显著减少。黏膜缺血使黏膜上皮能量代谢障碍，碳酸氢盐及黏液产生减少，使黏膜细胞之间的紧密连接及覆盖于黏膜表面的碳酸氢盐 - 黏液层所组成的黏膜屏障受到破坏。与此同时，胃腔中的 H^+ 将顺浓度差弥散进入黏膜组织中。在黏膜缺血的情况下，这些弥散入黏膜内的 H^+ 不能被血液中的 HCO_3^- 中和或随血流运走，从而使黏膜组织的 pH 明显降低，导致黏膜损伤。

2. 糖皮质激素的作用 应激时明显增多的糖皮质激素一方面抑制胃液的合成和分泌，另一方面可使胃肠黏膜细胞的蛋白质合成减少，分解增加，从而使黏膜细胞更新减慢，再生能力降低而削弱黏膜屏障功能。

3. 其他因素 应激时发生的酸中毒可使胃肠黏膜细胞中的 HCO_3^- 减少，从而降低黏膜对 H^+ 的缓冲能力。同时，十二指肠液中的胆汁酸盐（来自胆汁）、溶血卵磷脂及胰酶（来自胰液）反流入胃，在应激时胃黏膜保护因素被削弱的情况下亦可导致胃黏膜损伤。此外，胃肠黏膜富含黄嘌呤氧化酶，在缺血再灌注时生成大量氧自由基，可引起黏膜损伤。

四、免疫系统的损伤与疾病

应激时神经内分泌变化对免疫系统有重要影响。由于胸腺、淋巴结等免疫器官含有丰富的交感神经末梢，而且免疫细胞表面也富含儿茶酚胺、GC、内啡肽等多种应激相关激素的受体。更值得注意的是，当免疫细胞受到细菌、毒素、病毒、应激原等刺激后，通过产生抗体、细胞因子等免疫防御反应以清除有害因素，同时还会产生多种具有神经内分泌激素样作用的细胞因子（如干扰素、TNF 等），使神经内分泌系统得以感知这些刺激，以启动或强化应激反应。由于免疫细胞的游走性，这些细胞因子既可以在局部产生较显著的生理或病理作用，又可以进入循环系统产生相应的内分泌激素样作用，因而增强了应激信号的影响能力。急性应激反应时，可见外周血吞噬细胞数目增多，活性增强，补体、C反应蛋白等非特异性抗感染的 APP 升高等。但持续强烈的应激，尤其是心理应激常造成免疫功能的抑制甚至功能紊乱，形成自身免疫病。

（一）免疫功能抑制

应激时免疫功能减弱，最常见的变化是：NK 细胞活性降低，植物血凝素、刀豆蛋白A（PHA、ConA）引起的 T 淋巴细胞增殖反应减弱，对病毒抗原的抗体生成反应降低等。产生免疫功能抑制的机制在于：应激引起的快速免疫反应减弱主要是儿茶酚胺分泌过多所致；而应激引起的长时间的免疫功能低下的机制比较复杂，有多种激素的参与，其中糖皮质激素分泌增多是主要的。以上这些变化可以解释为什么当某些人遭遇巨大的精神创伤后或者精神过度紧张后会患病，如亲人突然死亡、离婚、失业、晋升失败、重要的考试后，等等。也就是说，应激引起的免疫功能的变化本身不一定发展成疾病，但可以成为某些疾病发生的条件，如呼吸系统感染、恶性肿瘤、自身免疫性疾病等。

（二）自身免疫性疾病

支气管哮喘、系统性红斑狼疮等自身免疫性疾病或变态反应性疾病，当遇到严重的心理应激时常可诱发这些疾病的急性发作，如支气管哮喘的患者因愤怒、惊吓、精神紧张甚至在公众面前讲话都会引起哮喘发作。

五、内分泌系统的损伤与疾病

作为应激反应的主要调控者，内分泌系统在应激时不仅对机体多种生理过程有着广泛影响，而且系统内不同的内分泌体系也有着相互作用。

（一）应激与生长

已经发现，慢性应激时，GC 不仅对甲状腺素轴产生抑制作用，使甲状腺功能低下，而且使靶细胞对胰岛素样生长因子（IGF-1，生长素介质）产生抵抗。长期生活在不幸家庭中并受虐待的儿童，可出现生长缓慢、青春期延迟，并常伴有抑郁、异食癖等行为异常，这样的儿童被称为心理社会呆小状态（psychosocial short statue）或心理性侏儒（psychological dwarfism）。其发生机制：① CRH 分泌增加，诱导生长抑素增多，进而使 GH 减少。② GC 的持续升高使靶组织对胰岛素样生长因子 I（IGN）产生抵抗。③ GC 的持续升高和生长抑素的增多均抑制促甲状腺素（TSH）的分泌，且 GC 还抑制 T_4 转化为 T_3 使甲状腺功能低下。

（二）应激与性腺功能

应激还使性腺轴失调，使促性腺激素释放激素、黄体生成素（GnRH、LH）分泌减少，生殖系统对性激素的敏感性降低，导致性功能低下，妇女月经紊乱或闭经，生殖功能减退。急性恶性应激如突然失去亲人、过度的工作压力等，可使哺乳期妇女突然断乳或30 多岁的妇女突然绝经；慢性应激如过度训练比赛的运动员、芭蕾舞演员，可出现性欲减退、月经紊乱或停经。这些表现均为应激对性腺轴抑制的结果，其发生机制：

1. 应激时，GC 的增高对性腺轴的抑制，使 GnRH、LH、雌激素、睾酮水平降低。

2. 靶组织对性激素产生抵抗。

应激时，肾素 - 血管紧张素 - 醛固酮系统激活及抗利尿激素分泌增多，还可导致泌尿功能异常，表现为尿少、尿比重升高、水钠排泄减少，诱发高血压、电解质紊乱和精神疾病。应激时胰高血糖素的过度分泌和胰岛素分泌下降亦会导致糖尿病的发生等。

六、血液系统的变化与疾病

急性应激使外周血中白细胞、血小板数目增多，黏附力增强，纤维蛋白原和血浆纤溶酶原浓度升高；机体非特异性抗感染能力、凝血能力和纤溶活性增强；全血和血浆黏度提高，红细胞沉降率增快等。血液的这种改变有利于机体防御损伤，减少失血和提高应激适应能力，但也增加了血液的凝集性，加上应激时纤维蛋白原增多、白细胞增多等因素，将会导致血液黏滞度的升高，诱发一种血液综合征（hematologic stress syndrome），易导致血栓、DIC 的发生。长期处于应激状态下，机体还会发生低色素性贫血，红细胞寿命明显缩短，这可能和单核细胞系对红细胞的破坏加速有关。

七、应激相关心理、精神障碍

研究表明，社会心理应激对认知功能产生明显影响。良性应激可使机体保持一定的唤起状态，对环境变化保持积极反应，因而增强认知功能。但持续的劣性应激可损害认知功能。如噪声环境的持续刺激可使儿童学习能力下降。同时，社会心理应激对情绪及行为亦具有明显影响。动物实验证明：慢性精神、心理应激可引起中枢兴奋性氨基酸的大量释放，导致海马区锥体细胞的萎缩和死亡，从而导致记忆的改变及焦虑、抑郁、愤怒等情绪反应。愤怒的情绪易导致攻击性行为反应，焦虑使人变得冷漠，抑郁可导致自杀等消极行为反应。社会心理应激原能直接导致一组功能性精神疾患的发生发展。这些精神障碍与边缘系统（如扣带皮质、海马、杏仁复合体）及下丘脑等部位关系密切。根据其临床表现及病程长短，应激相关精神障碍可分为以下几类：

（一）急性心因性反应

急性心因性反应（acute psychogenic reaction）是指由于急剧而强烈的心理社会应激原作用后，在数分钟至数小时内所引起的功能性精神障碍。患者可表现为伴有情感迟钝的精神运动性抑制，如不言不语，对周围事物漠不关心，呆若木鸡。也可表现为伴有恐惧的精神运动性兴奋，如兴奋，激越，恐惧，紧张或叫喊，无目的地外跑，甚至痉挛发作。上述状态持续时间较短，一般在数天或1周内缓解。

（二）延迟性心因性反应

延迟性心因性反应（delayed psychogenic reaction）又称创伤后应激障碍（post-traumatic stress disorder，PTSD），是美国精神病学会1987年定义的一类精神障碍类疾病，指受到严重而剧烈的精神打击（如经历恐怖场面、恶性交通事件、残酷战争、凶杀场面或被强暴等）而引起的延迟出现或长期持续存在的精神障碍，一般在遭受打击后数周至数月后发病。其主要表现为：①反复重现创伤性体验，做噩梦，易触景生情而增加痛苦；②易出现惊恐反应，如心悸、出汗、易惊醒、不敢看电视电影、不与周围人接触等。PTSD的发病机制目前尚不明确。但已发现，有焦虑障碍家族史的人群发生PTSD可能性明显高于那些无家族史人群，提示该类疾病具有一定的遗传性致病机制。PTSD不同于其他的精神障碍患者，一般不需药物治疗，可通过心理疏导而治愈。大多数患者可恢复，少数呈慢性病程，可长达数年之久。

（三）适应障碍

适应障碍（adjustment disorder）是由于长期存在的心理应激或困难处境，加上患者本人脆弱的心理特点及人格缺陷而产生的以抑郁、焦虑、烦躁等情感障碍为主，伴有社会适应不良，学习及工作能力下降，与周围接触减少等表现的一类精神障碍。该类障碍通常发生在应激事件或环境变化发生的1个月内，病情持续时间一般不超过6个月。

第四节　病理性应激防治的病理生理基础

一、及时去除各种外环境因素及社会心理因素

如避免不良情绪和有害的精神刺激，避免过度而持久的精神紧张和工作压力；加强环

境保护，降低噪声，安装空调和换气装置，尽可能地创造宁静、舒适的工作和生活环境。克服高温、寒冷、毒物等不良环境因素的刺激等。同时不断地提高自身的心理素质和身体素质，增强对各种心理应激和躯体应激的耐受力。

二、及时处理内环境因素

对于伴有劣性应激的疾病或病理过程，如严重感染、创伤、烧伤、休克、器官衰竭等，应给予及时有效的处理和治疗，以减弱应激原的作用，减轻应激性损伤。

三、积极治疗应激性损伤

如出现应激性溃疡、应激性心律失常、高血压、PTSD 等应激性疾病或应激相关疾病，要及时进行药物和心理治疗。

四、合理使用糖皮质激素

对于应激反应低下的患者（可表现为皮质醇含量偏低），应及时补充 GC，以提高机体糖皮质激素的反应水平，从而提高机体的防御能力。

五、加强营养

应激时的高代谢率及脂肪、糖原与蛋白质的大量分解，对机体造成巨大消耗，需要及时加强营养。

本 章 小 结

应激（stress）是指机体在受到各种因素刺激时所出现的非特异性反应。应激是一种普遍存在的现象，是一切生命为了生存和发展所必需的，它是机体适应、保护机制的重要组成部分。应激可分为生理性应激和病理性应激。生理性应激反应可使机体处于警觉状态，有利于增强机体的对抗或回避（fight or flight）能力，有利于在变动的环境中维持机体的自稳态，增强机体的适应能力。而病理性应激可直接导致机体代谢障碍和组织损伤。甚至直接导致或间接诱发多种应激性疾病。应激的全身性反应：有以蓝斑 – 交感 – 肾上腺髓质系统兴奋，下丘脑 – 垂体 – 肾上腺皮质系统兴奋的神经内分泌反应；有以热休克蛋白和急性期反应蛋白为代表的细胞体液反应；以及一般适应综合征（GAS）。

复习思考题

1. 什么叫应激？应激反应如何分类？
2. 简述蓝斑 – 交感 – 肾上腺髓质系统的基本组成及主要效应。
3. 简述下丘脑 – 垂体 – 肾上腺皮质系统的基本组成及主要效应。

4. 简述热休克蛋白的基本功能。
5. 简述急性期反应蛋白的基本功能。

（戴雍月）

数字课程学习

📥教学 PPT　　▶▶微视频　　📝自测题

第十章
缺血再灌注损伤

学习目标

掌握缺血再灌注损伤的概念，发生机制中自由基、钙超载、炎症反应过度激活的作用；熟悉缺血再灌注损伤发生的原因和条件，重要脏器缺血再灌注损伤的特点；了解缺血再灌注损伤防治的病理生理学基础。

核心概念

缺血再灌注损伤　自由基　钙超载　呼吸爆发　无复流现象

引言

缺血引起的组织损伤是致死性疾病的主要原因，如心肌梗死、脑卒中等。在缺血性疾病抢救和治疗过程中发现对组织造成损伤的主要因素，往往不是缺血本身，而是恢复血液供应后。许多证据说明有时缺血还不足以导致组织损伤，但是在缺血一段时间后恢复供血时才出现损伤。在休克、外科手术、器官移植、烧伤、冻伤和血栓形成等血液循环障碍时，都会出现缺血再灌注损伤。缺血再灌注损伤的发生机制，目前认为主要是由过量产生的自由基、钙超载、白细胞激活及微循环障碍引起。在缺血性疾病，如心肌梗死、脑卒中、肝肾缺血等的治疗过程中，临床医生们在对缺血组织恢复血液供应和氧气供应的同时，开始注意使用自由基清除剂、抗氧化剂等相应治疗措施来减轻缺血再灌注对机体的损伤，但对于如何防治缺血再灌注损伤及其引起的器官功能障碍，仍是一个难题。

随着医疗手段的不断进步，许多缺血性疾病都能得到及时、有效的治疗，缺血组织血流灌注能够很快恢复，组织损伤得到及时修复。但有时缺血后再灌注，不仅不能使组织、器官功能恢复，反而加重组织、器官的功能障碍和结构损伤。这种在缺血的基础上恢复血流后组织损伤反而加重，甚至发生不可逆性损伤的现象称为缺血再灌注损伤（ischemia-reperfusion injury）。

早在 1955 年，Sewell 报道，在结扎狗冠状动脉后，如突然解除结扎，恢复血流，部分动物立即发生心室颤动而死亡。1960 年，Jennings 第一次提出心肌缺血再灌注损伤的概念，即在心肌缺血恢复血流后，缺血心肌的损伤反而加重。1967 年，Bulkley 和 Hutchins 发现冠脉搭桥血管再通后的患者发生心肌细胞反常性坏死。此后发现几乎所有的器官都可能发生缺血再灌注损伤。在临床中，休克时微循环的疏通、冠状动脉痉挛的缓解、心脑血管栓塞再通、心肺手术体外循环后和心搏骤停后心肺脑复苏、断肢再植、器官移植血供恢复等都可能发生再灌注损伤。

◀知识拓展▶

在对缺血再灌注损伤的实验研究中发现，以无钙溶液灌流离体大鼠心脏 2 min 后再以含钙溶液灌注时，心肌电信号异常，心脏功能、代谢及形态结构发生异常变化，这种现象称为钙反常（calcium paradox）。预先用低氧溶液灌注组织器官或在缺氧条件下培养细胞一定时间后，再恢复正常氧供应，组织及细胞的损伤不仅未能恢复，反而更趋严重，称为氧反常（oxygen paradox）。缺血引起的代谢性酸中毒是细胞功能及代谢紊乱的重要原因，但在再灌注时迅速纠正组织的酸中毒，反而加重细胞损伤，称为 pH 反常（pH paradox）。这些提示了钙、氧和 pH 可能参与再灌注损伤的发生、发展。

第一节 缺血再灌注损伤的原因及影响因素

一、缺血再灌注损伤的原因

缺血再灌注损伤发生的前提是缺血，所以，凡能引起组织器官缺血的因素都可能成为缺血再灌注损伤的原因。

常见的缺血再灌注损伤原因有：

1. 组织器官缺血后恢复血液供应 如休克时微循环的疏通、冠状动脉痉挛的缓解、心搏骤停后心肺脑复苏、断肢再植和器官移植等。

2. 一些新的医疗技术的应用 如动脉搭桥术、经皮腔内冠脉血管成形术（PTCA）、溶栓疗法等。

3. 体外循环下心脏手术 如心脏手术、肺血栓切除术、心肺复苏、脑复苏等。

二、缺血再灌注损伤的影响因素

并不是所有缺血器官在血流恢复后都会发生缺血再灌注损伤，许多因素都可以影响其发生及发展的严重程度，常见的有：

1. 缺血时间 是影响缺血再灌注损伤的首要因素，缺血再灌注损伤与缺血时间具有明显的依赖关系。人体各组织器官对缺血具有一定的耐受时间，缺血时间短，血流恢复后无明显的再灌注损伤。缺血时间长，再灌注时，将缺血期的可逆性损伤进一步加重或转化为不可逆性损伤。若缺血时间过长，缺血器官发生不可逆性损伤，甚至坏死，反而不会出现再灌注损伤。例如，阻断大鼠左冠状动脉 5~10 min，恢复血供后心律失常的发生率很高，但短于 2 min 或长于 20 min 的缺血，心律失常较少发生。另外，不同动物、不同器官发生再灌注损伤所需的缺血时间不同，小动物相对较短，大动物相对较长。

再灌注损伤与缺血时间的依赖关系，提示在缺血过程中组织发生的某些变化，是再灌注损伤发生的基础，再灌注损伤实质上是将缺血期的可逆性损伤在恢复血流后进一步加重或转化为不可逆性损伤。

2. 侧支循环 缺血后侧支循环容易形成者，因缩短缺血时间和减轻缺血程度，不易发生再灌注损伤。

3. 需氧程度 心、脑等需氧量高的器官易发生缺血再灌注损伤。

4. 再灌注的条件 再灌注液的压力、温度、pH 和电解质是影响再灌注损伤发生的重要因素。通过适当降低再灌注液的压力、温度、pH，减少再灌注液的钠、钙离子含量，或增加钾、镁离子含量，可预防或减轻再灌注损伤。

第二节 缺血再灌注损伤的发生机制

缺血再灌注损伤的发生机制尚未完全阐明。目前认为自由基的损伤作用、细胞内钙超载和炎症反应过度激活是缺血再灌注损伤的重要发病环节。

一、自由基的损伤作用

（一）自由基的概念和分类

自由基（free radical）是指外层轨道上含有单个不配对电子的原子、原子团和分子的总称。自由基的外层电子轨道的不配对电子状态使其极易发生氧化或还原反应，特别是其氧化反应很强，可通过强烈的氧化应激反应（oxidative stress）损伤细胞。自由基的种类很多，按不配对电子所在的原子来分类，分为氧自由基、脂质自由基、氮自由基和其他自由基。

1. 氧自由基 由氧诱发的自由基称为氧自由基（oxygen free radical，OFR），即不配对电子位于氧原子上。包括超氧阴离子（O_2^-）和羟自由基（$OH \cdot$）。

氧自由基是生物体中生成最多，与机体的生理、病理过程关系最密切的自由基。氧是生物代谢反应中的终末电子接受体，一分子氧最多可接受四个电子被还原为水，但氧分子的还原不总是一步到位，常常会出现单电子还原、双电子还原或三电子还原，从而生成超氧阴离子（单电子还原）、过氧化氢（双电子还原）及羟自由基（三电子还原），这些氧源性活性基团通过自由基链式反应又生成其他自由基。

过氧化氢（H_2O_2）和单线态氧（$^1O_2$）是活性氧而不是氧自由基，但氧化作用很强，与氧自由基共同组成活性氧（reactive oxygen species，ROS）。

2. 脂质自由基 指氧自由基和多价不饱和脂肪酸作用后生成的中间代谢产物，如烷自由基（$L \cdot$）、烷氧自由基（$LO \cdot$）、烷过氧自由基（$LOO \cdot$）等。

3. 氮自由基 在分子组成上含有氮的一类化学性质非常活泼的物质，也称活性氮（reactive nitrogen species，RNS）。目前对氮自由基的研究主要集中在一氧化氮（NO）和过氧亚硝基阴离子（$ONOO^-$）。NO 是体内的一种信号分子，具有广泛的生理功能，同时也是一种具有保护和损伤双重作用的气体自由基。在单核巨噬细胞中，NO 通过诱导性一氧化氮合酶（iNOS）产生，继而 NO 与超氧阴离子发生反应生成 $ONOO^-$，后者具有强氧化性，能够杀死病原体。$ONOO^-$ 虽不是自由基，但具有很强的细胞毒性，在偏酸条件下极易自发分解生成 NO_2 和 $OH \cdot$。

4. 其他自由基　如氯自由基（$Cl \cdot$）、甲基自由基（$CH_3 \cdot$）等。

（二）自由基的代谢

生理情况下，氧通常是通过细胞色素氧化酶系统接受 4 个电子还原为水，同时产生能量。但也有 1% ~ 2% 的氧接受一个电子生成 O_2^-，O_2^- 被称为"第一代 ROS"，主要产生于线粒体电子传递过程中。O_2^- 接受一个电子生成 H_2O_2，或再接受一个电子生成 $OH \cdot$。O_2^- 与 NO 反应生成 $ONOO^-$，$ONOO^-$ 进一步分解生成 NO_2 和 $OH \cdot$。此外，在血红蛋白、肌红蛋白、儿茶酚胺及黄嘌呤氧化酶等氧化过程中也可产生 O_2^-（图 10-1）。

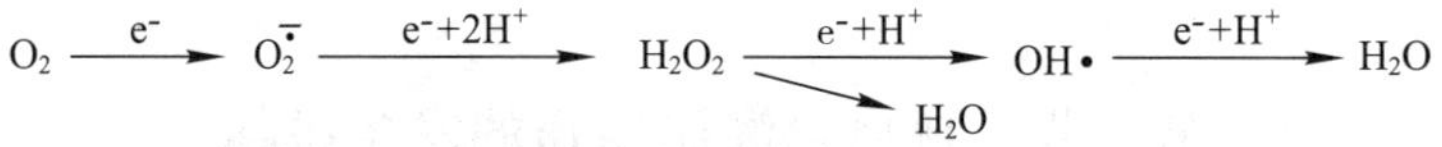

$$O_2 \xrightarrow{e^-} O_2^- \xrightarrow{e^- + 2H^+} H_2O_2 \xrightarrow{e^- + H^+} OH \cdot \xrightarrow{e^- + H^+} H_2O$$
$$\searrow H_2O$$

图 10-1　氧单电子还原过程

细胞代谢本身并不直接生成 $OH \cdot$，机体内的 $OH \cdot$ 基本上都是由 O_2^- 和 H_2O_2 经 Haber-Weiss 反应生成的：$O_2^- + H_2O_2 \rightarrow O_2 + OH \cdot + OH^-$。此反应的速度很慢，但当有 Fe^{2+} 或 Cu^{2+} 存在时，反应速度将极大加快，这种由金属离子催化的反应称为 Fenton 型 Haber-Weiss 反应。$OH \cdot$ 是体内最具损伤性的自由基，O_2^- 和 H_2O_2 对活组织的损伤基本上都是由于经 Fenton 反应生成 $OH \cdot$ 后造成的。

生理情况下，体内存在两大抗氧化防御系统，酶性抗氧化剂和非酶性抗氧化剂可以及时清除自由基（表 10-1），自由基的生成和清除维持动态平衡，所以对机体并无有害影响。病理条件下，由于活性氧产生过多或抗氧化系统活性下降，则可引发氧化应激反应损伤细胞膜，进而使细胞死亡。

表 10-1　体内主要的抗氧化剂

抗氧化剂	主要功能
酶性抗氧化剂	
超氧化物歧化酶（Cu/Zn/Mn-SOD）	催化 O_2^- 的歧化反应
	$2O_2^- + 2H^+ \xrightarrow{SOD} + H_2O_2 + O_2$
过氧化氢酶（CAT）	催化分解 H_2O_2
	$2H_2O_2 \xrightarrow{CAT} 2H_2O + O_2$
谷胱甘肽过氧化物酶（GSH-Px）	清除各种生物大分子的过氧化物
	$H_2O_2 + 2GSH \xrightarrow{GSH-Px} 2H_2O + GSSG$
谷胱甘肽转硫酶（GST）	具有清除有机氢过氧化物和解毒等多种功能
铜蓝蛋白（ceruloplasmin）	防止 Fenton 反应发生，抑制了 $OH \cdot$ 的生成
非酶性抗氧化剂	

抗氧化剂	主要功能
泛素	电子传递体系的氧化还原剂
维生素 E	脂质过氧化反应的阻断剂
维生素 A（β- 胡萝卜素）	$^1O_2$ 的有效清除剂，与维生素 E 有协同作用
维生素 C	直接抗氧化和作为维生素 E 的辅助因子

（三）缺血再灌注时自由基增多的机制

1. 黄嘌呤氧化酶形成增多 黄嘌呤氧化酶（xanthine oxidase，XO）的前身是黄嘌呤脱氢酶（xanthine dehydrogenase，XD），XD 转化成 XO 的过程是 Ca^{2+} 依赖过程。这两种酶主要存在于毛细血管内皮细胞内，生理情况下，以 10% XO、90% XD 的形式存在。组织缺血时，一方面细胞内 ATP 代谢为次黄嘌呤，缺血组织内次黄嘌呤大量堆积；同时由于 ATP 减少，膜钙 ATP 酶功能障碍，细胞内 Ca^{2+} 增多，激活 Ca^{2+} 依赖性蛋白水解酶使 XD 大量转化为 XO。再灌注时，大量氧分子随血液进入缺血组织，黄嘌呤氧化酶在催化次黄嘌呤转变为黄嘌呤，并进而催化黄嘌呤转变为尿酸的两步反应中，都同时以分子氧为电子接受体，产生大量 O_2^- 和 H_2O_2，通过 Fenton 反应生成更为活跃的 OH·。因此，缺血导致的次黄嘌呤大量堆积，黄嘌呤氧化酶形成增多，再灌注时氧分子大量进入缺血组织是自由基产生的主要途径（图 10-2）。

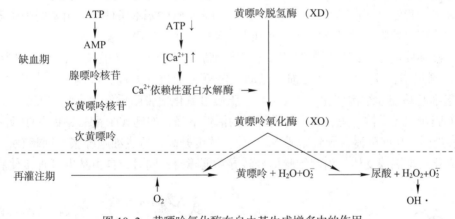

图 10-2 黄嘌呤氧化酶在自由基生成增多中的作用

2. 白细胞呼吸爆发 缺血、再灌注过程引发大量炎症介质释放，补体系统激活，使中性粒细胞、嗜酸性粒细胞、单核细胞、巨噬细胞等向缺血组织趋化、浸润，激活了细胞内 NADPH/NADH 氧化酶系统，催化氧分子，特别是再灌注时涌入的大量氧分子，接受电子形成氧自由基，造成组织损伤（图 10-3）。白细胞吞噬时耗氧量显著增加，产生大量氧自由基的现象，称为呼吸爆发（respiratory burst）或氧爆发（oxygen burst）。

近年来研究发现血管内皮细胞和平滑肌细胞也拥有 NADPH/NADH 氧化酶系统，其在缺血再灌注损伤过程中的作用仍在探索中。

$$NADPH + 2O_2 \xrightarrow{\text{NADPH 氧化酶}} 2O_2^- + NADP^+ + H^+$$

$$NADH + 2O_2 \xrightarrow{\text{NADH 氧化酶}} 2O_2^- + NAD^+ + H^+$$

图 10-3 NADPH 氧化酶和 NADH 氧化酶催化氧自由基生成

3. 线粒体功能受损 线粒体电子传递链受损是自由基的主要来源之一。缺血时细胞内 ATP 减少，Ca^{2+} 进入线粒体增多，线粒体氧化磷酸化功能障碍，细胞色素氧化酶系统功能失调，电子传递链受损，以致进入细胞内的氧经单电子还原而形成的氧自由基增多，超出了抗氧化系统的清除能力。同时，Ca^{2+} 进入线粒体内使 Mn-SOD 对 O_2^- 的清除能力降低，进而使自由基的产生和清除平衡失调，自由基增多。

4. 儿茶酚胺增加和氧化 在各种应激反应包括缺血、缺氧条件下，交感 - 肾上腺髓质系统兴奋，体内儿茶酚胺增多，儿茶酚胺在发挥代偿作用的同时，本身在单胺氧化酶催化下自氧化产生大量自由基，如肾上腺素代谢过程中有 O_2^- 产生，参与缺血再灌注损伤。

5. 体内清除活性氧的能力下降 缺氧导致细胞中抗氧化酶活性降低，氧自由基清除减少，也是自由基增多的原因之一。

（四）自由基引起缺血再灌注损伤的机制

自由基的化学性质活泼，一旦生成，即可经其中间代谢产物不断扩展生成新的自由基，形成连锁反应。自由基可以和膜磷脂、蛋白质、核酸等多种细胞成分发生反应，引起细胞的结构损伤和功能代谢障碍。

1. 膜脂质过氧化（lipid peroxidation） 引起膜损伤是自由基损伤细胞的早期表现。膜脂质微环境的稳定是保证膜结构完整和膜蛋白功能正常的基本条件。自由基同膜脂质不饱和脂肪酸作用引发脂质过氧化反应，使膜结构受损、功能障碍。表现为：

（1）破坏膜的正常结构：膜脂质过氧化使细胞膜不饱和脂肪酸减少，不饱和脂肪酸 / 蛋白质比例失调，膜的完整性受损、流动性降低及通透性升高，细胞外 Ca^{2+} 内流增加，从而引起细胞功能和结构变化（图 10-4）。脂质过氧化使膜脂质发生交联、聚合，使存在于其间的膜蛋白（受体、酶、离子通道等）的活性下降，如钙 ATP 酶、钠钾 ATP 酶及 Na^+/Ca^{2+} 交换蛋白等功能障碍，导致胞质 Na^+、Ca^{2+} 浓度升高，造成细胞肿胀、钙超载；另外，脂质过氧化可抑制膜受体，引起细胞信号转导功能障碍；同时，自由基也可直接使膜蛋白

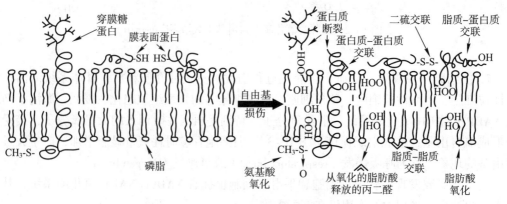

图 10-4 自由基对生物膜的损伤作用

变性失活。

（2）促进自由基及其他生物活性物质生成：膜脂质过氧化可激活磷脂酶 C、磷脂酶 D，进一步分解膜磷脂，催化花生四烯酸代谢反应，在增加自由基生成和增强脂质过氧化的同时，形成多种生物活性物质如前列腺素、血栓素、白三烯等，促进再灌注损伤发生。

（3）减少 ATP 生成：线粒体膜脂质过氧化导致线粒体膜结构受损，功能抑制，ATP 生成减少，细胞能量代谢障碍加重。

2. 蛋白质功能抑制　自由基与蛋白质多肽链上的巯基、氨基酸残基发生氧化反应，引起蛋白质变性、降解，使蛋白质丧失原有结构和功能。自由基与巯基、氨基酸残基的反应，不但破坏蛋白质的活性中心，而且引起肽链的交联、断裂。蛋白质一级结构的破坏、交联进一步引起二级、三级结构的破坏，疏水结构暴露，分子间发生非共价键聚合、蛋白质变性。同时，二级、三级结构的破坏使蛋白质易遭受水解酶的降解，进一步引起蛋白质的破坏。

3. 破坏核酸和染色体　造成 DNA 损伤的主要自由基是 OH·，OH· 易与脱氧核糖核酸及碱基发生反应，引起核酸碱基改变或 DNA 断裂，染色体畸变。

自由基除直接造成细胞多种结构物质氧化外，还可通过改变细胞功能引起组织损伤。例如，受到自由基损伤的组织细胞释放大量趋化因子和炎症介质可促进白细胞聚集、激活，加重再灌注损伤；O_2^- 可通过催化 NO 生成 $ONOO^-$，减少 NO，影响血管舒缩反应；自由基可促进组织因子的生成和释放，加重 DIC 等。

再灌注使自由基生成增多，自由基生成增多加重细胞损伤，两者互相影响，促进再灌注损伤的发生、发展。故自由基是缺血再灌注损伤极为重要的发病因素和环节。

二、钙超载

正常时细胞外 Ca^{2+} 浓度高出细胞内约万倍，这种细胞内外 Ca^{2+} 浓度差的维持是由于：①细胞膜对 Ca^{2+} 的低通透性；②细胞内 Ca^{2+} 与特殊配基形成可逆性复合物；③细胞膜钙 ATP 酶和 Na^+–Ca^{2+} 交换，将胞质 Ca^{2+} 转运到细胞外；④肌质网和线粒体膜上的钙 ATP 酶和 Na^+–Ca^{2+} 交换，将胞质 Ca^{2+} 贮存到细胞器内等。再灌注损伤发生时，再灌注区细胞内 Ca^{2+} 浓度迅速升高，而且 Ca^{2+} 浓度升高的程度往往与细胞损伤的程度呈正相关。各种原因引起的细胞内 Ca^{2+} 含量异常增多，并导致细胞结构损伤和功能代谢障碍的现象，称为钙超载（calcium overload）。

（一）缺血再灌注时钙超载的发生机制

细胞内钙超载主要发生在再灌注期，主要原因是钙内流增加，而不是钙外流减少。再灌注时钙超载的发生机制尚未完全阐明，可能与下列因素有关：

1. 生物膜损伤　细胞和细胞器的膜性结构是维持膜内外离子平衡的重要结构。生物膜损伤可使其通透性增强，细胞外 Ca^{2+} 顺浓度差进入细胞，或使细胞内 Ca^{2+} 分布异常，加重细胞功能紊乱和结构破坏。

（1）细胞膜损伤：①缺血可造成细胞膜正常结构的破坏；②再灌注时生成的大量自由基引发细胞膜的脂质过氧化反应，进一步加重膜结构的破坏；③细胞内 Ca^{2+} 增加又可激活磷脂酶，使膜磷脂降解，细胞膜通透性进一步增高。

（2）线粒体膜损伤：正常时线粒体内 Ca^{2+} 含量为胞质的 500 倍，因此将线粒体称为细胞的"钙库"。缺血再灌注线粒体膜损伤导致钙超载的机制是：①由于细胞膜损伤，膜功能障碍，Ca^{2+} 内流增多，大量钙盐沉积于线粒体，可造成呼吸链中断、氧化磷酸化障碍，ATP 合成减少，耗能离子泵功能抑制；②缺血再灌注使线粒体呼吸链酶类活性降低，产生单电子还原而生成自由基及活性氧物质，进一步损伤线粒体膜；③自由基的损伤及膜磷脂的降解可使线粒体膜受损，抑制氧化磷酸化，使 ATP 生成进一步减少，又加重膜损伤，线粒体内的钙释放入胞质，引起钙超载。

（3）内质网损伤：内质网钙摄取是依赖水解 ATP 的主动转运过程。自由基的作用及膜磷脂的降解可造成内质网膜损伤，使其钙 ATP 酶功能障碍，对 Ca^{2+} 摄取减少，引起胞质 Ca^{2+} 浓度升高。

2. Na^+–Ca^{2+} 交换异常　Na^+/Ca^{2+} 交换蛋白反向转运是缺血再灌注损伤时 Ca^{2+} 进入细胞的主要途径。Na^+/Ca^{2+} 交换蛋白（Na^+/Ca^{2+} exchanger）是一种非 ATP 依赖的双向转运蛋白，在跨膜 Na^+、Ca^{2+} 浓度梯度和膜电位驱动下对细胞内外 Na^+、Ca^{2+} 进行双向转运，交换比例为 3 Na^+：1 Ca^{2+}。生理情况下，Na^+/Ca^{2+} 交换蛋白以正向转运的方式将细胞内 Ca^{2+} 转移至细胞外，与肌浆网和细胞膜钙 ATP 酶共同维持细胞内静息状态时的低钙浓度。病理情况下，如细胞内 Na^+ 浓度明显升高或膜正电位等，Na^+/Ca^{2+} 交换蛋白则以反向转运的方式将细胞内 Na^+ 排出，细胞外 Ca^{2+} 进入细胞。

（1）细胞内高 Na^+ 对 Na^+/Ca^{2+} 交换蛋白的直接激活：缺血时，ATP 合成减少，无氧酵解引起的酸中毒及再灌注时自由基的损伤，均可导致钠钾 ATP 酶活性降低，细胞内 Na^+ 含量明显升高。再灌注时缺血细胞重新获得氧及营养物质供应，细胞内高 Na^+ 除激活钠钾 ATP 酶外，还迅速激活 Na^+/Ca^{2+} 交换蛋白，以反向转运的方式加速 Na^+ 向细胞外转运，同时将大量 Ca^{2+} 运入胞质，从而导致细胞内钙超载。

（2）细胞内高 H^+ 对 Na^+/Ca^{2+} 交换蛋白的间接激活：缺血时，组织间液和细胞内发生酸中毒，pH 降低。再灌注时，组织间液 H^+ 浓度迅速下降，而细胞内 H^+ 浓度仍然很高，细胞内外形成显著的 pH 梯度差，由此激活 H^+–Na^+ 交换增强，使细胞内 Na^+ 增加，进而激活 Na^+/Ca^{2+} 交换蛋白发生反向转运，造成细胞内钙超载。

（3）蛋白激酶 C（PKC）活化对 Na^+/Ca^{2+} 交换蛋白的间接激活：组织缺血、再灌注时，内源性儿茶酚胺释放增加，一方面作用于 α 肾上腺素受体，激活 G 蛋白 – 磷脂酶 C（PLC）介导的细胞信号转导通路，促进磷脂酰肌醇（PIP_2）分解，产生三磷酸肌醇（IP_3）和二酰甘油（DG）。其中 IP_3 促进内质网 / 肌质网上钙通道开放，使细胞内钙库释放钙；DG 经激活 PKC 促进 H^+–Na^+ 交换，进而增加 Na^+–Ca^{2+} 交换，促进细胞外 Ca^{2+} 内流，共同使细胞内 Ca^{2+} 浓度升高。另一方面，儿茶酚胺作用于 β 肾上腺素受体，通过激活受体门控性钙通道和 L 型电压门控性钙通道的开放，促进细胞外 Ca^{2+} 内流，进一步加重钙超载（图 10–5）。

在缺血期细胞内 Ca^{2+} 开始升高，再灌注时又通过上述机制，即可加重细胞 Ca^{2+} 转运障碍，又随血流运送来大量 Ca^{2+}，使细胞内 Ca^{2+} 增多，最终导致钙超载。

（二）钙超载引起缺血再灌注损伤的机制

钙超载引起缺血再灌注损伤的机制目前尚未完全阐明，可能与以下因素有关（图 10–5）。

1. 促进自由基生成　细胞内 Ca^{2+} 浓度升高可增强 Ca^{2+} 依赖性蛋白水解酶活性，促进黄嘌呤脱氢酶转变为黄嘌呤氧化酶，使自由基生成增多，因而在缺血再灌注损伤过程中，自由基生成增多与钙超载两者互为因果，互相加重。

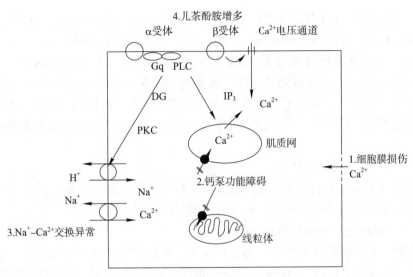

图 10-5　细胞内钙超载的发生机制

2. 线粒体功能障碍　线粒体功能障碍既是钙超载的原因也是钙超载的结果。聚集在细胞内的 Ca^{2+} 在被线粒体摄取过程中消耗大量 ATP，同时进入线粒体的 Ca^{2+} 与含磷酸根的化合物结合，形成不溶性磷酸钙，干扰线粒体的氧化磷酸化，从而加重细胞能量代谢障碍，ATP 生成减少。

3. 激活其他酶的活性　细胞内有很多酶是 Ca^{2+} 激活酶，细胞内 Ca^{2+} 浓度升高，可激活多种酶的活性：①激活某些 ATP 水解酶，加速 ATP 的水解，使 ATP 减少，同时释放大量 H^+，加重细胞内酸中毒；②激活磷脂酶类，促使膜磷脂降解，造成细胞膜及细胞器膜结构受损。此外，膜磷脂降解产物花生四烯酸、溶血磷脂等增多，亦可加重细胞功能障碍；③激活蛋白酶，促进细胞膜和结构蛋白的分解；④激活核酸内切酶，促进核酸分解，染色体的损伤，引发细胞凋亡。

4. 引起心律失常　心肌细胞内钙超载，通过 Na^+-Ca^{2+} 交换形成一过性内向电子流，这种暂时性内向电流是引起再灌注性心律失常的主要因素。此外，心肌细胞内钙超载还可引起心肌纤维过度收缩，心肌细胞损伤。

总之，钙超载既是缺血再灌注损伤发生的机制，又是缺血再灌注损伤的结果，也是导致细胞死亡的主要病理过程。

三、炎症反应过度激活

近年的研究表明，缺血再灌注损伤过程中白细胞（主要是中性粒细胞）明显增加，白细胞聚集、激活介导的微循环障碍及细胞损伤在缺血再灌注损伤的发生中起重要作用。

（一）缺血再灌注损伤时白细胞增多的机制

1. 趋化因子生成增多　缺血组织损伤后，细胞膜磷脂降解，花生四烯酸代谢产物增多，如白三烯（LT）、血小板活化因子、补体及激肽等，具有很强的趋化作用，能吸引大量白细胞进入缺血组织或黏附于血管内皮。同时，激活的白细胞和血管内皮细胞本身也可释放许多具有趋化作用的炎性介质，如 LTB_4 等，使缺血组织微循环中白细胞进一步增加。

2. 黏附分子生成增多　缺血再灌注损伤过程中生成的大量炎症介质、趋化因子，激活白细胞、血小板和血管内皮细胞对多种黏附分子（adhesion molecule）的表达增强，如整合素（integrin）、选择素（selectin）、细胞间黏附分子（intercellular adhesion molecule，ICAM）、血小板内皮细胞黏附分子（platelet-endothelial cell adhesion molecules，PECAMs）等，促进白细胞与血管内皮细胞之间的广泛黏附、聚集。而激活的中性粒细胞又可释放 TNF-α、IL-1、IL-6 等细胞因子，导致血管内皮细胞和中性粒细胞表面的黏附分子暴露，两者的亲和力增强，促使中性粒细胞穿过血管壁趋化游走，使白细胞在缺血再灌注组织中浸润增多。

（二）白细胞介导的细胞损伤

激活的白细胞和血管内皮细胞可释放大量的致炎物质，如自由基、蛋白酶、溶酶体酶等，不但改变了自身的结构和功能，而且造成周围组织细胞损伤。

（三）白细胞介导的微循环障碍

研究发现，在去除缺血原因后，部分缺血区并不能得到充分的血液灌流，这种现象称为无复流现象（no-reflow phenomenon）。缺血再灌注时中性粒细胞激活及其致炎细胞因子的释放是无复流现象的病理生理学基础。无复流现象是缺血再灌注损伤中微循环障碍的主要表现，可见于心肌、脑、肾、骨骼肌等再灌注过程中。

1. 微血管内血液流变学改变 生理情况下，血管内皮细胞与中性粒细胞的相互排斥作用，是保证微血管血液灌流的重要条件。与红细胞相比，白细胞体积大，变形能力弱。缺血再灌注过程中，增多、激活的白细胞在黏附分子参与下容易黏附在血管内皮细胞上，而且不易分离，极易嵌顿、堵塞微循环血管。此外，组织水肿、内皮损伤、血小板栓子和微血栓形成等，更易形成无复流。

2. 微血管结构损伤 激活的白细胞和血管内皮细胞可释放大量的致炎物质，如自由基、蛋白酶、溶酶体酶等，引起自身膜结构、结构蛋白降解等，甚至细胞死亡，从而导致微血管结构损伤。

（1）微血管口径狭窄：缺血再灌注时，细胞内 Na^+、Ca^{2+} 等的浓度升高引起细胞内渗透压升高，细胞膜结构损伤等共同导致血管内皮细胞肿胀，微血管口径变窄。同时大量缩血管物质释放，血管收缩进一步加重管腔狭窄，有利于血栓形成和血管阻塞。

（2）微血管通透性增高：微血管结构损伤，使其通透性增高，能引发组织水肿，又可导致血液浓缩，有助于形成无复流。

3. 血管舒缩功能失调 微血管的收缩和舒张平衡是维持正常微循环灌注的基础，它依赖于微血管的缩扩血管物质的调控。缺血再灌注时，激活的白细胞和血管内皮细胞可释放大量的缩血管物质，如内皮素、血管紧张素Ⅱ、血栓素 A_2（TXA_2）等，而扩血管物质如 NO、前列环素（PGI_2）合成与释放减少。PGI_2 主要由血管内皮细胞生成，除了有很强的扩血管作用外，还能抑制血小板的黏附、聚集。TXA_2 主要由血小板生成，不仅是一个很强的缩血管物质，而且是一种引起血小板黏附、聚集的因子，因此是一个很强的致血栓形成的物质。缺血缺氧时，一方面因血管内皮细胞受损而导致 PGI_2 生成减少，另一方面在儿茶酚胺等因素刺激下，血小板释放 TXA_2 增多，PGI_2 和 TXA_2 调节失衡，因而引发强烈的血管收缩和血小板聚集并进一步释放 TXA_2，从而促使血栓形成和血管堵塞，有助于无复流现象的发生。

综上所述，缺血再灌注损伤的发生机制，主要是自由基生成增多、细胞内钙超载、白细胞激活和微循环障碍的共同作用。自由基生成增多是各种损伤的启动因素，细胞内钙超载是细胞不可逆性损伤的共同通路，白细胞激活和微循环障碍是缺血再灌注损伤引起各脏器功能障碍的关键因素。

第三节　缺血再灌注损伤时机体的功能、代谢变化

缺血再灌注损伤表现为再灌注组织器官的代谢紊乱、功能障碍及结构损伤的变化。而损伤的程度因缺血程度、再灌注条件及组织器官的不同而异。机体内许多脏器，如心、脑、肾、肝、肺、胃肠道、骨骼肌等都可发生缺血再灌注损伤，最常见的缺血再灌注损伤组织器官是心脏，对心肌缺血再灌注损伤的研究也最多。

一、心肌缺血再灌注损伤的变化

缺血再灌注损伤时，心肌功能、代谢和结构均发生明显变化。

（一）心肌功能变化

1. 心肌舒缩功能降低　主要表现为心肌顿抑（myocardial stunning）。临床发现，恢复缺血心肌供血后，在一段时间内再灌注心肌处于低功能状态，经过数小时或数天后可恢复正常功能，具体表现在心室舒张末期压力（ventricular end diastolic pressure，VEDP）增大，心室收缩峰压（ventricular peak systolic pressure，VPSP）降低，心室内压最大变化速率 $\left[\pm\left(\mathrm{d}P/\mathrm{d}t\right)_{\max}\right]$ 降低。这种缺血心肌在恢复血液灌流后一段时间内出现可逆性收缩舒张功能降低的现象，称为心肌顿抑。心肌顿抑是心肌缺血再灌注损伤的主要表现形式之一，其主要的发生机制是自由基生成增多、细胞内钙超载及炎症反应过度激活。

2. 再灌注性心律失常　缺血心肌再灌注过程中出现的心律失常，称为再灌注性心律失常（reperfusion arrhythmia）。其发生率高，以室性心律失常多见，如室性心动过速和心室颤动等。影响其发生的因素有：

（1）再灌注区有可逆性功能损伤的心肌细胞存在：这种心肌细胞数量与心律失常发生率呈正相关，存在越多，心律失常发生率就越高。

（2）缺血时间的长短决定再灌注性心律失常的发生率：缺血时间过长或过短，其发生率很低。实验证明，犬冠状动脉阻断后 15～45 min 再灌注，心律失常的发生率最高。

（3）缺血心肌的数量、缺血程度及再灌注恢复的速度：缺血心肌的数量多、缺血程度重、再灌注恢复快，心律失常的发生率就高。

再灌注性心律失常的发生机制尚未阐明，目前认为，缺血再灌注过程中自由基等导致的心肌细胞膜结构损伤、ATP 生成减少导致的 ATP 依赖离子泵功能障碍、心肌细胞内钙超载、酸中毒等共同因素，是引发心肌细胞膜内外离子转运失控，心肌电生理特性异常，再灌注性心律失常的主要原因。

心肌电生理特性异常表现为：①再灌注区心肌细胞之间动作电位时程的不均一性，为折返性心律失常的发生提供了电生理基础。研究发现，再灌注的最初 30 s，缺血区和正常区心肌动作电位的恢复有明显不同，即使是同位于缺血区的心肌细胞彼此的动作电位的时程也不同。②再灌注区心肌细胞动作电位后延迟后除极，可触发多种心律失常。再灌注时，Na^+–Ca^{2+} 交换异常，形成一过性内向电流，产生心肌细胞动作电位后延迟后除极，它

是再灌注诱发心律失常的主要原因之一。

另外，缺血再灌注时，大量儿茶酚胺释放，提高了心肌细胞的自律性，进一步促进再灌注性心律失常的发生。近年来研究证明，再灌注性心律失常与体内 NO 水平下降也有一定关系。

（二）心肌能量代谢变化

缺血时，心肌细胞 ATP、磷酸肌酸含量迅速降低。如果缺血时间短、程度轻，再灌注时心肌获得氧后，ATP 含量可较快恢复正常。若缺血时间长、程度重，再灌注后因自由基、钙超载等对线粒体的损伤，ATP 含量不仅不恢复，反而可能进一步降低。

（三）心肌超微结构变化

再灌注损伤心肌的超微结构变化与单纯缺血心肌的变化性质基本相同，但再灌注损伤程度更为严重。损伤主要表现为基底膜部分缺损，质膜破坏，肌原纤维结构破坏（出现严重收缩带、肌丝断裂、溶解），线粒体损伤（极度肿胀、嵴断裂、溶解，空泡形成、基质内致密物增多）等，表明再灌注引起了快速的结构破坏过程，既破坏膜磷脂，也破坏蛋白质大分子和肌原纤维。严重的损伤最终导致心肌细胞不可逆性损伤，出现心肌出血、坏死。

二、脑缺血再灌注损伤的变化

脑是对缺氧最敏感、耐受能力最差的器官，也是容易发生缺血再灌注损伤的器官之一。

脑缺血再灌注损伤最明显的组织学变化是脑水肿和脑细胞坏死。其发生是由于缺血再灌注时大量脂质过氧化物在脑组织中生成，使脑细胞膜结构破坏和钠钾 ATP 酶功能障碍的结果。脑的能量储备低，它的活动主要依靠葡萄糖有氧氧化提供能量。缺血时，脑组织 ATP 含量迅速减少，膜上 ATP 依赖的离子泵功能障碍，细胞内高 Na^+、高 Ca^{2+} 等促使脑水肿发生。脑组织富含磷脂，再灌注后自由基大量生成，在脑组织内发生较强的脂质过氧化反应，使膜结构破坏，线粒体功能障碍，细胞骨架破坏，细胞坏死。

实验研究证明，缺血再灌注可使脑组织内神经递质性氨基酸代谢发生明显变化，即兴奋性氨基酸（谷氨酸和天冬氨酸）随缺血再灌注时间延长而逐渐降低，抑制性氨基酸（丙氨酸、γ- 氨基丁酸、牛磺酸和甘氨酸）在缺血再灌注早期明显升高。缺血再灌注时间越长，兴奋性氨基酸含量越低，脑组织超微结构改变也越严重。

三、肺缺血再灌注损伤的变化

肺缺血再灌注期间，光镜下可见：肺不张伴不同程度肺气肿、肺间质增宽、水肿，炎症细胞浸润，肺泡内较多红细胞渗出。电镜下观察到：肺内毛细血管内皮细胞肿胀，核染色质聚集并靠核膜周边分布，胞核固缩倾向，核间隙增大；Ⅰ型肺泡上皮细胞内吞饮小泡较少；Ⅱ型肺泡上皮细胞表面微绒毛减少，线粒体肿胀，板层小体稀少，出现较多空泡；肺泡间质水肿，肺泡隔及毛细血管内皮细胞炎症细胞附壁，以中性粒细胞为主。而黄嘌呤氧化酶产生的氧自由基，是引起肺缺血再灌注损伤的主要介质；内皮细胞收缩，肺微血管通透性增加，引起细胞渗出、水肿。

四、肠缺血再灌注损伤的变化

多种情况可以导致肠缺血，如应激、休克等病理过程中，机体自身代偿时的血液重新分布。肠缺血时，毛细血管壁通透性增高，形成间质水肿。再灌注时，肠壁毛细血管壁通透性更加升高，肠黏膜损伤加重，并出现广泛上皮和绒毛分离，上皮坏死，固有层破损，肠壁出血及溃疡形成。同时，肠腔大量有毒物质，如内毒素、氨、硫醇等，经肠壁吸收增多。

五、肾缺血再灌注损伤的变化

肾缺血再灌注损伤多发生于肾移植及大量失血，如休克。肾缺血再灌注时，血清肌酐浓度明显升高，表明肾功能严重受损。再灌注时肾组织损伤较单纯缺血加重，表现为肾小管上皮细胞线粒体高度肿胀、变性、嵴减少，排列紊乱，甚至崩解，空泡形成等，再灌注激活 TNF 转录因子，TNF 和受体结合可激活 NF-κB，后者上调 TNF 和其他致炎因子表达，形成炎症反应级联反应。由于 TNF 能诱导肾细胞凋亡，引起肾小球纤维蛋白沉积、细胞浸润和血管收缩，导致肾小球滤过率降低。

六、肝缺血再灌注损伤的变化

肝缺血再灌注损伤多发生于休克、肝胆外科手术中肝蒂血流的阻断，如肝移植、肝分叶切除等。肝缺血再灌注时，血清丙氨酸氨基转移酶、天冬氨酸氨基转移酶及乳酸脱氢酶活性明显升高，表明肝功能严重受损。再灌注时肝组织损伤较单纯缺血加重，表现为：光镜下，肝细胞肿胀、脂肪变性、空泡变性及点状坏死。电镜下，线粒体高度肿胀、变性、嵴减少，排列紊乱，甚至崩解、空泡形成等；内质网明显扩张；毛细胆管内微绒毛稀少等。

七、骨骼肌缺血再灌注损伤的变化

临床上多种情况，如创伤、动脉栓塞、动脉移植、断肢再植、筋膜间隙综合征、应用止血带时间过长等，都可以发生骨骼肌缺血再灌注损伤。一般认为，在缺血再灌注过程中，自由基生成增多，脂质过氧化增强；钙超载造成骨骼肌细胞过度收缩，肌丝断裂；骨骼肌微血管损伤和微循环障碍，共同造成骨骼肌的收缩舒张功能障碍。

广泛的缺血再灌注损伤还可以引起多器官功能障碍综合征。

第四节　缺血再灌注损伤防治的病理生理基础

缺血再灌注损伤的发生机制尚未完全阐明，对其防治措施尚处于实验研究和临床实验观察阶段。目前认为，缺血再灌注损伤的防治应从以下几方面着手：

1. 消除缺血原因　尽早恢复血流是预防缺血再灌注损伤的关键措施。缺血是再灌注损伤的前提，缺血时间是决定再灌注损伤发生的关键因素。针对缺血原因，采取有效措施，尽可能在再灌注损伤多发的缺血时间以前恢复血流，减轻缺血性损伤，避免严重的再灌注损伤。

2. 控制再灌注条件　实验与临床证实，采用适当低压、低流、低温、低 pH、低钙、低钠液灌注，可减轻再灌注损伤。低压、低流灌注可避免缺血组织中氧和液体量急剧增高而产生大量自由基及组织水肿；适当低温灌注有助于降低缺血组织代谢率，减少耗氧量和代谢产物的堆积；低 pH 液灌注可减轻细胞内液碱化，抑制磷脂酶和蛋白酶对细胞的分解，降低 Na^+-Ca^{2+} 交换的过度激活；低钙液灌注可减轻因钙超载所致的细胞损伤；低钠液灌注有利于细胞肿胀的减轻。

3. 改善缺血组织的能量代谢　目前认为能量代谢障碍，ATP 缺乏是再灌注损伤发生的基础之一。因而，补充糖酵解底物如磷酸己糖，外源性 ATP；应用氢醌、细胞色素等进行治疗，延长缺血组织的可逆性改变期限。同时，纠正酸中毒也是改善缺血组织代谢、减轻再灌注损伤的重要措施之一。

4. 应用抗自由基细胞保护剂　自由基损伤是再灌注损伤的重要发病环节，自由基主要产生在再灌注的早期，因此，可以在再灌注前或即刻给予抗自由基制剂，如 SOD、CAT、GSH-PX、维生素 E、维生素 A、维生素 C 等。另外，一些中药制剂也可通过降低体内自由基水平，对缺血再灌注损伤发挥较好的防治作用。

5. 减轻钙超载　实验证明，在再灌注前或即刻使用钙通道阻滞剂，可减轻再灌注时细胞内钙超载和维持细胞的钙稳态，降低心律失常的发生率。近年来研究证明，使用 Na^+-H^+ 交换蛋白和 Na^+-Ca^{2+} 交换蛋白抑制剂可以有效地防止钙超载的发生。

6. 减少中性粒细胞浸润和改善微循环功能　采用中性粒细胞抗血清或抗中性粒细胞代谢药羟基脲可明显缩小缺血再灌注后心肌梗死面积。进一步研究表明，非甾体抗炎药物、脂氧化酶和环氧化酶抑制剂、前列环素及抑制中性粒细胞黏附的单克隆抗体均有改善微循环障碍，减轻缺血再灌注损伤的作用。

◀知识拓展▶

缺血再灌注可以造成严重的组织损伤，因而人们推测，反复短暂的缺血再灌注会造成累积性损伤。然而，在研究中发现，反复短暂的缺血和再灌注所引起的心肌 ATP 消耗不比单次短暂缺血更多，并且没有引起细胞坏死。1986 年，Murry 提出了缺血预处理（ischemic preconditioning）的概念，认为一次或多次短暂的缺血可以增强组织对随后长时间缺血的耐受性。

大量的研究表明，心肌缺血预处理能显著减轻随后的缺血再灌注损伤，主要体现在以下三个方面：①改善心脏功能，缺血预处理可以减轻再灌注后的心脏功能下降；②缩小梗死面积；③降低再灌注心律失常的发生率。研究表明，缺血预处理的保护效应普遍存在，在哺乳动物中广泛存在，具有器官普遍性。除短暂缺血外，一些其他损伤刺激、生物介质、药物也可诱发。缺血预处理的保护机制尚未完全阐明，可能与其能诱导细胞内源性保护介质（如腺苷、缓激肽等）和保护蛋白（如热休克蛋白、自由基清除剂等）产生，激活细胞膜相应受体、离子通道及信号分子通道等有关。

缺血预处理作为一种内源性保护现象，对于心脑血管疾病防治和器官移植等具有重要意义，但其要求在缺血前实施，临床应用受到很大限制。

近年来，有人尝试在心肌缺血后，再灌注前，采用反复、短暂的再灌注处理，称为缺血后处理（ischemic postconditioning）。缺血后处理与缺血预处理具有类似的减轻随后的缺血再灌注损伤的作用，但作用机制尚不清楚。

✎ 本 章 小 结

缺血再灌注损伤是指在缺血的基础上，恢复血流后组织损伤反而加重，甚至发生不可逆性损伤的现象。缺血再灌注损伤的发生取决于缺血时间长短，组织器官的结构、功能、代谢特点，再灌注条件等因素。常发生在心、脑、肺、肠、肾、肝、骨骼肌等组织器官。缺血再灌注损伤的发生机制主要是自由基产生增多、细胞内钙超载、白细胞激活和微循环障碍等共同作用的结果。能量代谢障碍是缺血再灌注损伤的基础；自由基生成过多是其重要的启动因素；细胞内钙超载既是缺血再灌注损伤的机制，又是缺血再灌注损伤的结果；白细胞激活和微循环障碍是缺血再灌注损伤引起各脏器功能障碍的关键因素。缺血再灌注损伤的防治应从减轻缺血性损伤、控制再灌注条件、改善缺血组织能量代谢、清除自由基、减轻钙超载、减少白细胞浸润和改善微循环等方面入手。

复习思考题

1. 临床哪些情况可能出现缺血再灌注损伤？
2. 影响缺血再灌注损伤的因素有哪些？
3. 试分析能量代谢障碍在缺血再灌注损伤发生中的作用。
4. 试述线粒体损伤在缺血再灌注损伤发生中的作用。
5. 为什么说氧自由基产生过多和细胞内钙超载互为因果关系？
6. 试分析白细胞在发生缺血再灌注损伤中的作用。
7. 哪些脏器容易发生缺血再灌注损伤？为什么？
8. 试述缺血再灌注时通过黄嘌呤氧化酶途径引起氧自由基增多的机制。
9. 心肌缺血再灌注损伤的表现是什么？
10. 脏器的缺血再灌注损伤除了自身的损伤外，对其他脏器是否产生影响？

（王方岩）

数字课程学习

⬇教学 PPT　　▶️微视频　　✎自测题

第十一章

休　克

学习目标

　　掌握休克的概念，休克各期微循环变化及其发生机制，休克代偿期微循环变化的代偿意义，休克时细胞代谢变化及器官功能障碍的发生机制；熟悉休克的病因及分类；了解休克防治的病理生理基础。

核心概念

　　休克　自身输血　自身输液　休克肺　休克肾

引言

　　休克是临床常见的危重病症，涉及医学各个学科，一直受到医学界的重视。不同类型的休克，其发展过程有所差异，但临床表现有一些共同的特点。本章以失血性休克为例，阐述休克的发展过程和发病机制。本章介绍的主要内容包括休克的常见原因和分类方法，失血性休克各期微循环变化及其发生机制，休克时细胞代谢变化及器官功能障碍的发生机制，以及休克防治的病理生理基础等。

第一节　概　　述

　　休克（shock）一词源于希腊文，原意为打击、震荡。自 1737 年法国医师 Le Dran 首次将休克一词用于描述患者因创伤引起的危重临床状态以来，对休克的认识和研究已有二百多年的历史。

　　19 世纪，Waren 对休克患者的临床表现作了经典的描述：面色苍白或发绀、四肢湿冷、脉搏细速、脉压缩小、尿量减少、神志淡漠。这是从整体水平对休克临床表现最初的生动描述，临床称为休克综合征（shock syndrome），至今仍指导休克的临床诊断。随后 Crile 对休克进行了大量的实验研究，提出了"休克是由于血管运动中枢麻痹所致"的理论，为以后临床应用肾上腺素等血管收缩药物治疗休克奠定了理论基础。临床实践表明，使用缩血管升压药后，虽然血压回升，部分休克患者可能获救，但有些患者长时间大剂量应用缩血管药，病情非但没有逆转，甚至反而恶化。

20世纪，人们对休克进行了系统的研究，较一致地认为"休克是循环功能急剧紊乱所致"，Lillehei 提出了休克的微循环障碍学说。根据这一学说，临床治疗休克强调补液结合应用血管舒张药改善微循环，使休克患者抢救的成功率有所提高。但一度曾因扩容不当，诱发或加重急性呼吸衰竭，即所谓"休克肺"（shock lung），并成为这一时期休克患者的首要死因。在此期间，Hardway 等则对微循环障碍与弥散性血管内凝血（disseminated intravascular coagulation，DIC）的关系进行了深入研究，提出了休克难治与发生 DIC 有关的概念。

20世纪80年代以来，随着细胞、分子生物学的发展，人们对休克的认识也深入到细胞和分子水平。越来越多的学者认为，休克是多病因、多发病环节、有多种体液因子参与，以机体循环系统功能紊乱，尤其是微循环功能障碍为主要特征，并可能导致器官功能障碍甚至衰竭等严重后果的复杂的全身调节紊乱性病理过程。

第二节　休克的病因与分类

一、休克的病因

导致休克发生的病因很多，常见的有：

（一）失血与失液

1. 失血　大量失血可引起失血性休克（hemorrhagic shock），见于外伤出血、食管静脉曲张出血、胃溃疡出血及产后大出血等。休克的发生与否取决于失血量和失血速度，一般 15～20 min 内失血少于全身总血量的 10%～15% 时，机体可通过代偿使血压和组织灌流量保持基本正常；若短时间内失血超过总血量的 25%～30%，超出机体代偿的能力，即可引起休克；失血超过总血量的 50%，则往往迅速导致死亡。

2. 失液　剧烈呕吐、腹泻及肠梗阻、大汗淋漓等均可导致大量体液丢失，引起血容量与有效循环血量锐减。

（二）烧伤

大面积烧伤可伴有大量血浆渗出，导致体液丢失、有效循环血量减少，引起烧伤性休克（burn shock）。烧伤性休克早期主要与疼痛及低血容量有关，晚期因继发感染可发展为感染性休克。

（三）创伤

严重创伤可导致创伤性休克（traumatic shock），休克的发生不仅与失血有关，还和强烈的疼痛刺激有关。

（四）感染

严重的病原微生物感染，特别是革兰氏阴性菌感染，易引起感染性休克（infectious shock）。在革兰氏阴性菌引起的休克中，细菌内毒素（endotoxin）起重要作用。感染性休克常伴有败血症，故又称败血症休克。

（五）过敏

过敏体质者注射某些药物、血清制剂或疫苗可引起过敏性休克（anaphylactic shock）。

这种休克属 I 型变态反应，发病与 IgE 和抗原在肥大细胞表面结合，引起组胺和缓激肽大量释放入血，导致血管舒张、血管床容积增大、毛细血管通透性增加有关。

（六）强烈的神经刺激

强烈的神经刺激可导致神经源性休克（neurogenic shock），常见于剧烈疼痛、高位脊髓麻醉或损伤引起血管运动中枢抑制。正常情况下，血管运动中枢不断发出冲动，经过传出的交感缩血管纤维到达全身小血管，维持血管的一定张力。神经源性休克时由于血管运动中枢发生抑制或传出的缩血管纤维被阻断，小血管活动张力消失，血管舒张，外周阻力迅速降低，回心血量减少，血压下降。

（七）心脏和大血管病变

大面积急性心肌梗死、急性心肌炎、室壁动脉瘤破裂及严重的心律失常（心房颤动与心室颤动）等引起心输出量急剧减少，使有效循环血量和微循环灌流量显著下降所引起的休克，称为心源性休克（cardiogenic shock）。

二、休克的分类

（一）按病因分类

按原因分类有助于及时消除病因，分为失血性休克、失液性休克、创伤性休克、烧伤性休克、感染性休克、过敏性休克、神经源性休克和心源性休克等。

（二）按休克发生的起始环节分类

尽管导致休克的原因很多，但通过血容量减少、血管床容积增大和心输出量急剧降低这三个起始环节使有效循环血量锐减，组织灌注量减少是休克发生的共同基础。据此，可将休克分成以下三类：

1. 低血容量性休克（hypovolemic shock） 由于血容量减少引起的休克称为低血容量性休克。失血是最为常见的原因，也可见于失液、烧伤等。大量体液丧失使血容量急剧减少，静脉回流不足，心输出量减少和血压下降，压力感受器的负反馈调节冲动减弱，引起交感神经兴奋，外周血管收缩，组织灌流量减少。低血容量性休克患者出现"三低一高"的典型临床表现，即中心静脉压（central venous pressure，CVP）、心输出量、动脉血压降低，而总外周阻力增高。

2. 血管源性休克（vasogenic shock） 正常时微循环中 20% 的毛细血管交替开放就足以维持细胞的生理代谢需要，80% 的毛细血管处于关闭状态，毛细血管网中的血量仅占总血量的 6% 左右。不同病因通过内源性或外源性血管活性物质的作用，使外周血管舒张、血管床容积扩大导致血液分布异常，大量血液淤滞在舒张的小血管内，有效循环血量减少，因此而引起的休克称为血管源性休克，也称为分布异常性休克（maldistributive shock）。感染性、过敏性和神经源性休克都使血管床容积增大，故有效循环血量相对不足，导致组织灌流及回心血量减少。

3. 心源性休克 由于心脏泵血功能衰竭，心输出量急剧减少，使有效循环血量下降所引起的休克，称为心源性休克。其发生可因心脏内部，即心肌源性的原因所致，见于心肌梗死、心肌病、严重的心律失常、瓣膜性心脏病及其他严重心脏病的晚期；也可因非心肌源性，即外部的原因引起，包括压力性或阻塞性的原因使心脏舒张期充盈减少，如急性心脏压塞，或心脏射血受阻，如肺栓塞、肺动脉高压等。它们最终导致心输出量下降，不能维持正常的组织灌流；心输出量减少导致外周血管阻力失调也起一定的作用。

将病因和导致有效循环血量减少的起始环节结合起来进行分类，有助于临床诊断并针对发病学环节进行治疗。

（三）按血流动力学特点分类

1. 高排低阻型休克　血流动力学特点是总外周阻力降低，心输出量增高，血压稍降低，脉压可增大，皮肤血管扩张或动-静脉吻合支（亦称动-静脉短路）开放，血流增多使皮肤温度升高，又称为暖休克。多见于感染性休克的早期。

2. 低排高阻型休克　临床较常见，血流动力学特点是心输出量降低，总外周阻力增高，血压降低可不明显，但脉压明显缩小，皮肤血管收缩，血流减少使皮肤温度降低，又称为冷休克。常见于低血容量性休克和心源性休克。

3. 低排低阻型休克　血流动力学特点是心输出量降低，总外周阻力也降低，故血压降低明显，实际上是失代偿的表现。通常见于各类休克的晚期。

第三节　休克的发展过程和发病机制

休克的发病机制至今尚未完全阐明。尽管休克的原始病因不同，但有效循环血量减少而致的微循环障碍是多数休克发生的共同基础。因此，根据微循环的改变可将休克分为三个阶段。下面以典型的失血性休克为例，对休克的发展过程和变化机制进行阐述（图11-1）。

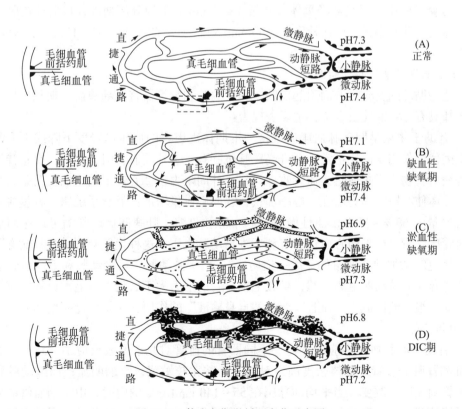

图 11-1　休克各期微循环变化示意图

一、休克代偿期

休克代偿期是休克发展过程的早期阶段，亦称休克早期。

（一）微循环的改变

微循环主要改变有小血管收缩或痉挛，尤其是微动脉、后微动脉和毛细血管前括约肌的收缩，使毛细血管前阻力增加，真毛细血管关闭，真毛细血管网血流量减少，血流速度减慢；血液通过直捷通路和开放的动 - 静脉吻合支回流，使组织灌流量减少，出现少灌少流、灌少于流的情况，组织呈严重的缺血、缺氧状态，故此期又称为微循环缺血性缺氧期。

（二）微循环改变的机制

微循环改变的机制主要与各种原因（如创伤、疼痛、失血、内毒素作用等）引起交感 - 肾上腺髓质系统强烈兴奋有关，儿茶酚胺（catecholamine，CA）大量释放入血，可为正常时的几十甚至几百倍。皮肤、腹腔内脏和肾的小血管有丰富的交感缩血管纤维，α 肾上腺素受体的分布又占优势。在交感神经兴奋和儿茶酚胺增多时，这些脏器的微血管收缩，毛细血管前阻力明显升高，微循环灌流急剧减少；而 β 肾上腺素受体受刺激则使动 - 静脉吻合支开放，使微循环非营养性血流增加，营养性血流减少，组织发生严重的缺血性缺氧。

此外，休克代偿期体内产生的其他体液因子也参与缩血管作用。交感 - 肾上腺髓质系统的持续兴奋以及血容量减少本身均可导致肾素 - 血管紧张素 - 醛固酮系统的活性加强，其中血管紧张素 Ⅱ（angiotensin Ⅱ，Ang Ⅱ）具有强烈的缩血管作用；血容量减少时，可通过左心房容量感受器引起神经垂体加压素（vasopressin）的分泌增加，也能使内脏小血管收缩；休克早期血小板释放血栓素 A_2（thromboxane A_2，TXA_2）增多，TXA_2 具有强烈的缩血管作用。

（三）微循环改变的代偿意义

上述微循环的变化一方面引起皮肤、腹腔内脏和肾等器官局部缺血、缺氧，另一方面对机体却具有一定的代偿意义，主要表现为：

1. 有助于休克早期动脉血压的维持　本期休克患者的血压可轻度下降或不下降，有时甚至因代偿作用反而比正常略微升高。其机制有：①外周血管阻力增高：交感神经兴奋及多种缩血管物质增多使阻力血管收缩，提高外周阻力；②心输出量增加：儿茶酚胺通过心肌 β 受体使心肌收缩力增强、心率加快；③回心血量增加：静脉系统属于容量血管，可容纳总血量的 60%～70%，肌性微静脉和小静脉收缩，肝脾储血库紧缩可迅速而短暂地减少血管床容量，增加回心血量，有利于维持动脉血压。这种代偿起到"自身输血"的作用，是休克时增加回心血量的"第一道防线"。由于微动脉、后微动脉和毛细血管前括约肌比微静脉对儿茶酚胺更为敏感，导致毛细血管前阻力大于后阻力，毛细血管中流体静压下降，促使组织液回流进入血管，起到"自身输液"的作用，这是休克时增加回心血量的"第二道防线"。

2. 有助于心脑血液供应的维持　不同器官的血管对儿茶酚胺反应不一致，皮肤、腹腔内脏和肾脏的血管 α 受体密度高，对儿茶酚胺比较敏感，收缩明显；而脑动脉和冠状动脉血管则无明显改变。当平均动脉压在 55～140 mmHg 范围内时，由于脑血管的自我调节，可使脑灌流量稳定在一定水平。因此，微循环反应的不均一性使减少了的血液重新分布，起"移缓救急"的作用，保证了主要生命器官心、脑的血液供应。

（四）主要临床表现

休克早期皮肤灌流显著减少，患者脸色苍白，四肢厥冷。因交感神经兴奋，使分布有肾上腺素能节后纤维的手掌、颜面等部位皮肤出汗（冷汗）。肾灌流减少而肾小管钠水重吸收增强，导致尿量明显减少。交感神经兴奋使心率加快，可达 100 次 /min 以上，心肌收缩力增强使心音响亮。血压可骤降（如大失血），也可略降，甚至正常。因外周阻力明显升高，使舒张压升高，故脉压常减小。由于血液重新分配，脑血流可以正常，早期休克患者，神志一般是清楚的。由于中枢神经系统兴奋性增高，患者常表现为焦虑、烦躁不安。

应该注意的是，该期微血管收缩虽然有减轻血压下降的代偿作用，但却引起某些内脏器官血液灌流不足，组织缺血、缺氧。大多数组织器官微循环障碍可发生在血压明显下降之前，因此血压下降并不是判断早期休克的指标。

休克代偿期为休克的可逆期，应尽早消除休克动因，及时补充血容量，恢复循环血量，促使患者脱离危险，可防止休克进一步发展。由于此期无特异临床症状，常被延误未能得到及时治疗。如果休克的动因未能及时去除，且未得到适当的救治，病情可继续发展到休克进展期。

二、休克进展期

休克进展期为休克的可逆性失代偿期，亦称休克中期。

（一）微循环的改变

微循环的改变主要特征是淤血。休克持续一定时间，内脏微血管的自律运动现象首先消失，终末血管床对儿茶酚胺的反应性降低，同时微动脉和毛细血管前括约肌收缩也较前减轻，毛细血管开放数量增多，血液大量进入真毛细血管网。同时血细胞在微静脉中黏附、聚集不断加重，造成微循环流出阻力增大。造成微循环血液灌多流少，毛细血管中血液淤滞。此期全身重要器官都处于严重低灌流状态，组织细胞出现严重的淤血性缺氧，故又称为微循环淤血性缺氧期。

（二）微循环改变的机制

本期的发生与长时间微血管收缩和缺血、缺氧、酸中毒及多种体液因子的作用有关。

1. 酸中毒 缺氧引起组织氧分压下降、CO_2 和乳酸堆积。酸中毒导致血管平滑肌对儿茶酚胺的反应性降低，使微血管舒张。

2. 局部舒血管代谢产物增多 长期缺血、缺氧、酸中毒刺激肥大细胞释放组胺增多，ATP 的分解产物腺苷堆积，激肽类物质生成增多等，均可引起血管平滑肌舒张和毛细血管扩张。此外，细胞解体时释出 K^+ 增多，ATP 敏感的 K^+ 通道开放，K^+ 外流增加致使电压门控性 Ca^{2+} 通道抑制，Ca^{2+} 内流减少，引起血管反应性与收缩性降低，也是此期出现微血管扩张的重要原因之一。

3. 血液流变学的改变 休克进展期血液流速明显降低，特别在血流缓慢的微静脉，红细胞易聚集；加上组胺的作用使血管通透性增加，血浆外渗，血液黏度增高；灌流压下降，可导致白细胞滚动、贴壁、黏附于内皮细胞，嵌塞毛细血管或在微静脉附壁黏着，使血流受阻，毛细血管后阻力增加。这种黏附是通过黏附分子（adhesion molecule）介导的。

黏附并激活的白细胞通过释放氧自由基和溶酶体酶导致血管内皮细胞和其他组织细胞损伤，进一步引起微循环障碍及组织损伤。

4. 内毒素等的作用 除革兰氏阴性菌感染所致的休克直接造成血中内毒素增多外，其他休克后期常有肠源性细菌和内毒素入血。内毒素可通过激活巨噬细胞，促进一氧化氮（nitric oxide，NO）生成增多等途径引起血管平滑肌舒张，导致持续性低血压。

（三）微循环改变的后果

此时休克早期形成的代偿机制逐渐丧失，机体由代偿逐渐向失代偿发展，全身器官灌流进行性减少，相继出现重要脏器功能障碍，并形成恶性循环。

1. 有效循环血量进行性减少 由于微循环流入端扩张，而流出端因血细胞黏附和聚集致血液流出阻力增大，毛细血管内流体静压升高，不仅组织液进入毛细血管的缓慢"自身输液"停止，反而有血浆渗出到组织间隙。毛细血管大量开放，血液在毛细血管中淤滞，使有效循环血量相对减少。由于组胺、激肽、前列腺素等的作用引起毛细血管通透性增高；由于酸性代谢产物、溶酶体水解产物的作用使组织间隙胶原蛋白的亲水性增加，均可促进血浆外渗，引起血液浓缩。静脉系统容量血管扩张，增大血管床容积，使回心血量减少，"自身输血"的效果丧失。不仅低血容量性休克因体液丢失使有效循环血量减少，其他休克在发展过程中都伴随着有效循环血量减少。因而快速补充循环血量，是治疗休克的关键措施之一。

2. 血流阻力进行性增大 血黏度和血细胞比容增高，血细胞黏附、聚集，甚至嵌塞在血流速度慢的微循环流出道，使血流阻力显著增大。

3. 循环灌注压降低 小动脉和微动脉等阻力血管扩张，使外周阻力降低；有效循环血量减少；持续缺血使内毒素、H^+、K^+等多种抑制心肌收缩物质增多，造成心肌收缩舒张功能障碍，结果导致血压进行性下降。

4. 重要器官灌流量减少、功能障碍 由于有效循环血量进行性减少、血流阻力增大和微循环灌注压降低，加上微循环血管反应性降低，不能对重要器官血流进行调节，使广泛组织器官灌流进行性降低，发生代谢、功能障碍，出现典型的休克临床表现。

（四）主要临床表现

血压进行性下降，心、脑血管失去自身调节或血液重新分布中的优先保证，冠状动脉和脑血管灌流不足，出现心、脑功能障碍，心搏无力，心音低钝，患者神志淡漠甚至转入昏迷；肾血流量长时间严重不足，出现少尿甚至无尿，并伴有明显的尿质改变；因血流淤滞使皮肤出现发绀，不均匀淤血而出现花斑，皮肤发凉加重。

休克进展期机体由代偿向失代偿发展，失代偿初期经积极救治病情仍属可逆，故又称可逆性失代偿期。但若持续时间较长，则进入休克难治期。

三、休克难治期

此期亦称休克晚期，发生全身细胞、器官功能严重障碍和损伤，使休克治疗十分困难，有人称之为休克的不可逆性失代偿期。

（一）微循环的改变

微循环淤滞更加严重，微血管平滑肌麻痹，对血管活性药物失去反应，并可能发生弥散性血管内凝血（DIC）。

1. 微血管反应性显著下降 微血管舒张,微循环血流停止,不灌不流,组织得不到足够的氧气和营养物质供应,微血管平滑肌麻痹,对血管活性药物失去反应,所以又称为微循环衰竭期。

2. 发生DIC 约1/3的晚期休克患者发生DIC,主要与下列因素有关:

(1)血液高凝状态:休克进入淤血性缺氧期后,血液进一步浓缩,血细胞比容增大,纤维蛋白原浓度增加、血细胞聚集、血液黏滞度增高,血液处于高凝状态,加上血流速度显著减慢,酸中毒越来越严重,可能诱发DIC。

(2)凝血系统激活:特别是感染性休克,病原微生物与毒素直接和(或)通过单核巨噬细胞分泌促炎细胞因子,可刺激单核细胞和血管内皮细胞表达、释放组织因子(tissue factor,TF),从而激活凝血系统;严重的创伤性休克,组织因子入血,直接启动凝血过程。

(3)单核巨噬细胞系统功能下降:因缺血、内毒素的封闭作用及细胞因子的损伤作用,单核巨噬细胞系统清除凝血和促凝血物质能力降低。此时微循环有大量微血栓形成,随后由于凝血因子耗竭,纤溶活性亢进,可有明显出血。

应当指出,并非所有休克患者都一定发生DIC,也就是说DIC并非休克的必经时期,但休克一旦合并DIC则必然难治。

(二)主要临床表现

该期会出现多个器官、系统衰竭的相应症状,表现为淤血期的症状进一步加重。静脉塌陷,造成静脉输液十分困难;若并发DIC,则常有皮下斑、点状出血;脉搏细弱而频速,甚至不能触及;由于微血管反应性降低,血压进行性下降,给予升压药也难以恢复;中心静脉压显著降低;由于微循环淤血不断加重和DIC的发生,使全身微循环灌流量严重不足,细胞受损乃至死亡,重要生命器官包括心、脑、肺、肾、肠等脏器出现功能障碍或衰竭。此时脑严重缺血,皮质发生重度抑制,患者常表现为感觉迟钝、反应性显著降低,嗜睡,甚至意识障碍。

(三)休克难治的机制

难治性休克的变化和机制是近年休克研究的重点。Hardway曾提出休克难治与DIC的发生有关。休克一旦并发DIC,对微循环和各器官功能产生严重影响,使病情恶化:①微血栓阻塞微循环通道,使回心血量锐减;②凝血与纤溶过程中的产物,如纤维蛋白原和纤维蛋白降解产物(fibrinogen and fibrin degradation products,FDPs)和某些补体成分,增加血管通透性,加重微血管舒缩功能紊乱;③DIC时出血,导致循环血量进一步减少,加重了循环障碍;④器官栓塞梗死,器官功能障碍,给治疗造成极大困难。

目前认为,休克难治除与DIC的发生有关外,还与肠道严重缺血、缺氧,屏障和免疫功能降低,内毒素及肠道细菌入血,作用于单核巨噬细胞系统,引起全身炎症反应综合征(systemic inflammatory response syndrome,SIRS)有关。活化的炎症细胞既可过度表达炎症介质并泛滥入血,引起炎症失控;又可过度表达抗炎介质引起代偿性抗炎反应综合征(compensatory anti-inflammatory response syndrome,CARS)。促炎介质与抗炎介质失衡及氧自由基和溶酶体酶的损伤作用导致内皮细胞和实质脏器细胞的损伤和多器官功能障碍。

◀知识拓展▶

SIRS 指机体失控的自我持续放大和自我破坏的炎症。表现为播散性炎症细胞活化和炎症介质泛滥到血浆并在远隔部位引起全身性炎症。SIRS 时体内主要病理生理变化是全身高代谢状态，静息时全身耗氧量增高并伴有心输出量增加等高动力循环变化和多种炎症介质的失控性释放。SIRS 的主要临床表现包括：①体温 $>38℃$ 或 $<36℃$；②心率 >90 次 /min；③呼吸 >20 次 /min 或 $PaCO_2 < 32$ mmHg；④白细胞计数 $>12×10^9/L$，或 $<4.0×10^9/L$，或幼稚粒细胞 $>10\%$。

第四节　休克时的细胞损伤与代谢障碍

严重微循环灌流障碍引起的缺血、缺氧和酸中毒等因素可造成细胞代谢障碍，甚至结构损伤。一些研究发现：①休克时细胞膜电位的变化发生在血压降低之前；②细胞功能恢复可促进微循环恢复；③器官微循环灌流恢复后，器官功能并不一定能恢复；④促进细胞代谢的药物可取得抗休克疗效。以上说明休克时的细胞损伤除可继发于微循环紊乱外，同时有些休克的原始动因，如内毒素、感染和创伤可直接造成细胞损伤。因此提出了休克发生的细胞机制和休克细胞（shock cell）的概念，认为细胞损伤是器官功能障碍的基础，对休克的认识逐步深入到细胞和分子水平。

一、细胞损伤

（一）细胞膜的变化

休克时细胞最早发生的主要改变是膜功能和结构的变化。损伤的原因有缺氧、ATP 减少、高钾、酸中毒、溶酶体酶释放、自由基引起膜的脂质过氧化、炎症介质的作用等，损伤的后果是离子泵功能障碍，水、Na^+ 和 Ca^{2+} 内流，导致细胞内水肿，跨膜电位明显下降；细胞膜流动性下降；细胞膜上相关受体蛋白受损，受体的浓度和亲和力发生变化。

（二）线粒体的变化

线粒体是休克时最先发生变化的细胞器。休克时，线粒体首先发生功能损害，ATP 合成减少，使细胞能量生成严重不足以致功能障碍。休克后期线粒体可发生肿胀、致密结构和嵴消失等形态改变，钙盐沉积，最后崩解破坏。线粒体损伤后，导致呼吸链与氧化磷酸化障碍，能量物质进一步减少，致使细胞死亡。

（三）溶酶体的变化

休克时缺血、缺氧和酸中毒引起溶酶体酶释放。休克时血浆中增多的溶酶体酶主要来自缺血的肠道、肝、胰腺等器官。溶酶体酶包括酸性蛋白酶（组织蛋白酶）、中性蛋白酶（胶原酶和弹性蛋白酶）和 β 葡萄糖醛酸酶等，其主要危害是引起细胞自溶，消化基底膜，激活激肽系统，分解胰腺蛋白质形成心肌抑制因子（myocardial depressant factor，MDF）等。除酶性成分外，溶酶体的非酶性成分可引起肥大细胞脱颗粒、释放组胺、增加毛细血管通透性和吸引白细胞。溶酶体的变化在休克的发生发展中起着重要作用（图 11-2）。

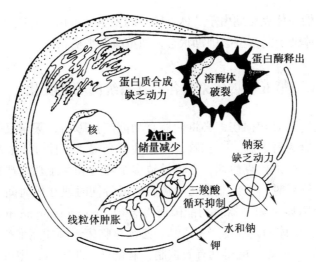

图 11-2　休克时细胞损伤示意图

休克时细胞损伤最终可导致细胞死亡，休克时细胞死亡的主要形式是坏死。但近年的研究结果表明，休克过程中存在血管内皮细胞、中性粒细胞、单核巨噬细胞、淋巴细胞和各脏器实质细胞的凋亡。非致死程度的缺氧、细胞因子、炎症介质、氧自由基等因素，都可激活细胞的凋亡基因，引起凋亡。若组织器官中有一定数量的细胞通过此方式死亡，可导致器官或系统功能严重障碍。

二、代谢障碍

（一）物质代谢的变化

休克时一方面因强烈的应激反应，使分解代谢显著增强，另一方面由于微循环严重障碍，组织低灌流和细胞缺氧，使氧化代谢障碍。休克时代谢变化总的趋势是组织细胞供氧减少的同时，用氧明显障碍，糖酵解加强，脂肪和蛋白质分解增加，合成减少。表现为一过性的高血糖和糖尿，血中游离脂肪酸和酮体增多；蛋白质分解增加，血清尿素氮水平增高，尿氮排泄增多，出现负氮平衡。

（二）水、电解质、酸碱平衡紊乱

休克时由于 ATP 供应不足，细胞膜上的钠钾 ATP 酶运转失灵，因而细胞内 Na^+ 增多，细胞外 K^+ 增多，导致细胞水肿和高钾血症。

细胞无氧酵解增强使乳酸生成增多，同时脂肪的不完全氧化产物也大量堆积；而肝功能障碍转化乳酸等代谢产物能力降低，体内乳酸等酸性代谢产物堆积；肾因低灌流使其调节酸碱平衡能力受限，代谢产物不能及时清除，因此发生代谢性酸中毒。酸中毒通过多种途径加重休克的发展，成为休克恶化的重要因素之一。如 H^+ 和 Ca^{2+} 竞争引起心肌收缩力下降、血管平滑肌对儿茶酚胺的反应性降低，使心输出量和血压不易回升；酸中毒还可导致和加重高钾血症，促进 DIC 的发生，加重休克时微循环紊乱和器官功能障碍，使患者预后不良。

休克早期由于创伤、出血、感染等刺激引起呼吸加快，通气增多，可引起呼吸性碱中毒。它发生于血压下降和血中乳酸增高之前，为早期休克的诊断指标之一。碱中毒可减少脑血流和影响心功能。休克后期由于"休克肺"的发生还可出现呼吸性酸中毒，它与代谢性酸中毒一起使机体处于混合型酸中毒状态，加重酸碱平衡紊乱。

第五节　休克时各器官系统的功能变化

严重的细胞代谢障碍和损伤，必将使器官功能严重障碍，甚至衰竭而死亡。休克过程中最易受累的器官为肾、肺、心和脑，如急性肾衰竭、急性呼吸衰竭都曾经是休克患者主要的死亡原因。严重休克后期，必将导致多个器官和系统功能严重障碍与衰竭。在严重创伤、感染和休克时，原无器官功能障碍的患者同时或在短时间内相继出现两个以上器官系统的功能障碍称为多器官功能障碍综合征（multiple organ dysfunction syndrome，MODS）。MODS患者机体的内环境严重紊乱，必须靠临床干预才能维持，如能得到及时救治，MODS可能逆转，但如未能得到有效控制，病情进一步加重，则可发展成多系统器官功能衰竭（multiple system organ failure，MSOF）。

现将机体主要器官系统最常发生的功能障碍简述如下：

一、肺功能的变化

呼吸功能障碍发生率较高，据统计，高达83%～100%。肺之所以特别容易受损，至少有三个方面的原因：①肺是全身血液的滤过器，从全身组织引流出的代谢产物、活性物质及血中的异物都要经过甚至被阻留在肺；②血中活化的中性粒细胞也都要流经肺的小血管，在此可与内皮细胞黏附；③肺富含巨噬细胞，SIRS时可被激活，产生TNF-α等促炎介质，引起炎症反应。

休克早期由于创伤、出血、感染等刺激使呼吸中枢兴奋，呼吸加快，通气过度，可出现低碳酸血症和呼吸性碱中毒。休克进一步发展时，交感-肾上腺髓质系统的兴奋及其他缩血管物质的作用使肺血管阻力升高。严重休克患者晚期，经复苏治疗在脉搏、血压和尿量都趋向平稳以后，仍可发生急性呼吸衰竭，称为"休克肺"，属于急性呼吸窘迫综合征（acute respiratory distress syndrome，ARDS）。

肺部主要病理变化包括肺内DIC、肺水肿、肺不张和透明膜形成等使肺泡弥散障碍、肺泡通气/血流比例失调和部分肺泡通气减少，引起进行性低氧血症和呼吸困难，从而导致急性呼吸衰竭甚至死亡。

二、肾功能的变化

肾是休克时最易受损伤的器官之一，各型休克常伴发急性肾衰竭，称为"休克肾"。临床表现为少尿、无尿，同时伴有高钾血症、代谢性酸中毒和氮质血症。肾功能的严重障碍加重内环境的紊乱，使休克进一步恶化。

休克初期发生的急性肾衰竭，以肾灌流不足、肾小球滤过减少为主要原因。及时恢复有效循环血量，肾灌流得以恢复，肾功能即立刻恢复，称为功能性肾衰竭（functional renal failure）；如果休克持续时间延长，或不恰当地长时间大剂量应用缩血管药，病情继续发展可出现急性肾小管坏死（acute tubular necrosis，ATN），其机制既与肾持续缺血有关，又有肾毒素（包括药物、血红蛋白、肌红蛋白）的作用，也与中性粒细胞活化后释放氧自由基及肾微血栓形成有关。此时即使通过治疗使肾血流量恢复正常，肾功能在短期内也难以恢复，只有在肾小管上皮修复再生后肾功能才能恢复，称为器质性肾衰竭（parenchymal renal failure）。

三、心功能的变化

休克患者心功能障碍的发生率较低，因为除心源性休克伴有原发性心功能障碍外，其他类型的休克（非心源性休克）早期，由于机体的代偿，能够维持冠状动脉血流量，心功能一般不会受到明显影响。但随着休克的发展，血压进行性降低，使冠状动脉流量减少，从而心肌缺血、缺氧，加上其他因素的影响，引起心功能障碍，有可能发生急性心力衰竭。休克持续时间越久，心功能障碍也越严重。

非心源性休克发展到一定阶段发生心功能障碍的机制主要有：①冠状动脉血流量减少：由于休克时血压降低及心率加快所引起的心室舒张期缩短，可使冠状动脉灌注量减少和心肌供血不足，同时交感－肾上腺髓质系统兴奋引起心率加快和心肌收缩力增强，导致心肌耗氧量增加，更加重了心肌缺氧；②水、电解质代谢与酸碱平衡紊乱：如高钾血症、酸中毒等使心肌收缩力减弱；③心肌抑制因子（myocardial depressant factor，MDF）：MDF 主要由缺血的胰腺产生，除引起心肌收缩力下降外，还引起肠系膜上动脉等内脏阻力血管收缩，进一步减少胰腺血流量，胰腺灌流减少又更加促进 MDF 形成。MDF 还抑制单核巨噬细胞系统，使已产生的 MDF 清除减少，导致体内 MDF 不断形成和积聚；④心肌内 DIC：心肌内 DIC 影响心肌的营养血流，发生局灶性坏死和心内膜下出血使心肌受损；⑤细菌毒素：特别是革兰氏阴性菌的内毒素，通过其内源性介质，引起心功能抑制。

四、脑功能的变化

休克早期，由于血液重分布和脑循环的自身调节，可保证脑的血液供应，因而患者神志清醒，除了因应激引起烦躁不安外，没有明显的脑功能障碍表现。随着休克的进展，休克晚期血压进行性下降和严重的血液流变学变化，引起脑的血液供应逐渐减少。当平均动脉压低于 50 mmHg 时，脑组织出现严重的缺血、缺氧。再加上发生 DIC，使脑循环障碍加重，能量生成不足，乳酸等有害代谢物积聚，脑细胞离子转运紊乱，导致一系列的脑细胞功能障碍。此时患者神志淡漠、反应迟钝、嗜睡甚至昏迷。缺血、缺氧还使脑血管壁通透性增高，引起脑水肿和颅内压升高，严重者形成脑疝，压迫延髓生命中枢，导致患者死亡。

研究表明，脑缺血时的细胞损害有一定的区域和神经元选择性，可能与易损区的细胞代谢活跃程度和血液供应有关。缺血后脑细胞释放活性物质参与脑组织细胞的损伤和脑细胞水肿的发生。其中不同于其他器官组织的是，脑缺血后兴奋性氨基酸（谷氨酸）的大量释放使神经元持续去极化，更增加神经元内谷氨酸的释放。脑缺血后 ATP 降解，依赖能量的谷氨酸重吸收机制失灵，突触间隙谷氨酸浓度增高，引起兴奋性神经毒性效应，影响神经细胞膜的离子转运功能，Na^+、Cl^-、K^+ 流出胞外，大量 Ca^{2+} 内流，导致细胞内钙超载，并刺激炎症介质释放，损伤细胞甚至导致细胞死亡。

五、胃肠道功能的变化

胃肠道功能的变化主要有胃黏膜损害、肠缺血和应激性溃疡（stress ulcer）。临床表现为腹痛、消化不良、呕血和黑便等。

由于休克早期即有腹腔内脏血管收缩，胃肠道血流量减少。胃肠道缺血、缺氧、淤血和DIC形成，导致肠黏膜变性、坏死，黏膜糜烂，形成应激性溃疡。在很多急性创伤、脑外伤和大面积烧伤患者中，内镜证实有急性糜烂性胃炎或应激性溃疡存在。应激性溃疡多发生在胃近端，溃疡形成与消化液反流引起自身消化及缺血再灌注损伤有关。病变早期只有黏膜表层损伤，如损伤穿透到黏膜下层甚至破坏血管，可引起溃疡出血。

肠道缺血和淤血使肠黏膜受损，消化道功能紊乱，屏障保护功能减弱，大量内毒素甚至细菌经肠道和门静脉系统入血，发生内毒素血症和肠源性败血症，这是休克晚期发生SIRS、MODS及MSOF的主要原因之一。

六、肝功能的变化

肝功能障碍主要表现为黄疸和肝功能不全，由创伤和全身感染引起者多见。其发生率很高，这与肝的解剖部位和组织学特征有关：由肠道移位、吸收入血的细菌、毒素，首当其冲地作用于肝。肝的巨噬细胞，即Kupffer细胞占全身组织巨噬细胞的80%～90%，休克早期，Kupffer细胞被激活并释放大量细胞因子，成为促进全身微循环功能紊乱的重要原因之一。

七、凝血－纤溶系统功能的变化

出现凝血－抗凝血平衡紊乱，部分患者有DIC形成的证据。开始时血液高凝，通常不易察觉而漏诊。以后由于凝血因子的大量消耗、继发性纤溶亢进的发生，患者可有较为明显和难以纠正的出血或出血倾向。血液检查可见血小板计数进行性下降，凝血时间、凝血酶原时间和部分凝血活酶时间均延长，纤维蛋白原减少，纤维蛋白（原）降解产物增加。

八、免疫系统功能的变化

休克患者的免疫功能受到广泛影响，一方面抗感染的免疫防御功能受到抑制，使机体易于继发感染；另一方面炎症介质的过度释放则可能对机体造成进一步的损害。休克患者血浆补体水平有明显变化，主要表现为C4a和C3a升高，而C5a降低。C4a生物学作用活性较小，而C3a和C5a可影响微血管通透性、激活白细胞与组织细胞。革兰氏阴性菌产生的内毒素具有抗原性，能形成免疫复合物激活补体，产生一系列血管活性物质。部分MSOF患者由于过度表达IL-4、IL-10和IL-13等抗炎介质，使免疫系统处于全面抑制状态。此时体内中性粒细胞的吞噬和杀菌功能低下，单核巨噬细胞功能受抑制，杀菌功能降低，外周血淋巴细胞数减少，B细胞分泌抗体的能力减弱，特异性免疫功能降低，炎症反应失控，无法局限化，因此感染容易扩散，引起菌血症和败血症，十分难治，甚至导致死亡。

应该指出的是，上述各器官系统的功能障碍在休克患者均可单独或同时发生。MODS在发病过程中，多个系统器官功能变化的出现与各系统器官功能间的相互联系和相互作用是分不开的。它们之间可以相互影响，有密切的因果关系，从而形成恶性循环。例如肺功能障碍发生后由于患者肺血管阻力增加，右心负荷增大，引起右心衰竭，PaO_2急剧降低，酸碱平衡紊乱，全身组织、细胞发生缺氧和酸中毒，从而导致多系统器官功能障碍；如果致病因素使肝首先受损，则占全身单核巨噬细胞系统功能85%的肝Kupffer细胞吞噬、清除有毒物质的功能降低，来自肠道的细菌、毒素和微聚物等可大量滞留在肺，导致ARDS的发生。肺的清除功能受损，细菌和微聚物又可经体循环到达全身，造成其他系统和器官的功能障碍。

第六节　休克防治的病理生理基础

近年来，随着人们对休克本质的认识不断深入，新的治疗技术和药物不断出现，为临床上治疗休克等危重病提供了新的手段和方法。然而休克是一个非常复杂的病理生理过程，没有哪种单一药物或治疗措施能起立竿见影的疗效，休克的防治必须在去除病因的前提下采取综合措施，支持生命器官的血液灌流和防止细胞损害。

一、病因学防治

积极防治引起休克的原发病，去除休克的原始动因，如止血，镇痛，控制感染，防止和治疗败血症，正确及时使用有效的抗生素。

二、发病学治疗

（一）纠正酸中毒

休克时缺血和缺氧必然导致乳酸血症性酸中毒，酸中毒还可导致高血钾。临床应根据酸中毒的程度及时补碱纠酸。否则，由于酸中毒时 H^+ 和 Ca^{2+} 的竞争作用，将直接影响血管活性药物的疗效，也影响心肌收缩力。

（二）扩充血容量

各种休克都存在有效循环血量绝对或相对不足，最终导致组织灌流量减少。除心源性休克外，补充血容量是提高心输出量和改善组织灌流的基本措施。

临床上输液原则是"需多少，补多少"。特别在低血容量性休克进展期，微循环淤血、血浆外渗，补液量应大于失液量。感染性休克和过敏性休克时虽然无明显的失液，但由于血管床容量扩大，有效循环血量也显著减少，因此输液强调"及时和尽早"，并且充分扩容。但应该指出的是，充分扩容不等于超量补液，输液过多、过快会导致肺水肿。扩容时必须正确估计补液的总量，量需而入。动态观察静脉充盈程度、尿量、血压和脉搏等，可作为监控输液量多少的参考指标。有条件时应动态监测肺动脉楔压（pulmonary artery wedge pressure，PAWP）和中心静脉压，可更精确地反映进入左、右心的血量和功能，指导输液。一般应控制PAWP在10 mmHg左右，CVP不高于12 cm H_2O。

此外，休克时有血液流变学紊乱，在补充血容量的同时，要考虑输血和输液的比例，以纠正血液浓缩、黏度增高等变化。可参考血细胞比容的变化，选择全血、胶体或晶体溶液，将血细胞比容控制在35%~40%的范围。

（三）合理应用血管活性药物

血管活性药物包括缩血管药物和扩血管药物，临床上对使用缩血管还是扩血管药物存在一定的分歧。选用血管活性药物的目的是提高微循环血液灌流量，不能单纯追求升高血压而长时间大量使用缩血管药，以致灌流量明显下降。一般来说，休克早期宜选择性地舒张微血管，以缓解微血管因过度代偿而出现强烈收缩。但扩血管药可使血压出现一过性降低，必须在充分扩容的基础上使用；休克后期可选用缩血管药，特别对肌性小静脉或微静脉起轻度选择性收缩作用，以防止容量血管过度扩张。对于特殊类型的休克，如过敏性休克和神经源性休克，使用缩血管药显然是最佳选择。总之，要针对不同情况合理配合使用血管活性药物，使之起到相辅相成的作用。此外，血管活性药物必须在纠正酸中毒的基础上使用。

（四）防治细胞损伤

对细胞功能的防护应足够重视。休克时的细胞损伤有的是某些休克动因，如内毒素直接作用于细胞引起的原发性变化，有的是继发于微循环障碍。改善微循环是防止细胞损伤的措施之一，另外，还可用增加溶酶体膜稳定性、抑制蛋白酶的活性和补充能量 ATP 的方法保护细胞功能，防治细胞损害。

应该指出的是，临床应用皮质激素治疗败血症及败血症休克有一定疗效。以往有人认为是由于皮质激素有稳膜作用；目前认为，可能与糖皮质激素可上调抑制性 κB（inhibitory kappa B，IκB）水平，阻断核因子 κB（nuclear factor kappa B，NFκB）核移位，从而抑制细胞因子的合成和表达有关。

（五）拮抗体液因子

多种体液因子参与休克的发病，理论上可以通过抑制体液因子的合成、阻断体液因子的受体、拮抗体液因子的效应等方式来减弱某种体液因子的作用。如皮质激素抑制 NFκB 的核移位；吲哚美辛等非类固醇抗炎药抑制环氧合酶，减少前列腺素的生成；纳洛酮拮抗内啡肽；卡托普利等拮抗肾素 – 血管紧张素系统；抑肽酶减少激肽的生成；TNF-α 的单克隆抗体等在休克动物模型的实验性治疗中已显示有一定的抗休克作用。

然而，临床上体液因子的变化难以实时监测，且重症休克往往是多种体液因子共同作用的结果。因此，仅仅针对某一种体液因子的拮抗措施在休克治疗上的意义极为有限，未能在临床推广。

（六）防治多系统器官功能衰竭

MODS 重在预防，必须在去除病因的前提下进行综合治疗，最大限度地保护各器官系统功能，切断可能存在的恶性循环。应预防 DIC 及缺血再灌注损伤的出现，必要时可酌情使用细胞保护剂、小分子抗氧化剂及自由基清除剂。一旦发生 MODS，除采取一般的治疗措施外，还应针对不同器官功能障碍采取不同的治疗措施。如出现急性心力衰竭时，除减少和停止补液外，尚应及时强心、利尿，并适当降低心脏的前、后负荷；如出现 ARDS，则正压给氧，改善呼吸功能；如出现肾衰竭，应尽早利尿和进行透析，以防止出现多系统器官功能衰竭。

三、支持与保护疗法

对一般患者，应行营养支持，确保热量平衡；对危重患者，则应行代谢支持，确保正氮平衡。

针对体内出现的高代谢状态，应提高患者蛋白质和氨基酸摄入量，提高缬氨酸等支链氨基酸的比例。其治疗机制主要是增加血中支链氨基酸浓度，促使肝利用几种氨基酸混合物合成蛋白质，并借支链氨基酸与芳香族氨基酸、含硫氨基酸间的竞争，减少芳香族氨基酸和含硫氨基酸对器官的损害。

为维持和保护肠黏膜的屏障功能，患者应缩短禁食时间，鼓励尽可能及早经口摄食。

本 章 小 结

休克是多病因、多发病环节、有多种体液因子参与，以机体循环系统功能紊乱，尤其是微循环功能障碍为主要特征，并可能导致多系统器官功能衰竭等严重后果的复杂的全身调节紊乱性病理过程。按原因可分为失血性休克、失液性休克、创伤性休克、烧伤性休克、感染性休克、过敏性休克、神经源性休克和心源性休克等。根据微循环的改变可将休克分为缺血性缺氧期、淤血性缺氧期和微循环衰竭期三个阶段。其中早期微循环的变化对机体具有一定的代偿意义。休克导致细胞膜、线粒体和溶酶体等的损伤，发生物质代谢的变化和水、电解质代谢紊乱，酸碱平衡失调，出现多系统器官功能衰竭而死亡。

复习思考题

1. 何谓休克患者的"自身输血"和"自身输液"？其发生机制及意义如何？
2. 试述休克早期微循环的改变及其机制。
3. 试述休克进展期微循环的改变及其机制。
4. 为何休克难治与 DIC 的发生有关？
5. 动脉血压高低是否可作为判断休克有无的指标？为什么？

（王 卫）

数字课程学习

📥教学 PPT 📹微视频 📝自测题

第十二章
弥散性血管内凝血

学习目标

掌握弥散性血管内凝血（DIC）的概念、原因、发病机制和临床表现；熟悉影响 DIC 发生发展的因素，DIC 的分期与分型；了解 DIC 防治的病理生理基础。

核心概念

弥散性血管内凝血（DIC） 微血管病性溶血性贫血

引言

弥散性血管内凝血（DIC）是由多种原因引起的，以凝血功能失常、微血栓广泛形成和出血等为主要特征的全身性病理过程。本章主要介绍 DIC 的概念、分期和分型，并探讨其原因和发生机制、影响因素、机体的功能代谢变化及其防治措施等问题。

正常机体的凝血、抗凝血、纤溶系统之间处于动态平衡，以保证血液在心脏和血管内能畅通流动，而当血管受损时，血液能够及时在受损部位形成血凝块，封闭伤口，防止出血过多。凝血系统由一系列凝血因子组成，凝血过程是一系列凝血因子相继酶解激活的过程，又称凝血瀑布反应。凝血瀑布反应的启动有两条途径：外源性凝血途径和内源性凝血途径。体内的抗凝系统包括体液抗凝系统和细胞抗凝系统两部分。①体液抗凝系统：主要包括组织因子途径抑制因子（tissue factor pathway inhibitor，TFPI）、丝氨酸蛋白酶抑制物、蛋白酶 C（protein C，PC）、肝素和纤溶系统。②细胞抗凝系统：主要是单核吞噬细胞系统，可以发挥非特异性抗凝作用。纤溶系统包括纤溶酶原激活物、纤溶酶原、纤溶酶、纤溶抑制物等成分，其主要功能是使纤维蛋白凝块溶解，保证血流通畅。纤溶酶原激活物的形成有两条途径：外源性的激活途径和内源性的激活途径。

弥散性血管内凝血（disseminated intravascular coagulation，DIC）指在某些致病因子的作用下，大量促凝物质入血，凝血因子和血小板被激活，使凝血酶增加，微循环中形成广泛的微血栓，继而因凝血因子和血小板大量消耗，引起继发性纤维蛋白溶解功能加强，机体出现以止、凝血功能障碍为特征的病理生理过程。主要临床表现为出血、休克、器官功能障碍和微血管病性溶血性贫血等，是一种危重的综合征。

第一节　弥散性血管内凝血的常见原因和发病机制

一、弥散性血管内凝血的常见原因

DIC 的病因众多，最常见的是感染性疾病，占 31%～43%，其中包括细菌、病毒等感染和败血症。其次是恶性肿瘤，占 24～34%。产科意外也较常见，占 4%～12%。大手术和创伤占 1%～5%。此外，还有很多其他疾病也可引起 DIC。

二、弥散性血管内凝血的发病机制

DIC 的发病机制和临床表现比较复杂，虽然不同原因引起 DIC 的机制和途径可能不同，但其主要发生机制通常为：组织因子的释放，血管内皮细胞损伤及凝血、抗凝调控失调，血细胞的破坏和血小板的激活以及某些促凝物质入血等（图 12-1）。

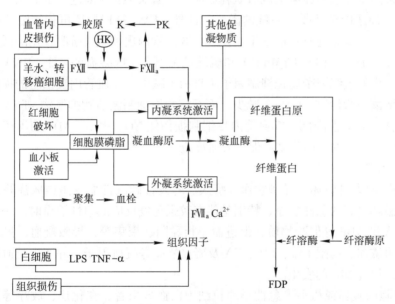

图 12-1　DIC 发生机制

（一）组织因子释放，外源性凝血系统激活，启动凝血过程

在严重创伤、烧伤、产科意外（如胎盘早期剥离、宫内死胎等）、外科大手术等导致的组织损伤，恶性肿瘤或实质性脏器的坏死，白血病放疗、化疗后所致的白血病细胞的大量破坏等情况下，可释放大量组织因子（tissue factor，TF）入血。TF 与 FⅦ/Ⅶ$_a$ 结合成 TF-Ⅶ$_a$ 复合物，在 Ca^{2+} 的参与下激活 FX，然后 FX$_a$ 与 Ca^{2+}、FV$_a$ 和血小板磷脂相互作用形成凝血酶原激活物，外源性凝血系统被激活，从而启动凝血过程，导致 DIC 发生。不同人体组织 TF 的含量见表 12-1。此外，FⅦa 激活 FIX 和 FX 产生的凝血酶又可反馈激活 FIX、FX、FXI、FXII 等，扩大凝血反应，促进 DIC 的发生。

表 12-1　不同人体组织 TF 的含量

组织	含量（μg/mg）	组织	含量（μg/mg）
肝	10	肺	50
肌肉	20	胎盘	2 000
脑	50	蜕膜	2 000

（二）血管内皮细胞损伤，凝血、抗凝调控失调

严重的感染、内毒素血症、缺氧、酸中毒、抗原 - 抗体复合物等，在一定条件下皆可使血管内皮细胞发生损伤，血管内皮细胞受损可产生如下作用：①损伤的血管内皮细胞可释放组织因子，启动外源性凝血系统，使促凝作用增强。②血管内皮细胞的损伤使内皮下带负电荷的胶原暴露，FXII 与胶原发生接触后，分子构型发生改变，活性部分丝氨酸残基暴露，从而被活化为 FXII$_a$，此种激活方式称为接触激活或固相激活。另外，FXII/XII$_a$ 可在激肽释放酶、纤溶酶或胰蛋白酶等可溶性蛋白水解酶的作用下，裂解成小分子碎片（FXII$_f$），即激肽释放酶原激活物（PKA），此种激活方式称为酶性激活或液相激活。FXII$_a$ 和 FXII$_f$ 可把血浆激肽释放酶原激活成激肽释放酶，后者又能使 FXII 进一步活化，从而产生循环放大效应，加速内源性凝血系统的激活。此外，FXII$_a$ 和 FXII$_f$ 还可相继激活纤溶、激肽和补体系统，进一步促进 DIC 的发生、发展。③血管内皮细胞的抗凝作用降低。主要表现在：血栓调节蛋白 / 蛋白 C（TM/PC）和硫酸乙酰肝素 / 抗凝血酶 -Ⅲ（HS/AT-Ⅲ）系统功能降低及产生的组织因子途径抑制因子（TFPI）减少。④血管内皮细胞的损伤使其产生的组织性纤溶酶原激活物（t-PA）减少，而纤溶酶原抑制激活物抑制物 -1（PAI-1）产生增多，从而使纤溶活性降低。⑤血管内皮细胞损伤使 NO、PGI$_2$、ADP 酶等产生减少，抑制血小板黏附、聚集的功能降低而促进凝血反应。

（三）血细胞大量破坏

1. 红细胞的大量破坏　异型输血、疟疾、阵发性睡眠性血红蛋白尿症等，血液中的红细胞大量破坏引起的急性溶血、特别是伴有较强免疫反应的急性溶血时，一方面破坏的红细胞释放大量 ADP 等促凝物质，促进血小板黏附、聚集等，导致凝血；另一方面，红细胞膜磷脂可浓缩、局限 FⅦ、FⅨ、FⅩ 及凝血酶原等凝血因子，并产生凝血反应，生成大量凝血酶，促进 DIC 的发生。

2. 白细胞的破坏或激活　急性早幼粒细胞白血病患者，在化疗、放疗等治疗后，导致白细胞大量破坏时，可释放组织因子样物质，激活外源性凝血系统，启动凝血反应，促进 DIC 的发生。某些病因使血液中内毒素、IL-1、TNF-α 等增多时，可刺激血液中的单核细胞、中性粒细胞，使其诱导表达组织因子，也可启动凝血反应，促进 DIC 的发生。

3. 血小板的激活　血小板在 DIC 的发生发展中起着重要的作用，但多为继发性作用，只有在少数情况下，如血栓性血小板减少性紫癜时，可能起原发性作用。血管内皮细胞的损伤，内皮下胶原和微纤维的暴露是引起局部血小板黏附、聚集、释放反应的主要原因。血小板膜糖蛋白 GPI$_b$/Ⅸ 通过血管性假血友病因子 von Willebrand 因子（vWF）与胶原结合，使血小板黏附；同时胶原作为血小板的激活剂使黏附的血小板激活。除胶原外，凝血酶、ADP、肾上腺素、TAX$_2$ 等也可作为血小板的激活剂与血小板表面相应的受体结合，

使血小板活化。血小板膜糖蛋白 GP II_b/III_a 复合物激活，活化的 GP II_b/III_a 是血小板膜上的纤维蛋白原受体，纤维蛋白原为二聚体可与两个相邻的 GP II_b/III_a 结合，产生"搭桥"作用，使血小板聚集。血小板发生黏附、聚集后，除有血小板微集物形成堵塞微血管外，还能进一步激活血小板的凝血活性，促进 DIC 的发生。

（四）其他促凝物质进入血液

一定量的羊水、转移的癌细胞或其他异物颗粒进入血液可以通过表面接触使 FXII 活化，从而激活内源性凝血系统。急性坏死性胰腺炎时，大量胰蛋白酶进入血液，可激活凝血酶原，促进凝血酶的生成。蛇毒，如斑蝰蛇毒含有的两种促凝成分或在 Ca^{2+} 参与激活 F X 或可加强 F V 的活性，从而促进 DIC 的发生；而锯鳞蝰蛇毒则可直接使凝血酶原变为凝血酶。抗原抗体反应也可以引起 DIC，这可能是抗原 – 抗体复合物能激活因子XII或损伤血小板引起血小板聚集并释放促凝物质（如血小板因子等）所致。

综上所述，多数情况下，DIC 的病因可通过多种途径，引起 DIC 的发生、发展。

第二节　影响弥散性血管内凝血发生发展的因素

一、单核吞噬细胞系统功能受损

单核吞噬细胞系统具有吞噬及清除血液中的凝血酶、纤维蛋白原、纤溶酶、纤维蛋白（原）降解产物（FDP）以及内毒素等物质作用。当单核吞噬细胞系统功能严重障碍，或大量吞噬了细菌、病毒、坏死组织等其他物质，使其功能受"封闭"时，则由于上述促凝、纤溶等物质清除减少而促进 DIC 的发生。如：全身性 Shwartzman 反应时，给家兔间隔 24 h 静脉内各注射一次小剂量内毒素，第一次注射的内毒素使单核吞噬细胞系统功能"封闭"，但没有发生 DIC，第二次注射内毒素时则易引起 DIC。将第一次注射的内毒素用对机体无害但具有"封闭"单核吞噬细胞系统作用的二氧化钍代替，第二次注射内毒素时仍可发生 DIC。

二、肝功能严重障碍

正常的肝细胞不仅能合成某些抗凝物质，如蛋白 C、AT–III 及纤溶酶原等，还可灭活 FIX_a、FX_a、FXI_a 和凝血酶。肝功能严重障碍时，可使凝血、抗凝、纤溶过程失调。病毒、某些药物、抗原 – 抗体复合物等，既可损害肝细胞，引起肝功能障碍，也可激活凝血因子，促进 DIC 的发生。此外，肝细胞大量坏死，可释放大量组织因子等，启动凝血系统，促进 DIC 的发生。

三、血液的高凝状态

妊娠 3 周开始，孕妇血液中血小板及多种凝血因子（I、II、V、VII、IX、X、XII 等）逐渐增多，而 AT–III、t-PA、u-PA 则降低，来自胎盘的纤溶酶原激活物抑制物增多。随着妊娠时间的增加，孕妇血液逐渐趋向高凝状态，到妊娠末期最为明显。因此，产科意外（宫内死胎、胎盘早期剥离、羊水栓塞等）时，DIC 的发生率较高。

酸中毒时，由于血液 pH 降低，使肝素的抗凝活性减弱，而凝血因子的酶活性升高，并促进血小板的聚集，从而使血液处于高凝状态。此外，酸中毒还可直接损伤血管内皮细胞，启动凝血系统，引起 DIC 的发生。

四、微循环障碍

休克导致微循环严重障碍时，血流淤滞，甚至呈泥化状，红细胞发生聚集，血小板也发生黏附、聚集。加之，微循环严重障碍所致的缺血、缺氧，乃至酸中毒、血管内皮细胞损伤等，均有利于 DIC 的发生、发展。

巨大血管瘤时，微血管中血流缓慢，甚至出现涡流，以及伴有的内皮细胞损伤等，可促进 DIC 的发生、发展。

低血容量时，由于肝、肾血液灌流减少，使其清除凝血及纤溶产物功能降低，也是促进 DIC 发生、发展的因素。

五、其他

不恰当地应用纤溶抑制剂如 6- 氨基己酸等药物造成纤溶系统的过度抑制、血液黏度增高时也会促进 DIC 的发生、发展。

第三节　弥散性血管内凝血的分期和分型

一、弥散性血管内凝血的分期

根据 DIC 病理生理特点及发展过程，典型的 DIC 可分为三期：

（一）高凝期

由于凝血系统被激活，血液中凝血酶生成增多，微循环中形成大量的微血栓，此时主要表现为血液的高凝状态。

（二）消耗性低凝期

大量凝血酶的产生和微血栓的形成，使凝血因子、血小板大量被消耗而减少，此时纤溶系统被继发性激活，患者有明显的出血倾向。

（三）继发性纤溶亢进期

在凝血酶及 $FXII_a$ 的作用下，纤溶系统激活，产生大量纤溶酶，进而水解纤维蛋白（原）形成 FDP，使纤溶和抗凝作用增强，故此期出血表现十分明显。

二、弥散性血管内凝血的分型

（一）按 DIC 发生快慢分型

1. 急性型　起病急，常在数小时或 1~2 天内发生。临床表现明显，常以休克和出血为主，病情迅速恶化，分期不明显，实验室检查结果明显异常。常见于各种严重的感染，特别是革兰氏阴性菌感染引起的败血症性休克、异型输血、严重创伤、急性移植排异反应等。

2. 慢性型　特点是病程长，由于机体有一定的代偿能力，且单核吞噬细胞系统的功能也较健全，使临床表现较轻或不明显，常以某脏器功能不全为主要表现，有时仅有实验室检查异常，尸检病理检查时始被发现。一定条件下，可转化为急性型。常见于恶性肿瘤、胶原病、慢性溶血性贫血等。

3. 亚急性型　特点是在数天内逐渐形成 DIC，其临床表现介于急性型与慢性型之间。常见于恶性肿瘤转移、宫内死胎等。

（二）按 DIC 代偿情况分型

在 DIC 发生、发展过程中，虽然凝血因子与血小板不断被消耗，但是肝合成凝血因子和骨髓生成血小板的能力也都相应增强，以代偿其消耗。根据凝血物质的消耗与代偿情况，可将 DIC 分为代偿型、失代偿型、过度代偿型。

1. 代偿型　凝血因子与血小板的消耗与生成基本上保持平衡。实验室检查无明显异常。临床表现不明显或仅有轻度出血和血栓形成的症状，易被忽视。在一定条件下，可转化为失代偿型。常见于轻度 DIC。

2. 失代偿型　凝血因子和血小板的消耗超过生成。实验室检查发现血小板和纤维蛋白原等凝血因子均明显减少。患者出血、休克等表现明显。常见于急性型 DIC。

3. 过度代偿型　机体代偿功能较好，凝血因子和血小板的生成迅速，甚至超过消耗。可出现纤维蛋白原等凝血因子暂时性升高，出血或栓塞症状不明显。常见于慢性 DIC 或 DIC 恢复期。在致病因子的性质和强度发生改变时，也可转化为失代偿型 DIC。

有时 DIC 主要发生于病变局部，称为局部性 DIC。如：静脉瘤、主动脉瘤、心脏室壁瘤、人造血管、体外循环、器官移植后的排斥反应等，病变局部常有凝血过程的激活，主要局限于某一器官的多发性微血栓症，但全身也有轻度的血管内凝血，严格地说，局部性 DIC 也是全身性 DIC 的一种局部表现。

第四节　弥散性血管内凝血时机体的功能、代谢变化

DIC 的临床表现复杂多样，但主要表现是以出血及微血管中微血栓形成最为突出。

一、出血

DIC 患者最初的临床表现常为出血。可有多部位出血倾向，如皮肤瘀斑、紫癜；呕血、黑便；咯血、血尿、牙龈出血、鼻出血及阴道出血等。出血程度不一，严重者可同时多部位大量出血，轻者可只有伤口或注射部位渗血不止等。引起出血的机制可能与下列因素有关。

（一）凝血物质被消耗而减少

在 DIC 发生、发展过程中，各种凝血因子和血小板被大量消耗，虽然肝和骨髓可代偿性产生增多，但若其消耗过多，代偿不足，则使血液中纤维蛋白原、凝血酶原、FV、FⅧ、FX 等凝血因子和血小板明显减少，使凝血过程发生障碍，导致出血。

（二）纤溶系统的激活

DIC 的病因在启动凝血系统的同时，又通过 $FXII_a$、$FXII_f$、激肽释放酶和凝血酶的异常增多使纤溶系统激活。一些富含纤溶酶原激活物的器官（如子宫、前列腺、肺等）当其微血管内形成大量微血栓而发生变性坏死时，可释放大量纤溶酶原激活物，激活纤溶系统。应激时，交感 - 肾上腺髓质系统兴奋，肾上腺素等增多可促进血管内皮细胞合成、释放

纤溶酶原激活物。缺氧等原因使血管内皮细胞损伤时，也可使纤溶酶原激活物释放增多，从而激活纤溶系统，致大量纤溶酶生成。纤溶酶是活性较强的蛋白酶，除能使纤维蛋白（原）降解外，还能水解凝血因子，如 F V、F Ⅷ、F Ⅻ、凝血酶原等，使凝血功能障碍，引起出血。

（三）纤维蛋白（原）降解产物的形成

凝血过程的激活及继发性纤溶过程的启动使血中纤溶酶增多，血浆纤维蛋白（原）被降解。纤维蛋白原（Fbg）在纤溶酶作用下，可裂解出纤维肽 A（FPA）和纤维肽 B（FPB），余下为 X 片段。纤溶酶将 X 片段继续分解为 D 片段和 Y 片段。Y 片段可继续分解为 D 片段和 E 片段。纤维蛋白（Fbn）在纤溶酶作用下形成 X′、Y′、D′、E′ 及各种二聚体、多聚体等片段及复合物。血浆纤维蛋白（原）在纤溶酶作用下产生的各种片段，统称为血浆纤维蛋白（原）降解产物（fibrin/fibrinogen degradation products，FDP/FgDP）。这些片段有明显的抗凝作用，如 X，Y，D 片段可抑制纤维蛋白单体聚合；Y、E 片段有抗凝血酶作用；此外，大部分 FDP 可降低血小板的黏附、聚集、释放等功能。因此，FDP 的形成可使患者出血倾向进一步加重。

临床上一般常用血浆鱼精蛋白副凝试验（plasma protamine paracoagulation test，3P 试验），作为诊断 DIC 的重要指标。此外，检测体内 D- 二聚体（D-dinner，DD）的存在对判断 DIC 或继发性纤溶亢进也十分重要。

（四）微血管损伤

在 DIC 的发生、发展过程中，各种原发病因和继发性的缺氧、酸中毒、细胞因子和自由基产生增多等可使微血管损伤，导致微血管壁通透性增高，这也是 DIC 出血的机制之一。

◀ 知识拓展 ▶

3P 试验的原理是：X 碎片可与纤维蛋白单体形成可溶性纤维蛋白单体复合物（soluble fibrin monomer complex，SFMC），当受检血浆加入鱼精蛋白后，可使纤维蛋白单体与 X 片段分离并彼此聚合而凝固，形成肉眼可见的白色沉淀，这种不需要凝血酶的作用而使纤维蛋白聚合的现象称为副凝现象。DIC 患者 3P 试验常呈阳性；但在 DIC 晚期，因纤溶物质极为活跃，纤维蛋白单体和 X 片段均被消耗，3P 试验反而呈阴性。

D- 二聚体是纤维蛋白（Fbn）被纤溶酶降解的特异标志物。在凝血的过程中，纤维蛋白原（Fbg）被凝血酶分解产生纤维蛋白多聚体，同时纤溶系统被激活，纤溶酶再分解纤维蛋白多聚体，最后才能生成 D- 二聚体。D- 二聚体的含量变化可作为体内高凝状态和继发性纤溶亢进的重要指标。D- 二聚体除用于 DIC 的诊断，还用于血栓性疾病，是观察溶栓治疗效果的一种理想检测方法。原发性纤溶亢进如富含纤溶酶原激活物的器官（子宫、卵巢、前列腺等）因手术、损伤等原因导致血中 FDP 增高，但 D- 二聚体并不增高。

二、器官功能障碍

DIC 时，由于全身微血管内广泛微血栓形成，微循环障碍可导致缺血性器官功能障碍，尸检时，常发现微血管内存在微血栓，典型的为纤维蛋白性血栓，但亦可为血小板血栓，其可以在局部形成，也可来自别处，从而阻塞微血管。在某些情况下，患者虽然有典型的 DIC 临床表现，但病理检查却未见阻塞性微血栓，这可能是由于继发性纤溶激活，微血栓溶解，也可能是纤维蛋白微血栓尚未完全形成。

微血管中形成的微血栓，可阻塞相应部位的微循环血流，严重时可造成实质脏器的局灶性坏死。严重或持续过久的坏死性病变可导致受累脏器衰竭。累及脏器不同，可有不同的临床表现。如果微血栓在肾形成，则病变可累及入球小动脉或肾小球毛细血管，严重时可出现双侧肾皮质坏死和急性肾衰竭，临床上表现为少尿、蛋白尿、血尿等。在肺部，可引起呼吸困难、肺出血，从而导致呼吸衰竭等。消化系统则可出现恶心、呕吐、腹泻、消化道出血等。肝受累时可出现黄疸及肝衰竭等。累及肾上腺时可引起皮质出血性坏死造成的急性肾上腺皮质功能衰竭，称沃 – 弗综合征（Waterhouse-Friderichsen syndrome）。累及垂体坏死可导致希恩综合征（Sheehan syndrome）。神经系统的病变可导致神志模糊、嗜睡、昏迷、惊厥等非特异症状，这可能是由微血管阻塞、蛛网膜下腔、脑皮质、脑干等多处出血所致。

三、休克

急性 DIC 时常伴有休克，重度及晚期休克又可能促进 DIC 的发生，两者互为因果，形成恶性循环。DIC 引起休克的机制主要包括以下方面：①由于微血管内大量微血栓形成，阻塞微循环，使回心血量明显减少。②广泛出血使血容量减少。③受累心肌损伤，使心输出量减少。④FXII 的激活，可相继激活激肽系统、补体系统和纤溶系统，产生一些血管活性物质，如激肽、补体成分（C3a、C5a）。激肽能使微动脉和毛细血管前括约肌舒张，通透性增高，从而使外周阻力显著降低；C3a、C5a 等则可使肥大细胞和嗜碱性粒细胞脱颗粒，从而通过释放组胺而发挥与激肽类似的作用；这是导致急性 DIC 时动脉血压下降的重要原因。⑤FDP 的某些成分可增强组胺、激肽的作用，促进微血管舒张。

四、贫血

DIC 患者可伴有一种特殊类型的贫血，即微血管病性溶血性贫血（microangiopathic hemolytic anemia）。该贫血属溶血性贫血，其特征是：外周血涂片中可见一些形态特殊的变形红细胞，称为裂体细胞（schistocyte），外观呈盔甲形、星形、新月形等，统称其为红细胞碎片。由于这些碎片脆性高，故容易发生溶血。

DIC 是产生红细胞碎片的主要原因。当早期微血管中有纤维蛋白性微血栓形成时，纤维蛋白丝在微血管腔内形成细网，当循环中的红细胞流过网孔时，常会黏着、滞留或挂在纤维蛋白丝上。这样由于血流的不断冲击，可引起红细胞破裂。在微血流通道受阻时，红细胞还可从微血管内皮细胞间的裂隙被"挤压"到血管外，这种机械损伤同样也可使红细胞扭曲、变形、破裂。某些 DIC 的病因（如内毒素等）也有可能使红细胞变形性降低，使其容易破裂（图 12-2，图 12-3）。

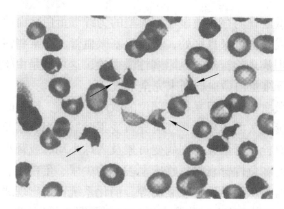

图 12-2 微血管病性溶血性贫血血片中的裂体细胞

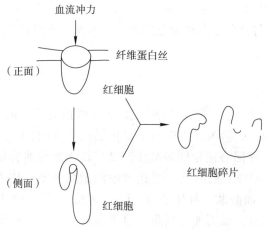

图 12-3 裂体细胞的形成机制

第五节 弥散性血管内凝血防治的病理生理基础

一、防治原发病

预防和迅速去除引起 DIC 的病因是防治 DIC 的根本措施。以严重感染引起的 DIC 为例，及时有效地控制原发感染病灶，对 DIC 的防治起着决定性作用。若 DIC 程度不重，去除病因则可迅速恢复正常。

二、改善微循环

疏通被微血栓阻塞的微循环，增加其灌流量等，在防治 DIC 的发生、发展中具有重要作用。通常采用补充血容量，解除血管痉挛等措施。此外，也有人应用阿司匹林、双嘧达莫等抗血小板药，稳定血小板膜、减少 TXA_2 的生成，对抗血小板的黏附和聚集，对改善微循环也具有一定效果。

三、重新建立凝血和纤溶间的动态平衡

在 DIC 的高凝期，常用肝素抗凝，同时应用 AT-Ⅲ 可增强肝素抗凝作用，但消耗性低凝期和继发性纤溶亢进期则慎用，此时可酌情输入新鲜全血、冰冻血浆，或补充凝血因子、血小板等。

本 章 小 结

DIC 是临床常见的病理过程，其基本特点是：在某些致病因子作用下凝血因子或血小板被激活，大量促凝物质入血，使凝血酶增加，进而微循环中形成广泛的微血栓，同时大量凝血因子、血小板因消耗而减少，并引起继发性纤维蛋白溶解功能加强，导致患者出现明显的出血、休克、脏器功能障碍和溶血性贫血等临床表现。DIC 的病因众多，最常见的是感染性疾病，其次是恶性肿瘤。虽然不同原因引起 DIC 的机制和途径可能不同，但其主要发生机制通常为：组织因子的释放，血管内皮细胞损伤及凝血、抗凝调控失调，血细胞的破坏和血小板的激活以及某些促凝物质入血等；而影响 DIC 发生、发展的因素也很多，主要包括单核吞噬细胞系统功能受损、肝功能严重障碍、血液高凝状态、微循环障碍等。DIC 的发展过程可分为高凝期、消耗性低凝期和继发性纤溶亢进期，其临床表现主要有出血、休克、器官功能障碍及微血管病性溶血性贫血。DIC 的防治原则主要是防治原发病、改善微循环、重新建立凝血和纤溶间的动态平衡。

复习思考题

1. 试述 DIC 的发生机制。
2. 试述影响 DIC 发生发展的因素。
3. 试述 DIC 患者发生出血的机制。
4. 试述 DIC 的临床特征。
5. 试说明休克与 DIC 之间的相互关系。
6. DIC 患者为何会出现贫血？

（邱晓晓）

数字课程学习

📥 教学 PPT　　▶▶ 微视频　　✎ 自测题

第十三章
心功能不全

学习目标

掌握心力衰竭、心脏紧张源性扩张、心肌肥大等概念，心功能减退时心脏本身代偿的方式和机制，心力衰竭时心肌收缩性降低和舒张功能障碍的机制，左心衰竭时呼吸困难的表现形式与机制；熟悉心力衰竭发生的原因和诱因，心功能减退时心脏以外的代偿机制；了解心力衰竭的分类，对机体的影响以及心力衰竭防治的病理生理基础。

核心概念

心力衰竭　心脏紧张源性扩张　心肌肥大

引言

心脏是血液循环系统的动力和枢纽。正常心脏不断地进行有节律的收缩和舒张相交替的活动，收缩时将心室内血液射入动脉，舒张时静脉血返回心脏，整个过程推动血液沿单一方向循环流动，实现了心脏的泵血功能。此外，心脏还具有内分泌功能。

当各种病因和诱因作用于机体后，可影响心脏的结构和功能，导致心功能不全。

心功能不全（cardiac insufficiency）是指各种原因引起的心脏结构和功能的改变，使心室泵血量和（或）充盈功能低下，以至于不能满足组织代谢需要的病理生理过程，在临床上表现为呼吸困难、水肿及静脉压升高等静脉淤血和心排血量减少的综合征，又称为心力衰竭（heart failure）。心功能不全包括心脏泵血功能受损后由完全代偿直至失代偿的全部过程，心力衰竭是指心功能不全的失代偿阶段，两者在本质上是相同的，随着心功能不全早期预防的推进，两者可以通用。

部分患者钠、水潴留和血容量增加，出现心腔扩大、静脉淤血及组织水肿的表现，称为充血性心力衰竭（congestive heart failure）。

第一节 心力衰竭的原因、诱因和分类

一、心力衰竭的原因

（一）原发性心肌舒缩功能障碍

1. 心肌病变　心肌炎、心肌病、心肌纤维化等原发性心肌病变，可因肌原纤维受到损害，使心肌舒缩性减弱而发生心力衰竭。

2. 心肌缺血、缺氧　冠状动脉粥样硬化性心脏病、严重贫血和维生素 B_1 缺乏引起的心肌病变等，由于心肌绝对或相对供血供氧不足和生物氧化过程障碍，从而导致心力衰竭。

（二）心室负荷过度

心脏的负荷分为容量负荷（volume load）和压力负荷（pressure load）。

1. 容量负荷过度　又称前负荷过度，是指心室舒张时所承受的容量过大，相当于心室舒张末期的容量，其大小决定了心肌收缩的初长度。左心室容量负荷过度常见于主动脉瓣或二尖瓣关闭不全；右心室容量负荷过度常见于肺动脉瓣或三尖瓣关闭不全、房间隔或室间隔缺损等。严重贫血则可有左、右心室前负荷都过度。

2. 压力负荷过度　又称后负荷过度，是指心室收缩时所承受的阻抗增加，相当于心室壁在收缩时的张力增加，常以主动脉压作为左心室压力负荷的指标。左心室后负荷增高常见于高血压、主动脉瓣狭窄等，右心室后负荷过度常见原因是肺动脉高压和肺动脉瓣狭窄等。

（三）心室舒张及充盈受限

心室舒张及充盈受限是指在静脉回心血量减少不明显的情况下，因心脏本身病变而引起的心脏舒张和充盈障碍。心脏舒张受限常见于心室舒张期顺应性减低（如高血压性心脏病、肥厚型心肌病）、限制型心肌病和心包疾病（缩窄或压塞）。二尖瓣狭窄和三尖瓣狭窄可使心室充盈受限，分别使肺循环和体循环淤血，导致心房衰竭。

二、心力衰竭的诱因

临床上，90% 以上心力衰竭的发生都是有诱因的。凡加重心肌舒缩功能障碍和（或）增加心脏负荷的因素都可能成为心力衰竭的诱因。

（一）感染

感染为常见诱因，呼吸道感染占首位，特别是肺部感染，可能与肺淤血后清除呼吸道分泌物的能力下降有关。感染引起的发热可导致交感神经兴奋，心率加快，心肌耗氧率增加；呼吸道病变使支气管渗出、肿胀和痉挛，并使肺循环阻力增加，增加右心室负荷。发热、代谢亢进及窦性心动过速等增加心脏的血流动力学负荷。急性风湿热复发、感染性心内膜炎、各种变态反应性炎症和感染性疾病所致的心肌炎症均会直接损害心肌功能，加重原有的心脏疾病。

（二）心律失常

快速性心律失常如最常见的心房颤动使心排血量降低。心动过速会增加心肌耗氧量，

诱发和加重心肌缺血。严重心动过缓使心排血量下降。心律失常还会导致心房辅助泵作用丧失，使心室充盈功能受损。

（三）血液变化

慢性贫血患者心排血量增加，心脏负荷增加，血红蛋白的摄氧量减少，使心肌缺氧甚至坏死，引起贫血性心脏病。大量出血使血容量减少，回心血量和心排血量降低，并使心肌供血量减少和反射性心率增快，心肌耗氧量增加，从而导致心肌缺血缺氧。

（四）妊娠和分娩

妊娠和分娩可加重心脏负荷和增加心肌耗氧量而诱发心力衰竭，尤其孕产妇伴有出血或感染时更易诱发心衰。

除上述诱因外，肺栓塞、剧烈运动、情绪波动、气候变化、输血输液过多或过快、洋地黄过量、酸碱平衡紊乱均可诱发心力衰竭。

三、心力衰竭的分类

（一）根据心脏的受损部位分类

1. 左心衰竭（left heart failure）　常发生于冠心病、高血压心脏病、主动脉瓣膜病和二尖瓣关闭不全，也可见于心肌病及先天性心脏病等。由于左心室排血功能降低，不能充分排出来自肺静脉的血液，而常导致肺循环淤血、肺水肿。

2. 右心衰竭（right heart failure）　多见于肺动脉高压、二尖瓣狭窄伴肺血管阻力升高、某些先天性心脏病和右心瓣膜病等因右心室不能充分把体循环回心的血液排至肺循环，故出现体循环淤血、静脉压升高，并常伴有下肢水肿，严重者发生全身水肿。

3. 全心衰竭（whole heart failure）　左、右心都发生衰竭称之为全心衰竭，见于心肌炎、心肌病同时累及左、右心；也可由长期的左心衰竭使右心室后负荷过度而并发右心衰竭。

（二）按左室射血分数分类

左室射血分数（left ventricle ejection fraction，LVEF）是指每搏输出量占左心室舒张末期容积（ventricle end diastolic volume，VEDV）的百分比，静息状态时为55%~70%，是评价左心室射血效率的常用指标，较好地反映左心收缩功能的变化。

1. 射血分数降低的心力衰竭（heart failure with a reduced ejection fraction，HFrEF）　常见于冠心病和心肌病等引起的心肌收缩力降低，临床特点是LVEF<40%；VEDV增加，心腔扩大，也称为收缩性心力衰竭（systolic heart failure）。

2. 射血分数中间值的心力衰竭（heart failure with mid-range ejection fraction，HFmrEF）LVEF为40%~49%，临床研究提示占心力衰竭人群10%~20%，其临床特点介于HFrEF和HFpEF之间，见于相关的结构性心脏病，如左室肥厚和(或)左房扩大引起的轻度收缩功能不全，也可见于左室舒张功能不全。

3. 射血分数保留的心力衰竭（heart failure with preserved ejection fraction，HFpEF）　是一种特殊类型的心力衰竭，LVEF降低不明显的心衰，因心肌舒张功能异常或（和）室壁僵硬度增加，导致心室容量减少，需要提高心室充盈压才可达到正常的心排血量。多见于高血压伴左室肥厚和肥厚型心肌病，临床特点是LVEF≥50%，且左心室不扩大，但由于充盈压升高逆传到静脉系统，患者因肺淤血、肺水肿而出现呼吸困难等临床表现，甚至出现体循环淤血的症状，故又称为舒张性心力衰竭（diastolic heart failure）。

射血分数临界范围的提出有利于我们早期干预，或能延缓心衰的发生。

（三）按心力衰竭时心输出量的高低分类

1. 低输出量性心力衰竭（low output heart failure） 冠心病、高血压病、心肌病、心脏瓣膜病等引起的心力衰竭多属此，患者在基础状态下心输出量低于正常群体的平均水平。

2. 高输出量性心力衰竭（high output heart failure） 继发于高循环动力状态的某些疾病，如甲状腺功能亢进症、严重贫血、严重维生素 B_1 缺乏症和动-静脉瘘等。上述疾病由于循环血量增多，或者循环速度加快，使心室容量负荷增加，引起心输出量代偿性增高，当此类患者发生心力衰竭时心输出量比心力衰竭前有所降低，但仍可稍高于正常人水平。

第二节　心力衰竭发病过程中机体的代偿

生理条件下，心排血量可以随着机体代谢需要的升高而增加，这主要是通过对心率、心室前、后负荷和心肌收缩性的调控实现的。心脏泵血功能受损时，心排血量减少可以通过其他途径，引起内源性神经-体液调节机制激活，这是心功能减退时介导心内与心外代偿与适应反应的基本机制，也是导致心力衰竭发生与发展的关键途径。

一、神经-体液调节机制激活

心肌损伤初期，患者循环血或组织中儿茶酚胺、血管紧张素Ⅱ（angiotensinⅡ，AngⅡ）、醛固酮、肿瘤坏死因子、内皮素等含量或活性升高。这些神经-体液因子的增加在早期有一定的代偿意义，可引起心脏本身及心外组织器官的一系列代偿适应性变化，既有迅速启动的功能性代偿，又有缓慢持久的结构性代偿。在心功能不全的最初阶段，这些适应性变化在维持心脏泵血功能、血流动力学稳态及重要器官血流灌注方面起着十分重要的作用。随着时间的推移，神经-体液调节机制失衡的有害作用也逐渐凸显出来，成为加重心肌损伤、促使心脏泵血功能降低及心力衰竭进展的关键环节。在神经-体液调节机制中，交感-肾上腺髓质系统和肾素-血管紧张素-醛固酮系统（renin-angiotensin-aldosterone system，RAAS）的激活极为重要。

（一）交感神经系统激活

心功能不全时，心排血量减少可以激活颈动脉窦和主动脉弓的压力感受器，进而激活交感-肾上腺髓质系统，表现为交感神经活性增加，血浆儿茶酚胺浓度升高。短期内，交感神经兴奋不但可使心肌收缩性增强，心率增快，心排血量增加，提高心脏本身的泵血功能，而且通过对外周血管的调节，在血流动力学稳态中也起着重要的支持作用。例如，腹腔内脏、皮肤等阻力血管收缩有助于维持动脉血压，保证重要器官的血流灌注。在心功能受损较轻时，这些心血管代偿调节防止了心排血量和血压发生明显的变化。但长期过度地激活交感神经会对机体产生不利影响。例如，心脏肾上腺素受体及其信号转导系统下调、压力感受器减敏等。外周血管阻力增加会加重心脏后负荷，引起内脏器官供血不足，导致其代谢、功能和结构改变。

（二）肾素-血管紧张素-醛固酮系统激活

肾脏低灌流、交感神经系统兴奋和低钠血症等都可以激活 RAAS。AngⅡ增加可以直接通过缩血管作用及与去甲肾上腺素的协同作用，对血流动力学稳态产生显著的影响。Ang Ⅱ可以升高肾灌注压，通过肾内血流重分布，维持肾小球血流量，从而维持肾小球滤过率。醛固酮增加可引起钠潴留，通过维持循环血量保持心排血量正常。但是，RAAS的过度激活也有明显的副作用。例如，过度的血管收缩加重左心室后负荷；钠潴留引起的血容量增加可使已经升高的心室充盈压进一步升高。Ang Ⅱ还直接促进心肌和非心肌细胞肥大或增殖。醛固酮增加既可促进远曲小管和集合管上皮细胞对钠水的重吸收，引起水钠潴留，又可作用于心肌成纤维细胞，促进胶原合成和心室纤维化。总之，RAAS激活在心功能不全的代偿及失代偿调节中的作用是弊大于利。

心房肌主要合成和分泌心房钠尿肽（atrial natriuretic peptide，ANP），心室肌主要合成和分泌B型钠尿肽（B-type natriuretic peptide，BNP），它们均为钠尿肽家族的成员。BNP基因转录生成由134个氨基酸残基构成的B型钠尿肽原，而后被蛋白酶在N端切掉26个氨基酸残基的片段，在分泌或进入血液循环的过程中，被蛋白水解酶裂解成由32个氨基酸残基组成的具有生物学活性的BNP和由76个氨基酸残基组成无生物学活性的N末端B型钠尿肽（N-terminal pro B-type natriuretic peptide，NT-proBNP）。NT-proBNP比BNP具有更长的半衰期和更高的稳定性，其浓度可反映短暂时间内新合成的而不是贮存的BNP释放，因此能更好地反映BNP通路的激活。钠尿肽类激素具有利钠、排尿，扩张血管和抑制肾素、醛固酮的作用。生理状态下，循环血中可检测到少量BNP/NT-proBNP。心功能不全时，心脏负荷增加或心室扩大，心肌细胞受牵拉而合成并释放BNP/NT-proBNP入血，血浆BNP/NT-proBNP含量升高，并与心功能分级呈显著正相关。目前，动态监测血中BNP/NT-proBNP浓度已成为心力衰竭诊断和鉴别诊断、风险分层及评估预后的重要生化指标。

心功能不全还会激活肿瘤坏死因子等炎性介质的释放；引起内皮素和一氧化氮等血管活性物质的改变，这些因素都在不同程度上参与了心功能不全的代偿和失代偿过程。

在神经-体液机制的调控下，机体对心功能降低的代偿反应可以分为心脏本身的代偿和心外代偿两部分。

二、心脏的代偿功能

（一）心率加快

心率加快是心脏快速发动、迅速见效的代偿活动。也是一种反射性活动，其机制是：

1. 压力感受器的调控　心输出量减少时，动脉血压下降，使主动脉弓和颈动脉窦血管壁压力感受器刺激减弱。颈动脉窦压力感受器的传入神经为窦神经，窦神经参与舌咽神经进入延髓；主动脉弓压力感受器的传入神经参与迷走神经进入延髓。传至中枢的抑制性冲动减弱，反射性引起心率加快。

2. 容量感受器的调控　心脏泵血减少，心室舒张末期容积和压力增大，使右心房和腔静脉淤血，刺激心房壁和腔静脉入口处的压力或容量感受器，冲动经迷走神经传入纤维传至中枢，降低迷走神经紧张性，也反射性地引起心率加快。

3. 化学感受器的调控　缺血、缺氧刺激主动脉体和颈动脉体化学感受器，引起呼吸中枢兴奋，呼吸加深加快对肺牵张感受器的刺激，反射性地通过交感神经而使心率加快。

心率加快的意义：在一定的范围内，当每搏量稍有减少的情况下，心率加快可使心输出量增多或不致明显减少。

心率加快的代偿作用是有限度且有负效应的，当心率过快（超过 180 次 /min），心脏舒张期缩短，影响冠脉的灌流量；尤其是心室充盈因舒张期缩短而明显不足，结果每搏量进一步减少，心输出量也更减少；同时心肌的耗能、耗氧明显增加。因此，心率过快不但失去代偿作用，反而可能促进心力衰竭的发生。

（二）心脏紧张源性扩张

心室舒张末期容积和压力增大使心肌纤维的初长度增大，根据 Frank-Starling 定律，在一定范围内随着心肌纤维初长度的增大，心肌收缩力增强的心腔扩大现象，称为紧张源性扩张。这种心肌纤维初长度的改变而引起自身收缩力的改变，也称心肌异常性自身调节。在心泵功能减弱时，心输出量减少，致使舒张末期容积增加，心肌初长度增大，通过紧张源性扩张可使心肌收缩力加强而保持心输出量于正常水平。这是心脏对急性血流动力学改变的一种重要代偿机制。

肌节长度为 2.2 μm 时，粗、细肌丝处于最佳重叠状态，横桥的有效数目最多，产生的心肌收缩力也最大，称为最适初长度（L_{max}）。短于或超过最适初长度，横桥的有效数目都减少，心肌收缩力都减弱。在正常情况下，舒张末期的压力较低，肌节长度变动为 1.7 ~ 2.1 μm，尚未达到最适初长度，所以当前负荷增加时，心肌收缩力和心输出量均随心室舒张末期容量增大而增加，直到肌节初长度达到最适初长度（L_{max}）为止。但肌节长度超过最适初长度，心肌收缩力和心输出量则反而降低。这种心肌纤维过度拉长并伴有心肌收缩力下降的心腔扩大现象，称为肌源性扩张，此时已失去代偿意义（图 13-1）。同时过度的心室扩张会增加心肌的耗氧量，加重心肌损伤。

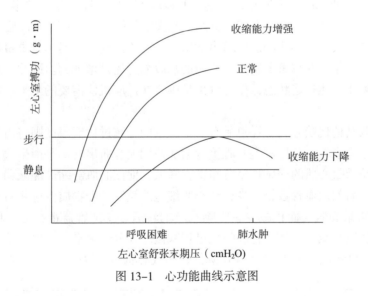

图 13-1　心功能曲线示意图

（三）心肌收缩性增强

收缩性是指心肌在接受刺激后产生张力和缩短的一种内在特性。最简单的评价心肌收缩性的方法是等容收缩期左心室内压力上升的最大速率 [maximal rate of increase in left ventricular pressure, $+ (dP/dt)_{max}$]。调节心肌收缩性的主要因素是神经或激素，如交感神经、儿茶酚胺、电解质（尤其为 K^+、Ca^{2+}）等。

心肌收缩性增强是最经济的心脏代偿方式之一，也是动用心输出量储备的最基本机制。心功能不全时，由于交感 – 儿茶酚胺的作用，通过受体操纵性钙通道，使胞浆内 Ca^{2+} 浓度升高，正性肌力作用得以发挥。当慢性心力衰竭时，血浆中虽有大量的儿茶酚胺，但心肌的 β 肾上腺素受体下调，正性肌力作用下降，转为失代偿。

（四）心室重塑

心脏是由心肌细胞、非心肌细胞及细胞外基质组成。心室重塑是当心肌损伤或心脏负荷增加时，通过心室结构、功能和代谢的改变而发生的慢性适应性反应，其结构性适应不仅有量的增加，即心肌肥大（myocardial hypertrophy），还伴有质的改变，即细胞表型（phenotype）的变化，结构性变化使其功能代谢都不同于正常的心肌细胞。此外，非心肌细胞和细胞外基质也会发生结构、功能和代谢的变化。

1. 心肌肥大　是心脏长期负荷过度逐渐发展起来的一种慢性代偿机制。心肌肥大是指心肌细胞体积增大，包括直径增宽、长度增加而引起心室重量的增加和心室壁的增厚。当心肌肥大达到临界限（成人心脏重量超过 500 g 或左心室重量超过 200 g）时，还可能出现心肌细胞数量的增多。

心肌肥大有两种形式，即向心性肥大和离心性肥大。①向心性肥大（concentric hypertrophy）：当心室压力负荷过度时，收缩期室壁压力增大，使心肌纤维中新形成的肌节并联性增生，心肌纤维变粗，室壁厚度增加，心室腔无明显扩大，室壁厚度与心室半径比增大，常见于高血压性心脏病、主动脉瓣狭窄等。②离心性肥大（eccentric hypertrophy）：当心室容量负荷过度时，舒张期室壁张力增加，引起心肌纤维中新形成的肌节串联性增生，使心肌纤维增长，心室腔明显增大，室壁厚度与心室半径比基本不变，常见于二尖瓣或主动脉瓣关闭不全等。这两种肥大都是持久而强有力的代偿方式。

心肌肥大的意义在于心肌的总收缩力的增加。实验证明，虽然单位重量肥大心肌的收缩性是降低的，由于心肌总重量增加，心肌的总收缩力还是增加的。因此，在相当长的时间内肥大心脏处于功能稳定状态，使心输出量维持在适应机体需要的水平，而不发生心力衰竭。

心肌肥大与其他代偿方式一样也是有一定限度的，超过代偿限度则将由代偿转为失代偿，而发展为心力衰竭。其机制是心脏重量增加使肥大心肌出现不平衡生长，包括：①器官水平上，单位重量心肌的交感神经分布密度降低，促使心肌舒缩性能减弱。②组织水平上，单位重量心肌的微血管数目减少，致心肌细胞的氧和营养物质供应相对不足。③细胞水平上，单位重量心肌表面积减少，影响 Ca^{2+} 的转运。④细胞器水平上，单位重量心肌的细胞内线粒体数目减少，使氧化磷酸化过程减慢。⑤分子水平上，单位重量心肌的肌球蛋白和肌质网 ATP 酶分布密度及活性均降低，而致心肌用能障碍。

◀ 知识拓展 ▶

心肌肥大的本质在于心脏构型重塑，包括心肌细胞大小、数量和分布的改建，细胞外基质的多少、类型和分布的改建以及两者比例的改建。任何形式的改建，都会引起心脏舒缩功能障碍乃至心力衰竭的发生。

2. 心肌细胞表型的变化 即由于所合成的蛋白质的种类变化所致的心肌细胞 "质" 的改变。在引起心肌肥大的机械信号和化学信号的刺激下，使处于静止状态的胎儿期心肌细胞基因被激活，并表达胎儿型蛋白质，另一些基因的表达则受到抑制，从而发生同工型蛋白间的转换，进而导致细胞表型改变。转型的心肌细胞分泌活动增强，通过分泌细胞因子和局部激素，进一步促进细胞生长、增殖及表型改变，从而改变心肌的舒缩功能。

三、心脏以外的代偿

（一）血容量增加

血容量增加是慢性心力衰竭时发生的重要代偿活动，由钠、水潴留所致。

1. 交感 – 儿茶酚胺的作用 心力衰竭时，有效循环血量下降，使交感神经兴奋，血中去甲肾上腺素增多。①入球小动脉收缩，肾血流量进一步减少，肾小球滤过率下降，导致了钠、水潴留；②出球小动脉比入球小动脉的收缩更加明显，因而肾小球滤过率的下降也就不如肾血流量下降明显，滤过分数随之升高，结果肾小管周围毛细血管压力下降、血浆蛋白浓度相对增加，促进了近曲小管对钠、水的重吸收。儿茶酚胺的增加在轻、中度心力衰竭中起着重要的作用。

2. 肾素 – 血管紧张素 – 醛固酮系统（renin-angiotensin-aldosterone system，RAAS）的作用 有效循环血量下降导致的肾血流降低使入球小动脉牵张感受器的刺激减弱，促使肾素分泌；上述交感神经兴奋直接刺激近球细胞分泌肾素，加上心力衰竭时的利尿、限制钠盐，使致密斑的钠负荷降低也促进肾素分泌；因此肾素 – 血管紧张素系统活性增强，醛固酮分泌增加，使远曲小管对钠、水的重吸收增加。

3. 抗利尿激素（antidiuretic hormone，ADH）的作用 ①肾素 – 血管紧张素系统的激活，使血管紧张素Ⅱ增多；②肝对 ADH 的清除能力降低。增多的 ADH 作用于远曲小管和集合上皮细胞 ADH 受体，促进对水的重吸收。

4. 其他 严重心力衰竭时，PGE_2 和心房钠尿肽的合成和分泌减少，促进钠、水潴留。

血容量增加在一定程度上可通过增加回心血量和前负荷以提高心输出量，对轻度心功能不全有重要的代偿意义。但血容量过度增加使心脏的容量负荷和心肌的耗能、耗氧随之增加，加重了心力衰竭。

（二）外周循环血液重新分配

有效循环血量减少引起交感神经兴奋使儿茶酚胺等缩血管物质释放增加时，由于各器官对儿茶酚胺的反应不同，其血管收缩强度也不同。尤其是各器官在缺血、缺氧的状态下局部产生的扩血管性代谢产物多少不一，而出现外周循环血液的重分布。其特点是，腹腔脏器、皮肤、骨骼肌的血管收缩，血流量减少；而心、脑的血液供应在全身循环血量减少的情况下仍然得到比较充分的保障。急性或轻度心力衰竭时，血流重分布有重要的代偿意义。

应该指出，在重度或慢性心力衰竭时，处于长时间血管收缩的器官不但影响本身的功能，还可因严重缺血、缺氧而发生缺血后过度扩张和充血，继而导致心、脑血流量减少。另外，外周血管长期收缩，外周阻力升高，可进一步加重衰竭心脏的后负荷，使心输出量更为减少。

（三）组织利用氧的能力增加

心力衰竭时，因血流变慢而发生循环性缺氧，此时，组织、细胞中线粒体数量增多，呼吸酶活性增强，因而组织利用氧的能力增强。

（四）红细胞增多

缺氧刺激骨髓造血功能，使血液红细胞数和血红蛋白量增多，提高了血液携氧的能力，同时又增加了血容量，故具有代偿意义。但红细胞过多时，血液黏度增大，加重了后负荷，造成不利的影响。

第三节　心力衰竭的发生机制

心力衰竭的发生机制比较复杂，目前尚未完全阐明，但肯定的是心肌舒缩功能障碍是心力衰竭的本质。

心肌舒缩的基本单位是肌节，主要由粗肌丝和细肌丝组成。粗肌丝的主要成分是肌球蛋白（myosin），分杆状的尾部、能弯曲的颈部和粗大的头部三部分。细肌丝的主要成分是肌动蛋白（actin），呈球形，互相串联成双螺旋的细长纤维状。肌球蛋白与肌动蛋白直接参与心肌的舒缩，称为收缩蛋白。此外呈杆形的原肌球蛋白（tropomyosin）也串联成细长的螺旋状，嵌在肌动蛋白双螺旋之间的沟槽内，每间隔40nm处有一个肌钙蛋白（troponin）。这两种蛋白参与收缩蛋白舒缩活动的调节，称为调节蛋白。心肌舒缩的分子生物学基础详见图13-2。

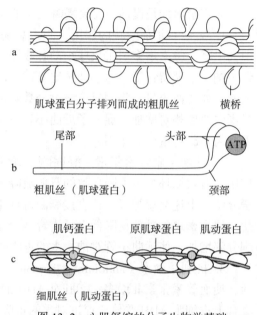

图 13-2　心肌舒缩的分子生物学基础

心肌细胞兴奋去极化时，细胞外的 Ca^{2+} 顺离子浓度差内流至胞质，同时肌质网释放 Ca^{2+} 进入胞质，使胞质的 Ca^{2+} 浓度迅速上升。当 Ca^{2+} 浓度从 10^{-7} mol/L 升至 10^{-5} mol/L 时，Ca^{2+} 与肌钙蛋白相结合，继而使原肌球蛋白旋转到肌动蛋白的两条螺旋的深沟中，此时被掩盖的肌动蛋白作用位点暴露出来，与肌球蛋白头部接触形成横桥，同时 Ca^{2+} 激活肌球蛋白头部的 ATP 酶，水解 ATP 释放能量，启动肌球蛋白头部定向偏转，使肌动蛋白向肌节中央滑行，致肌节缩短，即发生心肌收缩。此过程称为心肌兴奋收缩耦联，而胞质中 Ca^{2+} 浓度增高起着关键作用。

心肌复极化时，肌质网通过钙 ATP 酶从胞质中把 Ca^{2+} 摄取回来，同时部分 Ca^{2+} 被排至细胞外，胞质内的 Ca^{2+} 浓度迅速降低。当降到 10^{-7} mol/L 时，Ca^{2+} 即与肌钙蛋白解离，并使原肌球蛋白从肌动蛋白螺旋深沟中转移出来，恢复到原来的位置，于是肌动蛋白上的作用位点又重新被掩盖；与此同时，ATP 释放能量拆除横桥，肌球蛋白和肌动蛋白重新分离，肌动蛋白向外滑行，遂肌节恢复原长，心肌舒张。

一、心肌收缩性减弱

心肌收缩性是指心肌在接受有效刺激后产生张力和缩短的能力，是决定心输出量最重要的因素。原发或继发的心肌收缩性下降，是绝大多数心力衰竭发生的基础，其机制大致有下述几方面。

（一）心肌细胞数量减少

心肌收缩性下降与心肌细胞数量减少及心肌细胞功能密切相关，当严重心肌梗死、心肌炎和心肌病时，由于心肌发生局部性或弥漫性变性、萎缩等，严重时心肌细胞死亡可导致心肌细胞数量减少，而引起心肌收缩性显著减弱。心肌细胞数量减少主要见于两种形式即：心肌细胞坏死（necrosis）和心肌细胞凋亡（apoptosis）。

> ◀知识拓展▶
>
> 临床上，当发生急性心肌梗死，若梗死面积达左心室面积的 25%，可出现急性心力衰竭；若超过左心室的 40%，可导致心源性休克。

1. 心肌细胞坏死　原因很多，主要见于严重的缺血、缺氧、病原微生物的感染、体液因子的过度作用，导致细胞内溶酶体破裂，大量溶酶释放，特别是蛋白水解酶释放引起细胞自溶，因而心肌功能严重受损。

2. 心肌细胞凋亡　在心力衰竭发生、发展中出现的许多病理因素，如：氧化应激、心脏负荷增加、细胞因子、缺血缺氧、神经 - 内分泌失调等都可诱导心肌细胞凋亡。对来自心力衰竭患者心肌标本的研究也证实，心肌凋亡指数（发生凋亡的细胞核数 / 每 100 个细胞核）高达 35.5%，而对照仅为 0.2% ~ 0.4%。

（二）心肌能量代谢障碍

心肌的收缩活动中，不论 Ca^{2+} 的转运还是粗细肌丝的滑行，都需消耗能量。其能量主要来源于心肌细胞有氧氧化产生的 ATP。心肌若无足够的 ATP 供应和利用，即使收缩蛋白正常，也难以保证正常的收缩性。心肌细胞的能量代谢分为能量释放、储存和利用三个阶段。较常见的是能量释放阶段和利用阶段障碍所引起的收缩性减弱。

1. 能量释放（生成）障碍　缺血性心脏病、严重贫血、休克等引起心肌缺血缺氧时，均可因有氧氧化障碍，使心肌细胞能量生成不足，致收缩性减弱。严重心肌缺血时，不但缺氧，还可因大量乳酸堆积和其他代谢产物蓄积，严重损害细胞并加重代谢障碍，进一步使能量生成减少。

此外，维生素 B_1 缺乏时，使焦磷酸硫胺素（丙酮酸脱羧酶的辅酶）生成不足，导致丙酮酸氧化脱羧障碍，ATP 生成减少。

> ◀知识拓展▶
>
> 心脏是一个高耗能的器官。骨骼肌从动脉血中摄取 20% ~ 25% 的氧，而心肌细胞从动脉血中摄取 75% 的氧，其主要能源来自脂肪酸、葡萄糖、乳酸、酮体和氨基酸，极少来源于糖酵解。这是由于心肌需要长期的稳定的能源，相对于糖，脂肪供能更稳定，而血糖水平波动很常见。

2. 能量利用障碍　心肌肥大由代偿转为失代偿时，因心肌收缩蛋白的结构改变，肌球蛋白头部 ATP 酶活性降低，削弱了对 ATP 的水解作用，不能为心肌细胞提供充分的能量，使整个收缩过程变慢变弱，而致心肌收缩性减弱。

（三）心肌兴奋收缩耦联障碍

Ca^{2+} 转运在心肌细胞的兴奋收缩耦联中起关键作用。凡影响胞内 Ca^{2+} 浓度升高和（或）Ca^{2+} 与肌钙蛋白结合的因素，均可影响心肌的收缩性。高血压、心肌病、心肌肥大等都可通过以下几个步骤影响 Ca^{2+} 转运失常，导致兴奋收缩耦联障碍。

1. 肌质网对 Ca^{2+} 的摄取、释放障碍　肥大心肌由于肌质网的 ATP 酶活性降低，心肌复极化时，肌质网对 Ca^{2+} 的摄取减少，储存也减少；当心肌下个周期除极化时，肌质网向胞质释放的 Ca^{2+} 也减少。此外，酸中毒时肌质网与 Ca^{2+} 的结合牢固，影响 Ca^{2+} 的释放，结果心肌兴奋时，胞质内 Ca^{2+} 浓度不能迅速达到与肌钙蛋白结合的阈值（10^{-5} mol/L），从而导致兴奋收缩耦联障碍。

2. Ca^{2+} 内流障碍　心肌细胞收缩时，胞质里的 Ca^{2+} 除来自胞内肌质网外，还来自胞外的 Ca^{2+}，后者主要通过 L 型钙通道内流。肥大心肌内去甲肾上腺素含量明显减少，心肌细胞膜上 β 受体密度降低、敏感性下降，影响 L 型钙通道磷酸化，使钙通道不易开放，而致 Ca^{2+} 内流障碍。此外，酸中毒和高钾血症时，细胞外液的 H^+ 和 K^+ 在心肌细胞膜上与 Ca^{2+} 竞争性内流，导致 Ca^{2+} 内流减少。

3. 肌钙蛋白与 Ca^{2+} 结合障碍　完成兴奋收缩耦联这一过程，不仅需要 Ca^{2+} 迅速上升达到收缩的阈值（10^{-5} mol/L），而且还要求与肌钙蛋白迅速结合。酸中毒时，① H^+ 与 Ca^{2+} 竞争结合肌钙蛋白的结合位点，且 H^+ 与肌钙蛋白的亲和力较 Ca^{2+} 大；② H^+ 增强肌质网与 Ca^{2+} 的亲和力，收缩时肌质网释放 Ca^{2+} 缓慢，从而影响兴奋收缩耦联过程。

二、心肌舒张性异常

心肌舒张性是指心肌收缩后恢复至初始长度整个过程肌张力下降和伸长的能力。它决定心室舒张时心室容积扩大的程度和速度。引起心肌舒张性异常的可能机制有：

（一）主动性舒张功能减弱

心肌收缩完成后，胞质中 Ca^{2+} 浓度迅速降至"舒张阈值"是产生正常舒张的首要因素，当 Ca^{2+} 浓度从 10^{-5} mol/L 下降至 10^{-7} mol/L 时，Ca^{2+} 才与肌钙蛋白脱离，肌钙蛋白恢复至原来构型。常见于肥大和衰竭的心肌细胞，由于 ATP 供给不足，影响细胞内 Ca^{2+} 的自身稳定。①细胞膜的 Ca^{2+} 的通道异常，如 Na^+–Ca^{2+} 交换泵和钙 ATP 酶异常使 Ca^{2+} 排出细胞变慢；②肌质网钙 ATP 酶活性下降，使肌质网重摄入 Ca^{2+} 异常。上述原因均可使肌钙蛋白与 Ca^{2+} 继续处于结合状态，心肌无法充分舒张。

此外，正常的心肌舒张过程，要求肌球 – 肌动蛋白复合体解离，恢复到收缩前原有的构型。在 ATP 参与下，肌球 – 肌动蛋白复合体才能解离为肌球蛋白 –ATP 和肌动蛋白。心力衰竭时，一方面肌钙蛋白与 Ca^{2+} 的亲和力增强，使 Ca^{2+} 难以及时与肌钙蛋白脱离；另一方面，由于 ATP 不足，使肌球 – 肌动蛋白复合体重新解离这一需能过程不能顺利进行，导致横桥不能及时或完全拆除，心肌处于不同程度的收缩状态，影响心脏的舒张和充盈。

（二）被动性舒张功能减弱

心室顺应性（ventricular compliance）是指心室在单位压力下引起容积的改变（dV/dP）。

反之，若单位心室容积的改变引起的压力变化（dP/dV），则称为心室僵硬度（ventricular stiffness）。一般而言，心室顺应性越好，僵硬度越低；顺应性越差，僵硬度越高。心室的顺应性常以心室舒张末期压力－容积曲线（$P-V$曲线）表示。当心室顺应性减低（或僵硬度升高）时，$P-V$曲线左移；反之，则向右移。心室舒张末期压力－容积变化情况详见图13-3。

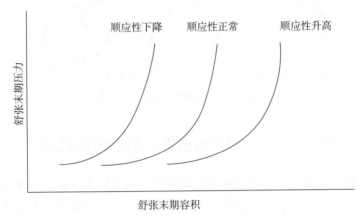

图13-3 心室舒张末期压力－容积曲线（$P-V$曲线）

引起心室顺应性下降的主要原因是心肌肥大引起的室壁增厚和（或）室壁组成成分的改变，心肌炎、心脏压塞导致的心脏舒张受限、心室顺应性降低。心室顺应性降低，在诱发或加重心力衰竭上具有主要作用，这是由于：①心室顺应性降低可妨碍心室的充盈；②由于$P-V$曲线明显左移，故当左室舒张末期容积扩大时，将引起明显的左室舒张末期压力升高和肺静脉压升高，导致肺淤血、水肿等左心衰竭征象；③当心脏舒张不全时特别是在心率过快时，可严重影响冠状动脉血液灌流量，加重心肌缺血、缺氧。

另外，心室的舒张功能还与心室舒张势能大小有关，心室的舒张势能来自心室的收缩。正常情况下，心室收缩末期由于心肌几何结构的改变可产生一种促进心室复位的舒张势能，即心室收缩越好，这种势能就越大，对心室舒张越有力。因此，心肌收缩力下降，心脏收缩期的几何构型变化不大，则可使舒张势能减少，心室不能充分舒张。

三、心脏各部舒缩性不协调

心泵功能的正常运行，除受心肌舒缩功能的影响外，还需保持整个心脏房室之间、室室之间舒缩活动的协调性，一旦破坏房室之间、左右心之间的协调性，则可降低其射血量，甚至引起心力衰竭。心脏各部舒缩活动不协调见于以下几种情况：①部分心肌收缩性减弱：指受累区心肌的收缩性减弱，如非弥漫性心肌炎。②部分心肌无收缩：受累区心肌丧失了收缩能力，如心肌梗死。③部分心肌收缩性膨出：当心脏未受累区收缩时，受累区不但不收缩，反而向外膨出，如心肌梗死伴室壁瘤。④心脏各部收缩不协调性：房室收缩顺序丧失，如心房颤动；左、右心室收缩不协调，如室内传导阻滞（图13-4）。

总之，心脏泵功能的维持中，心肌的收缩性、心肌的舒张性及各部分心肌舒缩的协调性是密切相关，又相互影响的复杂的过程。由于原发病因不同，引起心力衰竭的基本机制也不同。临床上心力衰竭的发生发展，往往是多种机制共同作用的结果。

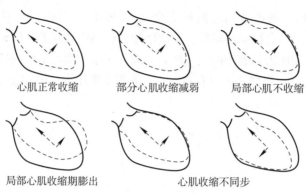

图 13-4 心脏各部舒缩活动的不协调性

第四节 心力衰竭时机体的功能和代谢变化

心力衰竭时机体出现一系列的功能和代谢变化，主要取决于心力衰竭发生的速度、程度和部位，其根本原因在于心泵功能低下，心输出量减少，引起动脉系统血流不足和静脉系统血液淤滞，因而各器官、组织血液灌流量不足，发生淤血、水肿和缺氧，并导致器官功能障碍和代谢紊乱。

一、心输出量减少

（一）心脏泵血功能降低

心脏泵血（以下简称心泵）功能降低是心力衰竭最根本的变化，并引起血流动力学改变。通常用以下指标评价心泵功能。

1. 心输出量降低　心输出量（cardiac output, CO, L/min）是反映心泵功能的综合指标。如以单位体表面积计算，称为心指数 [cardiac index, CI, L/（min·m^2）]。成人的正常值为 2.5～3.5 L/（min·m^2）。心力衰竭时 CI 降低，多数在 2.5 L/（min·m^2）以下。

2. 射血分数降低　射血分数（ejection fraction, EF）是每搏量（stroke volume, SV）与心室舒张末期容积（ventricular end diastolic volume, VEDV）的百分比，正常为 0.6±0.09。心力衰竭时，特别是急性心力衰竭时，由于心肌收缩性减弱，使 SV 下降、VEDV 增大，故 EF 降低，严重时可降至 0.3 以下。

3. 心室舒张末期容积增大、压力增高　左室收缩功能减弱或容量负荷过度都使左室舒张末期压力（left ventricular end diastolic pressure, LVEDP）增高。由于临床测定 LVEDP 较困难，多用肺动脉楔压（pulmonary artery wedge pressure, PAWP）来替代 LVEDP 反映左室功能状态，以判断是否发生左心衰竭和其衰竭程度。正常时 PAWP<18 mmHg，若 ≥20 mmHg 可发生肺淤血，≥30 mmHg 则可出现肺水肿。

右心室舒张末期压力（right ventricular end diastolic pressure, RVEDP）增高主要表明右心室功能减弱或容量负荷过度。临床上常用中心静脉压（central venous pressure, CVP）反映回心血量多少和右房压，并估计右心室舒张末期压力。若 CVP>12 cmH$_2$O，常表明回心血量已超过右心室容量负荷最大限度或右心室射血功能降低，不能把回心血液充分泵出。

4. 心室压力变化速率下降 心室等容收缩期室内压上升的最大速率 $[+ (dP/dt)_{max}$ ，kPa/s $]$ 一般认为能反映心室的收缩性能。心肌收缩性减弱时，$+ (dP/dt)_{max}$ 降低，能反映心室舒张性能的常用指标是 $- (dP/dt)_{max}$ ，它是在等容舒张期测得的室内压下降的最大速率。心力衰竭时，若伴舒张异常，$- (dP/dt)_{max}$ 可降低。

（二）动脉血压的变化

急性心力衰竭时，由于心输出量急剧减少，可使动脉血压下降，组织灌流量降低；严重时甚至可以发生心源性休克。处于慢性心力衰竭的机体可通过窦弓反射使外周小动脉收缩和心率加快，还通过血容量增多等代偿活动，一般可使动脉血压维持于正常水平。动脉血压维持正常有利于对心、脑等重要脏器的血液供给，故有重要的代偿意义。血容量增多可使心脏的负荷加重、外周小动脉收缩使心脏的后负荷加重、心率加快又使心肌的耗氧量增加，对已处于衰竭状态的心脏是不利的。

二、静脉淤血

慢性心力衰竭常伴有血容量增多、静脉淤血和组织水肿等症状。左心衰竭时可出现肺淤血和肺静脉压升高，肺泡毛细血管压也随之升高，严重时可发生肺水肿。右心衰竭的体循环淤血和静脉压升高，可引起多器官功能代谢变化，并且是心源性水肿的主要发生机制之一。

（一）体循环淤血

1. 静脉淤血和静脉压升高 心力衰竭时，因心脏泵血功能降低使心室舒张末期容积增大和压力升高，静脉血回流障碍；钠、水潴留引起血容量增加，故血液在静脉系统中发生淤滞，并使静脉压升高。此外，交感神经兴奋使小静脉收缩则更加重了静脉压的升高。

2. 水肿 右心衰竭时水肿的典型表现为皮下水肿，往往先出现在低垂部位。水肿的发展可波及躯体各部，严重时可有腹水和胸水。水肿的发生主要由于钠水滞留和毛细血管流体静压增高。此外，肝功能障碍引起的低蛋白血症，也参与水肿的发生。

3. 肝和胃肠道功能障碍 主要由体循环静脉淤血引起，也与这些器官的动脉血液灌流不足有关。右心衰竭时肝因淤血而肿大，常伴有肝功能障碍。长期肝淤血可引起肝脂肪变性，甚至导致黄疸和淤血性肝硬化。胃肠淤血和供血不足，可使消化功能障碍，表现为食欲差，消化吸收不良。胃肠黏膜淤血严重者，可出现胃肠道刺激症状，如恶心、呕吐和腹泻。

（二）肺循环淤血

肺循环淤血主要见于左心衰竭患者，表现为呼吸困难，其发生基础是肺淤血、肺水肿（pulmonary edema）。发生肺淤血、肺水肿的机制是：①肺淤血、肺水肿使肺顺应性降低，要吸入与正常同样量的空气，必须使呼吸肌做功和耗能增大，易使患者感到呼吸困难。②肺毛细血管压升高及肺间质水肿，刺激了肺泡毛细血管旁感受器（"J"感受器），经迷走神经传入而使呼吸中枢兴奋，引起呼吸运动增强，加重呼吸困难。③肺淤血、肺水肿时，常伴有支气管黏膜充血、水肿，致呼吸道阻力增大，患者自感呼吸费力。④肺淤血、肺水肿影响肺泡毛细血管与肺泡间气体交换，引起低氧血症；低氧刺激外周化学感受器反射性兴奋呼吸中枢。

根据呼吸困难的程度不同，临床上可有不同的表现形式：

1. 劳力性呼吸困难（exertional dyspnea） 多见于轻度心力衰竭患者，体力活动时出现呼吸困难，休息后可消失，是左心衰竭最早的表现之一。其机制有：①活动时四肢血流量增加使回心血量增多，加重肺淤血；②活动时心率加快，舒张期明显缩短，左心室充盈减少，加重肺淤血；③活动时机体耗氧量增加，超出由左心衰竭代偿输出血流里的氧供，因此机体缺氧进一步加重，刺激呼吸中枢，使呼吸加快加深，出现呼吸困难。

2. 端坐呼吸（orthopnea） 是指患者为了减轻呼吸困难被迫采取端坐位或半卧位的状态。一般患者在安静情况下也感呼吸困难，平卧时尤甚。其机制是：①端坐时机体下肢储存血增加，减轻心脏负担，肺淤血减轻；②端坐时膈肌下移，胸腔容积增大，通气量增加；③端坐时双下肢水肿液的吸收减少，肺淤血减轻。

3. 夜间阵发性呼吸困难（paroxysmal nocturnal dyspnea） 这是左心衰竭造成肺淤血的典型表现。患者夜间入睡后由于气闷而突然惊醒，被迫起坐喘气和咳嗽后有所缓解。其机制是：①患者平卧时，胸腔容积减少，不利于通气；②入睡后迷走神经紧张性增高，使支气管收缩，气道阻力增大；③入睡后由于中枢神经系统处于相对抑制状态，反射的敏感性降低，只有当肺淤血较为严重时，使 PaO_2 下降到一定程度，才刺激呼吸中枢，患者也随之被惊醒，并感到气促。若发作时伴有哮鸣音，则称为心源性哮喘（cardiac asthma）。

第五节 心力衰竭防治的病理生理基础

心力衰竭时各种异常变化均是心泵功能障碍、心输出量减少所致，故治疗的目标不仅是纠正心输出量不能满足机体需要的矛盾，更重要的是抑制神经-体液系统的过度激活，防止和延缓心室重塑的发展。应从消除病因，改善心肌的舒缩性能，调整心室的负荷，控制钠水潴留等方面采取相应的措施。根据心力衰竭的发生原因、严重程度以及不同的血流动力学改变特点合理采用具体的治法。

首先，积极防治原发心脏疾病是控制心力衰竭的关键。引起心力衰竭的原发病，如冠心病、原发性高血压、心脏瓣膜病、慢性阻塞性肺疾病、先天性心脏病、心肌病、心肌炎等。

急性心力衰竭的发作、慢性心力衰竭的急性加重多有一定的诱因，而且原发病一般不可逆或不能在短时间内得以有效治疗。因此，消除诱因在心力衰竭治疗中起到尤为重要的作用。如控制感染，纠正心律失常，纠正水、电解质代谢紊乱和酸碱平衡紊乱等，其他如体力负荷过度、情绪激动、补液过多过快等也都应注意避免。

一、调整神经-体液系统及干预心室重塑

神经-体液系统的功能紊乱在心室重塑和心力衰竭的发生和发展中起着重要的作用，治疗心力衰竭的关键就是阻断神经-体液系统的过度激活和阻断心室重塑。应用血管紧张素转换酶抑制剂（angiotensin converting enzyme inhibitor，ACEI）治疗心功能不全，可降低、延缓心力衰竭的发生和发展。ACEI 作用的主要机制是抑制循环和心脏局部的肾素-血管紧张素系统，延缓心室重塑；其次是作用于缓激肽Ⅱ，抑制缓激肽的降解，减少胶原的沉积，改善急性心肌梗死所致的冠状动脉血流，使具有扩血管作用的一氧化氮（NO）和前列环素等产生增多，有助于改善心室功能和心室重塑。对于不能耐受 ACEI 的患者，可以

用血管紧张素Ⅱ受体阻滞剂（angiotensin Ⅱ receptor blocker，ARB）替代。

交感神经兴奋引起儿茶酚胺释放增加，儿茶酚胺持续升高对心脏具有明显的损害作用，通过造成心肌 β1 肾上腺受体过度兴奋，从而使受体对儿茶酚胺的刺激发生失敏（desensitization），β1 肾上腺受体数量减少，导致心脏收缩功能受损。β 肾上腺受体阻滞剂可防止交感神经对衰竭心肌的恶性刺激，改善慢性心功能不全患者的心室重塑，提高其生命质量，降低心力衰竭患者的住院率、病残率和病死率。

醛固酮拮抗剂（如：螺内酯）也对减轻心室重塑的心脏起保护作用。

二、改善心肌的舒缩功能

（一）增强心肌的收缩性

收缩性减弱而致的心力衰竭，增强心肌收缩力是提高每搏量的关键。常选用的正性肌力药物分为洋地黄类、拟交感胺类、磷酸二酯酶抑制剂。洋地黄类药可抑制心肌细胞膜上的钠钾 ATP 酶的活性，阻碍 Na^+ 向细胞外转移，从而通过 Na^+、Ca^{2+} 交换增加细胞内的 Ca^{2+} 浓度，并促进 Ca^{2+} 与肌钙蛋白结合以提高心肌的收缩性。拟交感胺类正性肌力药包括肾上腺素、多巴胺、多巴酚丁胺等。此类药主要与 β 受体结合，通过提高心肌细胞 cAMP 水平，增加"受体操纵"性钙通道开放；同时促进肌质网对 Ca^{2+} 的转运而增强心肌的收缩性。磷酸二酯酶抑制剂是合成的新型正性肌力药，代表药有氨力农和米力农。它们的共同特点是兼具正性肌力和血管扩张作用。

（二）改善心肌的舒张性

改善心肌的舒张性主要适用于舒张不全所致的心力衰竭。常选用的 β 受体阻滞剂能介导 β 受体下调，阻止儿茶酚胺介导的心脏毒性；钙通道阻滞药能阻止 Ca^{2+} 内流和减少 Ca^{2+} 在胞质中的蓄积，还可通过心肌负性肌力和降低外周血管阻力，以减少 ATP 的消耗，为钙泵转运 Ca^{2+} 提供较多的能量。并且上述两类药物都具有减慢心率、延长舒张期、提高心室充盈量的作用。

三、调整心室前后负荷

（一）调整心室前负荷

心力衰竭时前负荷可过高也可过低。前负荷过高显然增加了心肌的负荷，使心肌耗氧耗能增加，易加重心力衰竭；前负荷过低则心室充盈不足，而且肌节初长度过低，又使心肌收缩力下降，心输出量反而减少；所以应当把前负荷调整到适宜的水平。前负荷过重时，可用静脉扩张药如硝酸甘油等，使静脉容量增加，以减少回心血量，不但可减少左心室舒张末期容积，减轻肺淤血；还可以降低室壁张力使心肌耗氧量降低，并增加冠状动脉的灌流量。

（二）降低心室后负荷

心力衰竭时，通过各种神经 - 体液机制，导致外周血管的收缩和阻力增高，从而加大了心室的射血阻抗、降低了心室的搏出量。因此，合理使用动脉扩张药肼屈嗪、酚妥拉明等使小动脉扩张，可降低左心室的射血阻抗，提高心输出量和改善外周灌流。

此外，对伴有心室充盈压过高和心输出量降低的患者，可使用硝普钠、硝酸甘油等药物同时扩张动脉和静脉，降低心脏前后负荷，以改善心脏的射血功能。

四、减轻水肿，纠正水、电解质及酸碱平衡紊乱

控制钠水潴留，降低血容量是治疗慢性充血性心力衰竭的重要措施。除限制水、食盐的摄入外，主要应适当应用利尿药。利尿剂的使用过程中，经常会发生水、电解质和酸碱平衡紊乱，因而应间断地合理配伍使用作用不同的利尿剂。如交替使用噻嗪类利尿药和保钾利尿药以避免发生低钾血症等。同时要注意及时纠正酸碱平衡失调。

本 章 小 结

心功能不全是由不同病因引起的心脏舒缩功能异常，以致在循环血量和血管舒缩功能正常时，心脏泵出的血液达不到组织需求的综合征。当心肌受损或心脏负荷过度时，心脏通过心率加快、心脏紧张源性扩张、心肌收缩性增强和心肌肥大等本身储备功能的代偿，以及血容量增加、外周循环血液重新分配、组织利用氧的能力增加和红细胞增多等心脏之外的代偿，使心脏功能维持于相对正常状态。心力衰竭一般是指心功能不全的失代偿阶段，患者有心输出量减少和静脉淤血的症状和体征。目前认为，心力衰竭的发病机制主要是心肌收缩性减弱、心肌舒张性异常和心脏各部分舒缩性不协调等。感染、心律失常、血液变化、妊娠和分娩等因素都可能成为心力衰竭的诱因。

复习思考题

1. 举例说明心脏压力负荷与心肌肥大的关系。
2. 举例说明心脏容量负荷与心肌肥大的关系。
3. 试比较心功能不全时心率加快和心肌肥大两种代偿形式的优缺点。
4. 简述酸中毒导致心肌兴奋收缩耦联障碍的机制。
5. 试述心肌收缩功能降低在心力衰竭发生中的作用。
6. 试述左心衰竭引起呼吸困难的表现形式及其机制。

（郑绿珍）

数字课程学习

⬇ 教学 PPT　　▶▶ 微视频　　✎ 自测题

学习目标

掌握呼吸衰竭的概念、原因、发病机制及血气变化；熟悉呼吸衰竭时机体的主要机能代谢变化和各系统功能的变化；了解呼吸衰竭防治的病理生理基础。

核心概念

呼吸衰竭　限制性通气不足　阻塞性通气不足　弥散障碍　死腔样通气　功能性分流
解剖分流

引言

肺作为一个具有呼吸功能的器官，还具有多种非呼吸功能，包括防御、免疫、内分泌和代谢等。在某些疾病过程中可发生上述功能的改变，并导致一系列功能和代谢的变化。本章主要介绍肺外呼吸功能严重障碍引起的呼吸衰竭。

呼吸是指机体与外界环境之间的气体交换。机体通过呼吸不断地从外界环境中摄取氧气并排出二氧化碳。呼吸的全过程包括三个相互联系着的环节：①外呼吸：包括肺通气（肺与外界的气体交换）和肺换气（肺泡与血液之间的气体交换）两个过程；②气体在血液中的运输（从肺泡扩散入血液的 O_2 必须通过血液循环运送到各组织，从组织弥散入血液中的 CO_2 也必须由血液循环运送到肺泡）；③内呼吸：指组织中毛细血管血液与组织细胞之间的气体交换，以及细胞内生物氧化的过程。肺的主要功能是进行外呼吸，从外界空气摄入机体新陈代谢所需的 O_2 并排出机体代谢产生的 CO_2，从而维持机体血气平衡和内环境的稳定。

正常人在静息时，动脉血氧分压（PaO_2）为 10.7 ~ 13.3 kPa（80 ~ 100 mmHg），PaO_2 随年龄、运动及海拔高度而异，成年人在海平面时的正常范围为：$PaO_2 =$（$13.3–0.043 \times$ 年龄）± 0.66 kPa（5 mmHg）；动脉血二氧化碳分压（$PaCO_2$）为 4.8 ~ 5.9 kPa（36 ~ 44 mmHg），极少受年龄的影响。

在影响肺外呼吸功能的疾病发展过程中，由于肺本身储备能力的降低，静息时虽能维持较正常的血气水平，当某些因素导致呼吸负荷加重时（如体力活动、发热等），可发生 PaO_2 降低或伴随 $PaCO_2$ 升高，出现相应的体征和症状，称为呼吸功能不全（respiratory insufficiency）。当外呼吸功能发生严重障碍，以致在海平面静息呼吸空气的条件下，出现 PaO_2 降低，或伴有 $PaCO_2$ 升高的病理过程，称为呼吸衰竭（respiratory failure）。呼吸衰竭的诊断依据主要依赖于动脉血的血气分析，表现为在海平面正常大气压、静息状态、吸入空气的条件下，PaO_2 低于 60 mmHg（8 kPa），伴有或不伴有 $PaCO_2$ 高于 50 mmHg（6.67 kPa），同时需排除其他原因引起的动脉血氧浓度和二氧化碳浓度的变化（心内解剖分流和原发性心排出量降低等）。当吸入气的氧浓度（FiO_2）不足 20% 时，可采用呼吸衰竭指数（respiratory failure index，RFI）作为呼吸衰竭的诊断指标。RFI= PaO_2 /FiO_2，如 RFI≤300 可诊断呼吸衰竭。呼吸功能不全涵盖了外呼吸功能障碍的全过程，而呼吸衰竭是呼吸功能不全的严重阶段。

呼吸衰竭在临床上有各种分类法：①根据其发生速度的不同，分为急性和慢性。急性呼吸衰竭时，机体的适应代偿功能往往不能充分发挥，因而出现严重的病理变化，如急性呼吸窘迫综合征（ARDS）、急性气道阻塞、呼吸肌麻痹等。慢性呼吸衰竭，其发病进程缓慢，持续时间较长，在早期或轻症时，机体一般可以代偿，只有当代偿失调时才发生严重的病理变化，如慢性阻塞性肺疾病（COPD）。②根据引起呼吸衰竭的原发病变部位不同，分为中枢性及外周性呼吸衰竭。中枢性者多由颅脑或脊髓病变引起，外周性则多由呼吸器官或胸腔病变引起。③根据血气变化的特点，又分为低氧血症型（Ⅰ型）和高碳酸血症型（Ⅱ型）呼吸衰竭。前者仅有 PaO_2 降低，而 $PaCO_2$ 不增高；后者除了 PaO_2 降低外，还伴有 $PaCO_2$ 增高。④根据发病机制的不同，分为通气性和换气性呼吸衰竭。

第一节　病因与发病机制

外呼吸包括肺通气和肺换气两个环节。前者指外界气体与肺泡气交换的过程，后者指肺泡与肺毛细血管血液间的气体交换的过程。呼吸衰竭是肺通气和（或）肺换气功能严重障碍的结果。换气功能障碍又包括弥散障碍、肺泡通气与血流比例失调和解剖分流增加。

一、肺通气功能障碍

正常成人在静息状态下的肺总通气量为 6～8 L/min，包括有效肺泡通气量（约为 4 L/min）和无效通气量，其中后者占 30%，因此当肺总通气量下降或无效通气量增加，导致有效肺泡通气量不足而发生呼吸衰竭。肺通气功能障碍包括限制性通气不足和阻塞性通气不足。

（一）限制性通气不足

吸气时肺泡扩张受限制所引起的肺泡通气不足称为限制性通气不足（restrictive hypoventilation）。呼吸肌舒缩有赖于呼吸中枢的调节，吸气运动是个主动过程，膈肌的收缩，使胸廓上下径增大；肋间外肌的收缩，使胸廓前后径和左右径增大。此时，肺内压降低，肺扩张，空气进入肺内。呼气时由于胸廓及肺泡的弹性回缩，使肺容积变小，肺内压高于大气压，肺内气体便被排出体外。因此，吸气过程更易发生障碍。其原因如下：

1. 呼吸肌功能障碍　①中枢或外周神经的器质性病变：如脑部的外伤、炎症、肿瘤、脑血管意外、脊髓灰质炎、多发性脊神经炎等，或由于过量使用镇静剂、安眠药、全身麻醉药引起的呼吸中枢抑制。②呼吸肌本身的收缩功能障碍：如呼吸肌的麻痹、营养不良所致的呼吸肌萎缩、重症肌无力、低钾血症等，均可使呼吸动力减弱，抑制呼吸运动，从而引起通气障碍。近年来，呼吸肌疲劳在呼吸衰竭发病中的作用越来越受到人们的重视，呼吸肌（特别是膈肌）疲劳是指长时间呼吸困难和呼吸运动增强，而引起收缩力和（或）收缩速度降低，可见于慢性阻塞性肺疾病（COPD）患者。

2. 顺应性下降　顺应性是指胸廓和肺的可扩张性，通常用单位压力变化所引起的容量变化来表示，为弹性阻力的倒数。如弹性阻力小，顺应性就大，就容易扩张，反之，顺应性下降，扩张受限。

（1）胸廓的顺应性降低：多见于严重的胸腔积液、多发性肋骨骨折、气胸、胸廓畸形、胸膜粘连与纤维化等。

（2）肺的顺应性降低：肺的顺应性取决于肺的容量，肺的弹性和肺泡表面活性物质。当这些因素发生异常或障碍时，可使肺的扩张性减小，而导致肺的顺应性降低。

肺容量减小：肺容量减小时，肺的顺应性降低。因为在同样增加一升气体时，总容量小的肺，其扩张的比例要大于总容量大的肺，故所遇到的阻力也相应增大，为克服加大的这部分阻力，就需要施加较大的压力才能使肺容量扩张，因而顺应性降低。多见于肺叶切除、肺实变、肺不张等。

肺组织的弹性度降低：肺的弹性受来自肺组织本身的弹性回缩力的影响，当肺的弹性度降低时，扩大肺容量就需要施加较大的压力，因而顺应性降低。肺淤血、肺纤维化、肺水肿病变都可使肺的弹性度降低。

肺泡表面活性物质减少：肺泡表面活性物质是一种由肺泡Ⅱ型上皮细胞合成并主动分泌的脂蛋白，主要成分是二软脂酰卵磷脂（也称二棕榈酰卵磷脂），占其重量50%以上，具有降低肺泡表面活性张力的作用，因而可防止肺泡萎缩。正常情况下，吸气末时，肺泡表面积增大，表面活性物质的分布密度下降，表面张力增大，易于肺泡回缩；呼气末时，肺泡表面积减小，表面活性物质的分布密度增加，表面张力下降，有利于肺泡扩张。如果肺泡表面活性物质减少，肺泡张力增加，可导致肺泡萎陷、融合，形成很多微型肺不张。

引起肺泡表面活性物质减少的原因有很多，包括：①合成与分泌减少：Ⅱ型肺泡上皮细胞发育不全或急性肺损伤，如婴儿呼吸窘迫综合征、休克、创伤、肺栓塞等；②消耗、稀释和破坏过度：肺过度通气、长期高浓度给氧和肺水肿时的水肿液冲刷等。总之，肺泡表面活性物质缺乏是发生呼吸衰竭的一个重要环节。

（3）胸腔积液或气胸：胸腔大量积液或张力性气胸，可使胸腔负压减小，限制肺的扩张，甚至造成压迫性肺萎陷。

（二）阻塞性通气不足

气道狭窄或阻塞而造成呼吸道阻力异常增高引起的通气障碍，称为阻塞性通气不足（obstructive hypoventilation）。气体在气道内流动必须克服阻力。气道阻力是气体分子间及气体和呼吸道内壁之间摩擦所产生的阻力。生理情况下，成人气道呼气时阻力略高于吸气时，安静状态下80%以上的阻力产生于直径大于2 mm的支气管和气管，不到20%的阻力来源于外周小气道，小气道的病变早期难以在气道总阻力上反映出来，常被称为肺的

"沉默区"。所以，能否早期检测出小气道阻力的改变是诊断疾病的关键所在。

影响气道阻力的因素有很多，包括气道内径、长度、形态及气流速度和形式，根据 $P = 8\eta L / \pi r^4$（P– 气道阻力，η– 气体黏滞度，L– 气道的长度，r– 气道的半径），可见气道内径的变化是最主要的影响因素。气道管壁痉挛、肿胀、纤维化，管腔被黏液、渗出物、异物等阻塞，管壁外的肿瘤压迫及肺组织弹性降低使之对气道壁的牵引力减弱等，均可使气道狭窄或变形，引起阻塞性通气不足。根据气道阻塞的部位不同，分为中央性气道阻塞和外周性气道阻塞。

1. 中央性气道阻塞　指气管分叉处以上的气道阻塞。根据阻塞部位的不同，可分为胸内阻塞和胸外阻塞，两者所导致的呼气和吸气的阻力变化特征也并不相同。当阻塞位于胸外气道时（如声带麻痹、炎症、水肿、异物等），吸气时因气流经过狭窄处，使气道内压下降，且明显低于大气压，气道也因受压而狭窄加重；呼气时气道内压大于大气压，使阻塞减轻，气道阻力变小，故此类患者表现为吸气性呼吸困难（inspiratory dyspnea），吸气困难显著，高度狭窄时呼吸肌极度紧张，胸骨上窝、锁骨上窝、肋间隙在吸气时明显下陷（称三凹征）。当阻塞位于胸内中央气道时，其跨壁压取决于气道内压与胸腔内压之差。吸气时，胸内腔负压增加，气道内压大于胸腔内压，气道有所扩张，使阻塞减轻；用力呼气时，由于胸腔内压增高而压迫气道使之狭窄加重，故此类患者表现为呼气性呼吸困难（expiratory dyspnea），其特点为气流呼出不畅，呼气费力，呼吸时间延长，如支气管肿瘤、气管异物或气管受压等（图 14–1）。

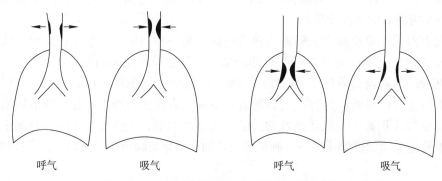

呼气　　　　吸气　　　　　　　呼气　　　　吸气

图 14–1　不同部位气道阻塞时呼吸困难的特征

2. 外周性气道阻塞　外周气道是指直径小于 2 mm 的小气道。内径小于 2 mm 的小气道无软骨组织支撑、管壁薄且与周围肺泡结构紧密连接，其口径受胸腔内压及周围弹性组织牵引力的影响。吸气时，胸腔内压下降，肺泡扩张，管周弹性组织被拉紧，管壁受牵拉而管径增大；呼气时，胸腔内压增高，肺泡缩小，管周弹性组织松弛，管径变小。故外周小气道阻塞表现为呼气性呼吸困难。临床常见的引起小气道阻塞的疾病有慢性支气管炎，支气管哮喘，慢性阻塞性肺气肿等。

外周气道阻塞的患者用力呼气可引起小气道闭合，从而导致严重的呼气性呼吸困难。其相关机制为：用力呼气时胸膜腔内压和气道内压均高于大气压，在呼出气道上，压力由小气道至中央气道逐渐降低，通常将气道内压和胸腔内压相等的气道部位称为等压点。一般把肺泡到等压点这段气道称为上游段，由于呼气时气道内压大于胸腔内压，气道不易被压缩；而等压点通向鼻腔这段气道称为下游段，气道内压小于胸腔内压，气道易被压缩。正常人的等压点位于有软骨支撑的大气道，因而不会闭合。而慢性支气管炎患者由于小气道狭窄，阻力异常增大，用力呼气过程中气体通过阻塞部位小气道压下降更大，使阻塞部位以下的气道压力低于正常，导致等压点上移至无软骨支撑的小气道。在用力呼气时胸腔内压大于小气道内的压力，气道阻塞加重，甚至可使小气道闭合，患者出现严重的呼气性呼吸困难。慢性支气管炎致小气道阻塞的机制主要有以下几个方面：①大气管内黏液腺增生及小气道管壁炎性水肿、炎症细胞浸润、上皮细胞与成纤维细胞增生、细胞间质增多引起气道管壁增厚狭窄；②气道高反应性与炎症介质所致气管痉挛；③炎症可累及小气道周围组织，使组织发生增生和纤维化，压迫小气道；④气道炎症使肺泡表面活性物质减少，表面张力增加，使小气道缩小加重阻塞；⑤炎性渗出物、黏液腺及杯状细胞分泌增多形成黏液痰阻塞小气道。

肺气肿患者由于蛋白酶与抗蛋白酶失衡（如炎性细胞释放的蛋白酶过多或抗蛋白酶不足），可致细支气管与肺泡壁中弹性纤维降解，肺弹性回缩力下降，使胸内负压降低（即胸腔内压升高），压迫小气道，导致小气道狭窄；此外，肺气肿患者由于肺泡扩大数量减少，可使细支气管壁上肺泡附着点减少（肺泡壁通过密布的附着点牵拉支气管壁维持细支气管的形态和口径），牵拉减少，引起细支气管缩小变形，阻力增加。上述因素均可造成肺气肿患者胸膜腔内压力增高，用力呼气时可引起等压点上移至无软骨支撑的膜性气道，出现小气道受压而闭合，从而出现呼气性呼吸困难。

（三）肺泡通气不足时的血气变化特点

无论上述哪种类型通气障碍，氧的吸入和二氧化碳的排出均受到阻碍，总肺泡通气量不足可使肺泡气氧分压（alveolar PO_2，PAO_2）降低，肺泡气二氧化碳分压（alveolar PCO_2，$PACO_2$）增高，从而流经肺泡毛细血管的血液不能被充分动脉化，CO_2 排出也受限，导致动脉血氧分压降低，二氧化碳分压增高。因而属于高碳酸血症型呼吸衰竭（Ⅱ型呼吸衰竭）。这种情况下，$PaCO_2$ 的增值与 PaO_2 降值呈一定比值关系，当肺泡通气量减少一半时，PaO_2 可由正常的 100 mmHg 降至 50 mmHg，而 $PaCO_2$ 由正常的 40 mmHg 升至 80 mmHg，两者变化比值为 0.8（相当于呼吸商）。

二、肺换气功能障碍

肺换气是指肺泡与毛细血管间进行气体交换的物理弥散过程。肺泡中 O_2 和 CO_2 主要通过由含表面活性物质的极薄液体层、肺泡上皮细胞层、上皮基底膜层、肺泡上皮和毛细血管之间的间隙、毛细血管基膜及毛细血管内皮细胞层共同构成的肺泡膜才能弥散到毛细血管的血液中。气体的弥散速度主要取决于肺泡膜两侧气体的压力差、肺泡膜的面积和厚度、温度、气体扩散系数、通气/血流比值及血液和肺泡的接触时间等因素，其中以通气/血流比值、肺泡膜的面积和厚度最为重要。因此肺换气功能障碍包括弥散障碍、肺泡通气/血流比值失调和解剖分流增加。

（一）弥散障碍

弥散障碍（diffusion impairment）是指氧和二氧化碳通过肺泡膜进行气体交换的过程发生障碍。

1. 弥散障碍的常见原因　肺泡膜的病变引起弥散障碍的发生机制为：①肺泡膜面积

减少：成人肺泡总面积约 80 m^2，平静呼吸时，只有 1/2（35~40 m^2）的肺泡参与气体交换；运动时，因肺毛细血管开放数量和开放程度的增加，肺泡膜面积也大大增加，因此肺泡膜面积的储备量是很大的。只有当弥散面积减少一半以上时，才会使气体弥散发生障碍，导致呼吸衰竭。临床多见于肺叶切除、肺实变、肺不张、肺气肿等疾患。②肺泡膜厚度增加：肺泡膜厚度平均约 0.6 μm，有的部位只有 0.2 μm，通透性非常大。虽然气体从肺泡腔到达红细胞内，除了要经过肺泡膜之外，还需要经过血浆和红细胞膜，总厚度也不到 5 μm，非常有利于气体交换。当弥散膜增厚时，弥散距离加大，可导致气体弥散障碍。弥散膜增厚，临床见于肺水肿、肺间质纤维化、肺泡透明膜形成，由于弥散距离加大，造成气体弥散速度减慢。③血液与肺泡接触时间过短：正常机体在静息时，血液流经肺泡毛细血管的时间大约为 0.75 s，而完成气体交换的时间，氧气只需 0.25 s，二氧化碳更短。肺泡膜病变时（肺泡膜的增厚）虽然弥散速度减慢，但在静息时气体交换在 0.75 秒内仍可达到血气与肺泡气的平衡，而不出现血气的异常。但是在体力负荷增加等使心输出量增加和肺血流速度加快的情况下，血液与肺泡接触时间明显缩短，导致气体不能充分交换。

2. 弥散障碍时的血气变化特点　当弥散障碍时，氧由肺泡弥散到血液的过程发生障碍，使动脉血氧分压降低，肺泡气氧分压与动脉血氧分压差增大。但动脉血二氧化碳分压可正常，这是由于二氧化碳的溶解度比较大，其弥散能力比氧约大 20 倍，因此能较快地弥散入肺泡使 PaCO$_2$ 与 PACO$_2$ 取得平衡，保持二氧化碳的排出，甚至可因缺氧所引起的代偿性呼吸加深加快而使二氧化碳排出增多，致使动脉血二氧化碳分压降低。因此，单纯弥散障碍所引起的呼吸衰竭是属于低氧血症型呼吸衰竭（Ⅰ型呼吸衰竭）。如若发展到严重阶段伴有通气功能障碍时，PaCO$_2$ 也可升高，患者出现Ⅱ型呼吸衰竭。

（二）肺泡通气与血流比例失调

有效的换气不仅需要肺泡有足够的通气量和充分的血流量，而且二者要有一个适当的比例关系。通气/血流比值是指每分钟肺泡通气量（V$_A$）与每分钟肺泡血流量（Q）之间的比值（V$_A$/Q），只有适宜的 V$_A$/Q 才能实现适宜的气体交换。正常人一分钟肺泡通气量（V$_A$）约为 4 L，一分钟肺血流量（Q）约为 5 L，故通气/血流比值（V$_A$/Q）为 0.8，此时流经肺的静脉血能最充分地动脉化。由于重力关系，肺内的气体与血流分布是不均匀的，直立体位时，肺通气量与血流量自上而下递增，尤其是血流量的变化更为显著，因此，造成各肺区的 V$_A$/Q 比值不同，在肺上部为 3.3，而肺底部为 0.63，但是通过自身调节机制，整个肺的气体交换仍可保持动脉血氧分压于 100 mmHg，动脉血氧饱和度达 95%~98%。

在病理情况下，由于部分肺泡的通气或血流减少，都可使肺泡通气量与血流量的比例失常（vlueolar ventilation-perfusion imbalance）而引起气体交换障碍（图 14-2）。主要原因是以下几种：

1. 部分肺泡通气不足　支气管哮喘、慢性支气管炎、阻塞性肺气肿等引起的气道阻塞，以及肺纤维化、肺水肿等引起的限制性通气障碍在肺内的分布往往不均匀，可导致肺泡通气的严重不均，但流经这部分肺泡的血流未相应减少（甚至还可因炎性充血等使血流量增多，如大叶性肺炎早期），使部分肺泡 V$_A$/Q 比值降低，造成流经这部分肺泡的静脉血未经充分氧合便掺入动脉血内，称为静脉血掺杂（venous admixture），这种情况类似动-静脉短路，亦称为功能性分流（functional shunt）。在正常人肺内，由于通气分布不均匀，形成的功能性分流约占肺血流量的 3%。当发生严重的慢性阻塞性肺疾患时，功能性分流

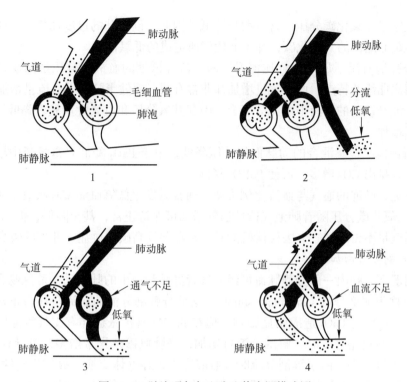

图 14-2　肺泡通气与血流比值失调模式图

注：1. 正常；2. 解剖分流（真性分流）；3. 功能分流；4. 死腔样通气

可增加到占肺血流的 30% ~ 50%，从而严重影响换气功能。

2. 部分肺泡血流不足　肺动脉栓塞、弥散性血管内凝血、肺动脉炎、肺血管收缩等，都可使病变区域肺泡血流减少，而这一部分肺泡通气良好，气体不能被充分利用，使肺泡 V_A/Q 比值大于 0.8，无效腔气量增加，即所谓死腔样通气（dead space like ventilation）。正常人生理无效腔约占潮气量的 30%，疾病时无效腔可显著增加，占潮气量比例可高达60% ~ 70%，导致呼吸衰竭。

3. 通气与血流比值失调时的血气变化特点　当部分肺泡通气不足，V_A/Q 比值下降时，流经该处的血液得不到充分的气体交换，导致血氧分压及血氧含量下降，虽然可通过健康肺的代偿性通气增加，V_A/Q 比值升高，使流经健侧肺泡的血氧分压增加，但血氧含量仅有轻度增加。因为根据氧解离曲线"S"形的特点（图 14-3），此时正处于曲线的上端平坦部分，氧分压由 80 mmHg 上升到 100 mmHg 时，血氧饱和度只增加 2%，即或肺泡氧分压再增加，血氧饱和度也不能超过 100% 的限度；而二氧化碳解离曲

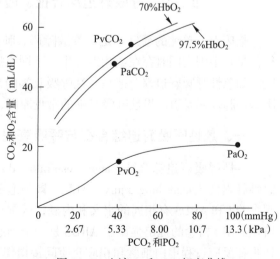

图 14-3　血液 O_2 和 CO_2 解离曲线

195

线的特性决定了二氧化碳分压与含量明显降低。因此，健康肺的过度通气，只能代偿地排出因通气不足而潴留的二氧化碳，却不能代偿所造成的低氧血症。

当部分肺泡血流不足，V_A/Q 比值升高时，流经该处的血液氧分压虽然明显提高，同理根据氧解离曲线的特点，血氧含量增加却非常有限。而健康肺泡因血流量增加，使 V_A/Q 比值下降，流经该处的血液不能充分氧合，引起其氧分压和血氧含量显著降低，二氧化碳分压和含量增加。

上述两种情况最终混合的动脉血氧分压降低，由于 PaO_2 降低兴奋呼吸中枢，肺总通气量增加，肺排出 CO_2 增多，可使 $PaCO_2$ 降低。

由此可见，肺泡的通气与血流比例失调，通常只发生低氧血症型呼吸衰竭（Ⅰ型呼吸衰竭）。而二氧化碳分压随着肺泡代偿性通气增加可保持正常，甚至降低，但当病变严重，使肺的总通气量不再增加，失去代偿机能时，也会并发高碳酸血症（Ⅱ型呼吸衰竭）。

（三）解剖分流增加

生理情况下，肺内一部分静脉血可经支气管静脉和极少的肺内动 - 静脉吻合支直接流入肺静脉，称为解剖分流（anatomic shunt）。这部分解剖分流的血流量只占正常心排血量的 2%～3%，不会对 PaO_2 造成明显影响。但在如支气管扩张症伴有支气管静脉血管扩张和肺内动 - 静脉短路开放时，解剖分流可增加，静脉血掺杂异常增多，可导致 PaO_2 明显下降而发生呼吸衰竭。由于解剖分流时，血液完全未经气体交换，故称为真性分流（true shunt）。在肺实变和肺不张时，病变肺泡完全失去通气量，但仍有血液流经，该部分血液完全未进行气体交换而掺入动脉血，类似解剖分流。

> ◀知识拓展▶
>
> 功能性分流和真性分流的鉴别：吸入纯氧可有效提高由于 V_A/Q 比值降低而发生的功能性分流的 PaO_2，但却对真性分流的 PaO_2 无明显作用，临床上可用上述方法对两者进行鉴别。

第二节 呼吸窘迫综合征、慢性阻塞性肺疾病与呼吸衰竭

临床上，单纯的通气不足、弥散障碍、肺内分流增加或无效腔增加的情况比较少见，往往是几个因素同时存在或相继发生。不同疾病引起的呼吸衰竭，其发病机制和环节也不同。如急性呼吸窘迫综合征是急性呼吸衰竭的常见原因，主要引起Ⅰ型呼吸衰竭，而慢性阻塞性肺疾病是引起慢性呼吸衰竭的常见原因，可引起Ⅱ型呼吸衰竭。

一、急性呼吸窘迫综合征与呼吸衰竭

急性呼吸窘迫综合征（acute respiratory distress syndrome，ARDS）系多种原因引起的急性肺损伤（acute lung injury，ALI），即肺泡毛细血管膜损伤而导致的急性进行性呼吸衰竭。ALI 和 ARDS 有相同的定义和内涵，区别在于 ALI 代表早期阶段，而 ARDS 代表晚期阶段。ALI 概念的提出强调了 ARDS 是一个动态的过程，致病因子通过直接损伤或通过机体炎症反应过程中白细胞和相应介质间接损伤肺毛细血管内皮和肺泡上皮，形成 ALI，并

逐渐发展为典型的 ARDS。同时，可在 ALI 阶段进行早期治疗，提高临床疗效。

ARDS 临床表现为急性呼吸窘迫，进行性与顽固性低氧血症，X 线胸片显示弥漫性浸润。其主要病理改变为弥漫性肺损伤、炎细胞浸润，肺广泛性充血、水肿、出血和肺泡内透明膜形成、肺泡萎缩，导致肺内血液分流增加和通气/血流比例严重失调。

（一）ARDS 的原因

ARDS 的原因很多，基本原因有：①生物性因素：感染，见于各种严重感染所引起的败血症，尤其是肺部感染，如细菌性肺炎，病毒性肺炎，真菌性肺炎，肺结核等；休克，是一种常见原因，以往将休克引起的 ARDS 称作休克肺，感染性、失血性、烧伤性、心源性和过敏性休克均可引起 ARDS。②化学性因素：误吸或淹溺，因呕吐吸入胃内容物（如胃酸），或不慎淹溺吸入海水或河水，以及吸入光气、氯气、一氧化氮和高浓度氧气（$FiO_2 > 70\%$）等；急性胰腺炎等。③物理性因素：肺挫伤，严重战伤、创伤、车祸等可直接引起肺损伤，或通过头部外伤、多发性骨折等非胸部外伤而间接导致肺损伤；羊水栓塞和放射性损伤等。④医源性因素：多次急救输血，如多次过量输入库血，一般为 24 h 内输入 3 000 mL 血；体外循环和血液透析等；药物过量，如海洛因、阿司匹林、丙氧酚、美沙酮、巴比妥盐或磺胺药等。

（二）ARDS 的发病机制

ARDS 的发病机制很复杂，至今仍未完全阐明。目前认为主要有以下原因。

1. 病因的直接损伤　化学性因素和物理性因素可直接损伤肺泡毛细血管膜，进一步引起肺损伤。

2. 中性粒细胞在发病中的作用　大量中性粒细胞在某些趋化因子（TNF-α、C5a、LTB4、TXA2、FDP、PAF）的刺激下，表面黏附分子表达增加，黏附性显著增强，促进中性粒细胞相互黏合、聚集，阻塞肺血管；另一方面，中性粒细胞紧密黏附于肺毛细血管内皮细胞，增加肺动脉内皮通透性并穿越血管壁，在趋化因子作用下，中性粒细胞浸润到肺间质并进入肺泡腔，先后发生肺间质水肿、肺泡水肿。同时，肺泡上皮损伤可导致Ⅱ型肺泡上皮细胞合成、分泌表面活性物质下降，出现肺不张，形成功能性分流。除此以外，中性粒细胞激活时释放的自由基、蛋白酶、细胞因子及脂类代谢产物等均可造成肺泡毛细血管膜损伤。

临床实验证明 ARDS 患者外周血液中性粒细胞减少，而支气管肺泡洗出液中的中性粒细胞可增加 20～100 倍，肺活检发现肺内有中性粒细胞聚集和浸润。如预先用氮芥降低实验动物中的中性粒细胞，再致肺泡毛细血管膜损伤，可减轻肺水肿的程度。因此，实验结果支持白细胞在肺内聚集、黏附和激活是增加肺泡毛细血管通透性和肺水肿形成这一观点。

3. 凝血系统在 ARDS 发病中的作用　ARDS 患者活检和死后尸体解剖发现，肺小动脉内含有大量以纤维蛋白聚集为主的微血栓。引起肺循环血栓形成的原因有：①感染、创伤、休克等原发病因，激活凝血途径；②中性粒细胞激活、肺组织及血管内皮细胞的损伤释放组织因子；③血管内血小板激活、黏附、聚集；④血管通透性增加，血液浓缩，血流缓慢和停滞。

血管内微血栓形成堵塞血管：①使肺动脉压增高，肺循环阻力增加，引起压力性肺水肿；②血小板激活、释放 5- 羟色胺（5-HT）等介质，引起支气管收缩，影响肺通气；③血小板释放 TXA2 等活性物质引起肺血管收缩，造成死腔样通气；④凝血功能障碍使纤维蛋白降解产物（FDP）增多，增加肺血管通透性，导致渗透性肺水肿；⑤血小板的大量消耗又引起了肺内出血。

（三）ARDS 引起呼吸衰竭的机制

1. 肺弥散功能障碍　由于肺泡膜的损伤和炎症介质的作用，肺泡上皮和毛细血管内皮通透性增高，可引起渗透性水肿，导致肺弥散障碍。

2. 肺内解剖分流增加　肺泡Ⅱ型上皮细胞受损导致表明活性物质生成减少，而水肿液的稀释和肺泡过度通气可进一步消耗表面活性物质，肺泡表面张力增高，顺应性降低，形成肺不张。肺不张、肺水肿引起的气道阻塞，以及炎症介质引起的支气管痉挛可导致肺内解剖分流增加。

3. 死腔样通气　肺内 DIC 及炎症介质可引起肺血管收缩，导致死腔样通气发生。

在上述机制中，ARDS 是由于肺血管阻塞、肺水肿、肺不张，而出现严重的 V_A/Q 比例失调（主要发病机制），加上弥散障碍，患者常表现为低氧血症型呼吸衰竭（Ⅰ型呼吸衰竭）；极其严重者，可因全肺通气量明显减少，出现高碳酸血症型呼吸衰竭（Ⅱ型呼吸衰竭）。

二、慢性阻塞性肺疾病与呼吸衰竭

慢性阻塞性肺疾病（chronic obstructive pulmonary disease，COPD）指的是由慢性支气管炎和肺气肿引起的慢性气道阻塞，简称为"慢阻肺"，其共同特征是管径小于 2 mm 的小气道阻塞和阻力增高。临床表现为：起病缓慢，病程较长，慢性咳嗽、咳痰、气短或呼吸困难，早期仅于劳累时出现，后逐渐加重，以致日常活动甚至休息时也感到气短。

（一）慢性阻塞性肺疾病的原因

COPD 呈缓慢进行性发展，严重影响患者的劳动能力甚至生活质量，可能与肺对有害气体或有害颗粒的异常炎症反应有关。①吸烟：吸烟为 COPD 的重要发病因素，长期吸烟者肺功能异常率较高，孕妇吸烟甚至可能会影响胎儿肺的成长及其在子宫内的发育；②大气污染：大气中刺激性气体和有害气体如雾霾、氯气、二氧化氮、二氧化硫等可刺激黏膜并对支气管黏膜造成损伤，损害气道清除功能，为细菌入侵创造条件；③职业性粉尘和化学物质：如某些特殊的物质、刺激性物质、有机粉尘的浓度过高或接触时间过久，可增加气道的反应性；④感染：呼吸道感染是 COPD 发病和加剧的重要因素，如肺炎链球菌、流感嗜血杆菌、乙型流感病毒、腺病毒等细菌和病毒的感染等；⑤其他因素：如年龄，自主神经功能失调、营养失衡、遗传等。

（二）慢性阻塞性肺疾病引起呼吸衰竭的机制

COPD 是引起慢性呼吸衰竭最常见的原因。主要机制有：①阻塞性通气障碍：黏液腺及杯状细胞增生，充血、水肿及炎症细胞浸润，以及肉芽组织增生，引起支气管壁增厚；气道高反应性、炎症介质作用可引起支气管痉挛；黏液分泌增多、纤毛细胞损伤脱落可造成支气管腔堵塞；小气道阻塞、肺泡弹性回缩力降低可引起气道等压点上移。②限制性通气障碍：肺泡Ⅱ型上皮细胞受损及表面活性物质消耗过多可引起肺表面活性物质减少，肺顺应性下降；营养不良、缺氧、酸中毒、呼吸肌疲劳又可导致呼吸肌收缩无力。③弥散功能障碍：肺泡壁受损可致肺泡弥散膜面积减少，而肺水肿和肺泡膜炎性增厚则可以使弥散膜厚度增加。④肺泡通气/血流比值失调：气道阻塞不均可引起部分肺泡通气量降低；微血管栓塞则可致部分肺泡血流量减少。严重的慢性阻塞性肺疾病的发病机制中，既有肺通气功能障碍（阻塞性通气障碍和限制性通气障碍），又有肺换气功能障碍（弥散功能障碍和肺泡通气 / 血流比例失调），它们共同作用的结果在造成 PaO_2 降低的同时，由于 CO_2 排出的受阻，可引起高碳酸血症的出现，导致Ⅱ型呼吸衰竭的发生。

第三节　呼吸衰竭时机体主要的代谢功能变化

无论由通气障碍还是换气障碍引起的呼吸衰竭，其基本的病理生理变化就是低氧血症伴或不伴高碳酸血症。一方面，O_2 的降低和 CO_2 的升高可引起一系列代偿适应性反应，从而改善组织的供氧，调节酸碱平衡并维持组织器官的功能、代谢，以适应新的内环境。另一方面，由于组织缺氧及酸碱平衡和电解质紊乱，机体可出现严重功能障碍，严重时直接导致机体死亡。呼吸衰竭对机体的危害，取决于发生速度、严重程度、持续时间以及机体原有的机能代谢状况等。

低氧血症时的缺氧，对呼吸衰竭患者有极大的危险，常常是急性呼吸衰竭的致死原因。因为机体内氧的储备是极为有限的，一旦呼吸骤停，将在数分钟内耗尽血液中贮存的氧气，如不采取措施，则因缺氧而死亡。低氧血症的程度取决于血氧分压，当血氧分压在 60 mmHg 时，血氧饱和度仍为 90% 左右，此时可供利用的氧仍能满足组织细胞的需要。如果血氧分压再稍有降低，则血氧饱和度就会明显降低而发生缺氧，因此以动脉血氧分压低于 60 mmHg 作为呼吸衰竭的重要标志。当血氧分压低于这个水平时，就会造成组织细胞的严重缺氧。

高碳酸血症时的二氧化碳潴留对机体的影响与缺氧不同。由于机体对它有较大的缓冲能力，故二氧化潴留的危害通常主要是发生在慢性呼吸衰竭时。一般以二氧化碳分压高于90 ~ 100 mmHg 为危险水平，但这一水平通常在呼吸骤停后，需要 10 ~ 15 min 才能达到。临床实践证明，即使动脉血二氧化碳分压达到 90 ~ 100 mmHg，只要有充分氧气供给，也不一定致死。危险在于一旦停止供氧，由于二氧化碳分压升高，氧离曲线右移，使血氧饱和度更为降低，缺氧更为严重。

因此低氧对机体功能代谢的影响比高碳酸更为严重，如发生机体代偿不全时，则可出现严重的代谢功能紊乱及临床表现。

一、酸碱平衡及电解质代谢紊乱

外呼吸功能障碍可引起单纯性的酸碱平衡紊乱，但混合性酸碱平衡紊乱更常见。Ⅰ型和Ⅱ型呼吸衰竭时均有低氧血症，可引起代谢性酸中毒。Ⅱ型呼吸衰竭还伴有高碳酸血症，因而在代谢性酸中毒的基础上可合并出现呼吸性酸中毒。ARDS 患者由于呼吸代偿性地加深加快，可出现代谢性酸中毒合并呼吸性碱中毒。若给呼吸衰竭患者使用人工呼吸机辅助呼吸，通气量过大时可合并医源性呼吸性碱中毒，而过量利尿剂或 $NaHCO_3$ 的使用则可并发医源性代谢性碱中毒。

（一）代谢性酸中毒

Ⅰ型或Ⅱ型呼吸衰竭时，严重的低氧血症使组织、细胞缺氧，无氧酵解加强，酸性代谢产物增多，发生代谢性酸中毒。此外，引起呼吸衰竭的原发病或病理过程，如感染、休克也参与代谢性酸中毒的发生、发展。此时，血浆电解质也发生变化：①血清钾浓度增高：由于酸中毒，细胞外 H^+ 内移，细胞内 K^+ 外移；同时肾小管泌 H^+ 增多，排 K^+ 减少，导致血钾增高；②血清氯浓度增高：代谢性酸中毒时由于血浆 HCO_3^- 减少，排 Cl^- 减少，血 Cl^- 常升高。

（二）呼吸性酸中毒

Ⅱ型呼吸衰竭时，肺通气量减少，大量二氧化碳潴留，可发生呼吸性酸中毒。此时，血浆电解质也发生变化：①血清钾浓度增高；②血清氯浓度降低：高碳酸血症时 CO_2 在红细胞内缓冲生成 HCO_3^- 增多，与细胞外 Cl^- 交换，使细胞外 Cl^- 内移；此外，酸中毒时肾小管上皮细胞产生 NH_3 增多，重吸收 HCO_3^- 增多，增加尿 NH_4Cl 和 $NaCl$ 的排出，故使血 Cl^- 降低。如果呼吸性酸中毒合并代谢性酸中毒时，血 Cl^- 可正常。

（三）代谢性碱中毒

在治疗过程中，如果过多过快地排出 CO_2（如人工呼吸机使用不当），而体内代偿性增加的 HCO_3^- 来不及排出，则可发生代谢性碱中毒。

（四）呼吸性碱中毒

Ⅰ型呼吸衰竭时，如果存在通气过度，CO_2 排出过多，$PaCO_2$ 明显下降，可发生呼吸性碱中毒。此时患者可出现血钾降低，血氯升高，发生机制与呼吸性酸中毒相反。

二、呼吸系统变化

呼吸困难往往是呼吸衰竭在临床上最先出现的症状，主要表现为呼吸频率和节律的改变。

外呼吸障碍造成的低氧血症和高碳酸血症，首先作用于颈动脉体及主动脉体的外周化学感受器，反射性增加通气，有利于从外界摄取更多的氧，以提高肺泡氧分压和 PaO_2，并可使胸腔负压加大，致回心血量增多，通过增加肺血流量提高氧的摄取。但此反应只有当 PaO_2 低于 8.0 kPa（60 mmHg）时才明显，当 PaO_2 下降至 4.0 kPa（30 mmHg）以下，则可直接抑制呼吸中枢，并超过反射性兴奋作用，而使呼吸抑制，表现为呼吸变浅、变慢、节律不规则如周期性呼吸，最终呼吸停止。同时，CO_2 潴留主要作用于中枢化学感受器，使呼吸中枢兴奋，增强呼吸运动，但当 $PaCO_2$ 超过 10.7 kPa（80 mmHg）时，由于"CO_2 麻醉"，将损害并抑制呼吸中枢。此时呼吸运动主要依靠 PaO_2 降低对血管外周化学感受器的刺激而持续。

引起呼吸功能改变的原发病变，无论是中枢性的还是外周性的均会导致呼吸运动的改变。

在呼吸中枢功能障碍引起呼吸衰竭时，多发生呼吸节律的紊乱，可出现各种异常的呼吸形式，如潮式呼吸、间歇呼吸、抽泣样呼吸、叹气样呼吸等，其中以潮式呼吸最为常见。其可能是呼吸中枢兴奋性下降，对正常 CO_2 浓度刺激不起反应，须依赖 $PaCO_2$ 升高到一定程度才引起短时间周期性呼吸兴奋的结果。

在限制性通气障碍疾病中，如肺顺应性下降，则刺激牵张感受器、肺毛细血管旁感受器（juxtapulmonary capillary receptor，J 感受器），反射性引起呼吸运动变浅变快。当发生阻塞性通气障碍时，由于气流阻力增大，呼吸运动变深，根据阻塞部位的不同，表现为吸气性呼吸困难或呼气性呼吸困难。若是呼吸肌疲劳引起的病变，使呼吸肌收缩力下降，呼吸变浅变快，从而通气量减少，加重呼吸衰竭。

三、循环系统变化

呼吸衰竭早期，由于存在一定程度的缺氧和二氧化碳潴留，通过交感神经和心血管运动中枢的兴奋作用，心率加快，心肌收缩力加强，外周血管收缩，同时呼吸运动加强，增加静脉回流血量，使心输出量增加。加之体内血流重新分配，对维持动脉血压，保证心脑血供有一定的代偿作用。

严重的缺氧和二氧化碳潴留可直接抑制并损害心血管运动中枢，使心率减慢、心肌收缩力下降，以及血管扩张，从而发生心律失常、血压下降等严重后果。

呼吸衰竭时常累及心脏，由于肺动脉高压，使右心负荷加重，引起右心肥厚、扩大，甚至衰竭，导致肺源性心脏病。临床表现为呼吸困难、心悸、发绀、颈静脉怒张、肝大、下肢浮肿、腹水等。右心衰竭是在呼吸器官疾病导致慢性呼吸功能不全，进而引起肺源性心脏病的基础上发生的。其发病机制主要包括两个方面：

1. 肺动脉高压的形成 ①肺小动脉收缩：缺氧引起肺血管收缩，合并酸中毒导致 H^+ 浓度过高时，可增加肺血管对缺氧的敏感性，使肺血管收缩更为显著；缺氧也可刺激肺血管平滑肌近旁的巨噬细胞、内皮细胞，肥大细胞、血小板及中性粒细胞等释放某些缩血管活性物（如组胺、血管紧张素、白三烯、内皮素等），从而收缩肺血管；缺氧使肺血管平滑肌细胞钾通道关闭，外向性 K^+ 电流减少，膜电位下降，细胞膜产生去极化，从而导致电压依赖性钙通道开发，Ca^{2+} 内流增加，肌肉兴奋收缩耦联效应增强，引起肺血管收缩。以上因素使肺动脉压升高，进一步增加右心负荷。②肺小动脉重建：缺氧所致肺小动脉长期收缩，可促使肺血管平滑肌细胞和成纤维细胞的肥大和增生，同时胶原蛋白与弹性蛋白合成增加，导致肺血管壁增厚、硬化，管腔变窄，引起持久而稳定的慢性肺动脉高压。③肺血管病变：有些肺部病变如肺毛细血管床大量破坏、肺小动脉炎、肺栓塞等也可能成为导致肺动脉高压的原因。④血量增多和血液黏度增高：缺氧可兴奋肾素 – 血管紧张素 – 醛固酮系统，使醛固酮增多，导致水、钠潴留；缺氧使肾小动脉收缩，减少肾血流，进一步加重水、钠潴留；长期慢性缺氧引起红细胞代偿性生成增多，使血液黏滞度增加，引起肺血流阻力增大，心脏负荷增加。

2. 心肌舒缩功能障碍 ①心肌舒缩功能下降：缺氧、电解质紊乱和酸中毒可直接或间接损伤心肌，降低心肌舒、缩功能。②心室舒缩活动受限：呼吸困难时用力呼气引起胸膜腔内压显著增高，心脏受压，影响心脏的舒张功能；用力吸气则使胸膜腔内压异常降低，心脏外部负压增大，增加右心收缩的负荷，促使右心衰竭。

呼吸衰竭是否可累及左心尚有争论，目前倾向可累及左心。肺源性心脏病患者心功能失代偿时有半数肺动脉楔压增高，说明有左心功能不全，其中也有可能部分病例合并有冠心病；ARDS 的死亡病例中也有半数发生左心衰竭，这些都支持肺部疾病可累及左心的观点。呼吸衰竭累及左心的机制为：①低氧血症和酸中毒同样可以使左心室收缩性降低；②胸膜腔内压的异常变化同样也可以影响左心的舒缩功能；③右心扩大和右心室压力增高可将室间隔左移，降低左心室的顺应性，引起左心舒缩功能障碍。

四、中枢神经系统变化

中枢神经系统对缺氧和二氧化碳增高极为敏感。当轻度缺氧时可出现兴奋性升高，严重的缺氧将发生一系列中枢神经系统的功能障碍，直至威胁生命。当 PaO_2 降至 $60 \sim$ 50 mmHg 范围时，可出现智力和视力轻度减退；当 PaO_2 降至 $50 \sim 40$ mmHg 范围时，会引起一系列神经精神症状，如神志恍惚、表情淡漠、记忆障碍、嗜睡、谵妄躁动、惊厥昏迷等；当 PaO_2 降至 20 mmHg 以下时，几分钟就可造成神经细胞不可逆损害。除上述缺氧这一危害因素外，慢性呼吸衰竭时高碳酸血症对中枢神经系统的危害更为重要，当 $PaCO_2$ 超过 80 mmHg 时可出现头痛头晕、烦躁不安、口齿不清、睡眠障碍，扑翼样震颤、嗜睡昏迷、呼吸浅表、抽搐等，称为二氧化碳麻醉（carbon dioxide narcosis）。

由呼吸衰竭引起的中枢神经系统功能障碍，称为肺性脑病（pulmonary encephalopathy）。其发病机制如下：

（一）高碳酸血症的作用

Ⅱ型呼吸衰竭时，CO_2 潴留对脑血管有强大的直接扩张作用，升高约 10 mmHg 可使脑血流量增加 50%，脑血流量随 $PaCO_2$ 的上升而增多。其次，缺氧也可使脑血管扩张。脑血管扩张可进一步导致血管性脑水肿。同时，$PaCO_2$ 升高还可提高毛细血管通透性，诱发间质性脑水肿。

高碳酸血症时，由于 CO_2 是脂溶性，能自由通过血脑屏障进入脑脊液，使脑脊液 pH 值降低。当 $PaCO_2$ 显著升高（> 80 mmHg）时，CO_2 进入脑脊液过多，可使脑脊液 pH 下降比血液更为明显。而神经细胞酸中毒则一方面可增强谷氨酰胺酶活性，使 γ- 氨基丁酸生成增多，抑制中枢神经系统；另一方面可增强磷脂酶活性，释放溶酶体酶，导致神经细胞和组织的损伤。

（二）低氧血症的作用

缺氧使脑细胞合成 ATP 减少，钠钾 ATP 酶运转失灵，引起细胞内钠水潴留，造成细胞毒性脑水肿；缺氧和高碳酸血症一样直接使脑血管扩张，形成血管性脑水肿；同时缺氧带来的无氧代谢加强，出现酸中毒，H^+ 与原发因素缺氧共同损伤血管内皮细胞，导致间质性脑水肿。脑充血、水肿使颅内压增高，压迫脑血管，更加加重脑缺氧，形成恶性循环，严重时可导致脑疝形成。

此外，由高碳酸血症和低氧血症引起的脑血管内皮细胞损伤，可以导致脑血管内产生凝血，这也是肺性脑病的发病因素之一。部分肺性脑病患者可表现为神经兴奋、躁动，可能与发生代谢性碱中毒相关。然而，有 1/3 酸中毒患者也表现为神经兴奋，其机制尚不清楚。

五、肾功能变化

呼吸衰竭时常合并肾功能不全，引起肾损伤。轻者尿中出现蛋白、红细胞、白细胞及管型等，严重时可发生急性肾衰竭，出现少尿、氮质血症和代谢性酸中毒。一般认为是缺氧和高碳酸血症反射性通过交感神经兴奋引起肾血管收缩，使肾血流严重减少所致。

六、消化功能变化

呼吸衰竭晚期常伴发上消化道出血，其机制为：①缺氧、二氧化碳潴留及酸中毒，使胃黏膜糜烂坏死，降低或破坏胃黏膜的屏障作用，引起弥漫性渗血。②二氧化碳潴留增强胃壁细胞碳酸酐酶的活性，使胃酸分泌过多，参与溃疡的形成。

第四节　呼吸衰竭防治的病理生理基础

呼吸衰竭一般是在呼吸系统疾病的基础上发展起来的，其基本的病理生理变化是低氧血症伴有或不伴有高碳酸血症，它们直接威胁着患者的生命。因此，除治疗原发病之外，还应针对其发病环节采取积极措施，以缓解其缺氧和二氧化碳潴留，为治疗原发病争取时间和条件。

一、防止和去除呼吸衰竭的原因和诱因

积极治疗原发病是防治呼吸衰竭的关键。防治胸廓、肺部疾患，积极抗休克、抗感染治疗等，及时消除引起呼吸衰竭的原因和诱因。

二、提高 PaO_2

氧疗是纠正缺氧的针对性措施。其作用使 PaO_2 升高、SaO_2 增高，增加可利用氧，以改善组织细胞缺氧状态。合理的氧疗还能减轻呼吸做功和降低缺氧性肺动脉高压，减轻右心负荷。

对于低氧血症型呼吸衰竭（Ⅰ型呼吸衰竭）的患者，可吸入较高浓度的氧（一般在50%以下），可以尽快提高 PaO_2，使之维持在 55 mmHg 左右或 SaO_2 在 90% 以上，能使缺氧得到基本的改善。然而，对于完全肺实变、肺不张引起的 V_A/Q 失调及肺内动静脉分流超过 30% 的患者，吸入较高浓度的 O_2 亦难以纠正缺氧。

对于高碳酸血症型呼吸衰竭（Ⅱ型呼吸衰竭）的患者，因呼吸中枢的兴奋性已降低，且血中高浓度 CO_2 对呼吸中枢会产生抑制作用，呼吸的维持是靠缺氧对血管壁化学感受器的刺激反射性地使呼吸中枢兴奋的结果，因而要考虑到大量给氧会削弱缺氧的这种反射性刺激作用，使呼吸抑制，更加重了二氧化碳的潴留，甚至产生肺性脑病。同时，吸入高浓度的 O_2 解除低氧血症对肺血管的收缩作用，使肺内血流重新分布，有可能加重 V_A/Q 失调，引起生理无效腔和潮气量之比值加大，使有效肺泡通气量减少，进一步提高 $PaCO_2$。所以，临床上多主张采用持续性低浓度（吸氧浓度不宜超过 30%）低流量给氧，并逐步增加给氧浓度的方法。其机理是，呼吸衰竭的患者，动脉血氧分压往往处于氧解离曲线的陡峭部分，故只需给少量氧，使 PaO_2 维持在 50～60 mmHg 时，SaO_2 即可明显上升，同时还可保持通过血管壁化学感受器对呼吸中枢的反射性兴奋作用。

此外，慢性阻塞性肺疾病患者采用长期氧疗（每天吸氧时间超过 15 小时），能减低肺动脉压，减轻右心负荷，改善生命质量，提高生存率。

◀ 知识拓展 ▶

氧中毒（oxygen intoxication）是指长期吸入高浓度 O_2 引起 O_2 对组织细胞产生毒性作用，损害器官功能。氧中毒的发生机制与吸氧过程中产生大量活性氧的损伤作用有关。患者可出现肺部炎症改变、肺水肿、肺不张、视物模糊、恶心、呕吐、先抽搐然后昏迷等表现。

三、改善通气，降低 $PaCO_2$

$PaCO_2$ 增高是由肺总通气量减少所致，应通过增加肺泡通气量来降低 $PaCO_2$。其基础治疗包括原发病的治疗、保持气道通畅和降低呼吸阻力等，其中以保持气道通畅最为关键。①解除阻塞和保持气道通畅：如使用抗生素治疗气道炎症，用平喘药扩张支气管，用体位引流，必要时进行气管插管以清除分泌物，解除呼吸道阻塞；②加强呼吸动力：使用呼吸中枢兴奋剂增强呼吸动力，适用于原发于呼吸中枢抑制所致的限制性通气障碍，但对一般的慢性呼吸衰竭患者使用中枢兴奋剂，在增加肺通气量的同时也增加了呼吸肌的耗氧量和加重了呼吸肌疲劳，反而得不偿失；③辅助呼吸：使用人工呼吸辅助通气，维持必要的肺通气量，同时也可以使呼吸肌得以休息，有利于呼吸肌功能的恢复，这也是治疗呼吸肌疲劳的主要方法；④补充营养：慢性呼吸衰竭患者由于呼吸困难影响进食，胃肠道消化及吸收能力差，以及发热等因素，常伴有营养不良，导致机体免疫功能降低，使感染不易控制；体重和膈肌重量减轻，膈肌萎缩也可导致呼吸肌收缩无力，容易发生呼吸肌疲劳，应当补充营养以改善呼吸功能。

四、改善内环境及重要器官的功能

呼吸衰竭对机体的影响是多方面的，因而在治疗中应特别注意对水、电解质及酸碱平衡紊乱的纠正，保护心、脑、肾等重要脏器的功能，预防肺源性心脏病、肺性脑病及肾衰竭的发生。

本 章 小 结

当外呼吸功能严重障碍，以致机体在静息状态吸入空气时，PaO_2 低于 60 mmHg（8 kPa），或伴有 $PaCO_2$ 高于 50 mmHg（6.67 kPa）的病理过程，称为呼吸衰竭。PaO_2 降低是呼吸衰竭的必然结果，根据发病机制和血气变化的特点，可将呼吸衰竭分为低氧血症型（Ⅰ型）和高碳酸血症型（Ⅱ型）呼吸衰竭。呼吸衰竭的发病机制包括肺通气功能障碍和（或）肺换气功能障碍。肺通气功能障碍包括限制性和阻塞性通气不足两种情况，容易导致Ⅱ型呼吸衰竭的发生。引起肺换气功能障碍的机制包括弥散障碍，通气/血流比值失调（PaO_2 降低，$PaCO_2$ 可以正常、下降或者升高）及解剖分流增加。呼吸衰竭时发生的低氧血症和高碳酸血症是影响全身各系统代谢和功能的基本原因。一方面 PaO_2 下降、CO_2 升高可以引起一系列代偿适应性反应，另一方面可造成酸碱平衡和电解质紊乱、呼吸系统功能变化、循环系统功能变化、中枢神经系统功能变化、肾功能变化及胃肠功能变化，对机体造成严重影响。

复习思考题

1. 什么是呼吸衰竭？其发病机制有哪些？

2. 为什么在体力负荷增加时，弥散障碍容易导致Ⅰ型呼吸衰竭而不是Ⅱ型呼吸衰竭？

3. 肺泡总通气量不足和部分肺泡通气不足引起的血气变化有何不同，为什么？

4. 中央性气道阻塞的胸内阻塞和胸外阻塞对呼吸有什么影响？机制是什么？

5. 为什么ARDS患者通常发生Ⅰ型呼吸衰竭？

6. 慢性阻塞性肺病患者用力呼吸时，呼气性呼吸困难为什么会加重？

7. Ⅱ型呼吸衰竭患者不宜吸入高浓度O_2的机制。

8. 患者，男性，37岁，矽肺患者，因气短入院。体检：体温37.0℃，心率110次/min，呼吸50次/min。呼吸急促，鼻翼煽动，发绀，X线胸片检查发现结节状阴影。血气分析：PaO_2 57 mmHg，$PaCO_2$ 40 mmHg，pH 7.48。

　　问：（1）该患者发生哪种类型的呼吸衰竭？机制如何？

　　　　（2）该患者为什么发生呼吸急促？

　　　　（3）该患者发生哪种类型的酸碱平衡紊乱？

（应　磊）

数字课程学习

📥教学PPT　▶▶微视频　✍自测题

第十五章
肝功能不全

掌握肝功能不全、肝衰竭、肝性脑病及肝肾综合征的概念，肝性脑病的发病机制；熟悉肝性脑病的诱因、防治原则，肝肾综合征的发病机制；了解肝功能不全的病因，肝性脑病的分期，肝肾综合征的类型。

核心概念

肝功能不全　肝衰竭　肝性脑病　假性神经递质　肝肾综合征

引言

肝是人体最大的代谢器官，承担着多种生理功能，特别是胃肠道吸收的物质，几乎全部经肝处理后进入血液循环。各种致肝损伤因素损害肝细胞，使其合成、降解、解毒、贮存、分泌及免疫功能障碍，机体可出现黄疸、出血、感染、肾功能障碍及肝性脑病等临床综合征，称为肝功能不全（hepatic insufficiency）。肝功能不全晚期一般称为肝衰竭（liver failure），主要临床表现为肝性脑病及肝肾综合征。

第一节　概　　述

一、肝功能不全的常见病因

引起肝功能不全的原因很多，大致可概括为以下几类：

1. 生物性因素　多种病毒可导致病毒性肝炎，其中乙型肝炎病毒引起的乙型肝炎发病率高、危害大。病毒性肝炎的发病与病毒感染量、毒力及感染途径有关，也与机体的状态及免疫反应等密切相关。

除肝炎病毒外，某些细菌、真菌可引起肝脓肿；某些寄生虫如阿米巴、吸虫、线虫、绦虫可累及肝，造成肝损伤。

◂ **知识拓展** ▸

病毒性肝炎（viral hepatitis）主要通过粪－口、血液或体液途径传播。临床上以疲乏、食欲减退、肝大、肝功能异常为主要表现，部分病例出现黄疸，无症状感染常见。按病原分类，目前已发现的病毒性肝炎至少可分为甲、乙、丙、丁、戊、庚六型肝炎，其中甲型和戊型主要表现为急性肝炎，乙、丙、丁型主要表现为慢性肝炎并可发展为肝炎肝硬化和肝细胞癌。

2. 化学性因素　肝组织对化学物质具有很高的结合力，因此有些化学物质如四氯化碳、氯仿、磷、锑、砷剂等，均可致肝细胞变性坏死；有些药物如氯丙嗪、异烟肼、某些碘胺药物和抗生素，也可引起肝损害；长期大量饮酒可通过酒精或其代谢产物乙醛损害肝细胞，慢性酒精中毒可引起脂肪肝、酒精性肝炎和肝硬化。

3. 免疫性因素　肝病可以引起免疫反应异常，免疫反应异常又是重要的引起肝损害的原因之一。例如乙型肝炎病毒引起的体液免疫和细胞免疫都能损害肝细胞；又如原发性胆汁性肝硬化，可能也是一种自身免疫性疾病。

4. 营养性因素　如饥饿时，肝糖原、谷胱甘肽等减少，可以降低肝解毒功能或增强毒物对肝的损害；缺乏胆碱、甲硫氨酸时，可以引起肝脂肪变性。一般来说，单纯营养缺乏不会导致肝病的发生，但可起到促进加速作用。

5. 遗传性因素　某些肝病的发生发展与遗传因素有一定关系，在临床相对少见。如由于肝不能合成铜蓝蛋白，使铜代谢发生障碍而引起的肝豆状核变性；又如原发性血色素沉着病，含铁血黄素在肝内沉积而导致肝纤维化等。

二、肝功能不全对机体的影响

肝细胞的损伤导致的肝功能不全，主要表现在以下几个方面：

（一）物质代谢障碍

肝功能不全时，代谢的变化是多方面的，包括糖、蛋白质、脂质、维生素等。

1. 糖代谢障碍　肝在糖代谢中具有合成、贮藏及分解糖原的作用，在维持血糖浓度的相对恒定上起重要作用。当肝细胞发生弥漫性的严重损害时，由于肝糖原合成障碍及贮存减少，可导致低血糖。

2. 蛋白质代谢障碍　主要表现为血浆白蛋白和其他蛋白质的含量改变。血浆蛋白主要有白蛋白、球蛋白、纤维蛋白原等，当肝细胞受到损害时，血浆白蛋白合成减少，一方面使血浆胶体渗透压下降，导致肝源性水肿；另一方面使白蛋白担负的物质运输功能受到影响。

3. 脂质及维生素代谢障碍　肝功能障碍时，可因磷脂和脂蛋白生成减少致肝内脂肪输出障碍而引起脂肪肝；胆汁的分泌减少可妨碍脂类物质的消化和吸收；肝胆系统疾病可引起胆固醇的形成、酯化及排泄障碍。另外肝疾患时，可引起多种维生素的吸收、储存和代谢障碍。

（二）水、电解质代谢紊乱

1. 肝性腹水　是临床较为常见的肝病晚期症状，发生机制为：

（1）门静脉高压：肝硬化时，一方面肝内纤维组织增生和假小叶形成可压迫门静脉分支；另一方面，肝动脉和门静脉之间有异常吻合支的形成，这些因素都可使门静脉压力增高，从而使肠系膜毛细血管内的液体漏入腹腔增多，产生腹水。

（2）血浆胶体渗透压降低：由于肝功能障碍引起低白蛋白血症，引起血管内外液体交换失衡，促进腹水形成。

（3）淋巴循环障碍：肝硬化时，进入肝组织间隙的血浆成分增多超出了淋巴回流的能力，这些液体可从肝表面漏入腹腔，形成腹水。

（4）钠、水潴留：肝损害及门静脉高压等原因使血液淤积在脾、胃、肠等脏器，有效循环血量减少，肾血流量减少，可致：①肾小球滤过率降低；②肾血流量减少，激活肾素 – 血管紧张素 – 醛固酮系统（RAAS），加之肝灭活功能不足导致醛固酮过多，钠水重吸收增强；③抗利尿激素（ADH）增高、心房钠尿肽可减少，促进肾水、钠重吸收。钠、水潴留为肝性腹水形成的全身性因素。

◀ 知识拓展 ▶

肝功能障碍时会引起肝源性水肿，临床往往以腹水为主要表现，下肢及皮下水肿不明显。若患者长期保持坐或立位，或因其他原因下肢静脉明显淤血，则下肢皮下水肿也会明显。腹水患者因腹腔积液的牵张作用，加上肠道积气，可使腹部，尤其两侧显著鼓胀；脐部外翻，腹腔内压过高易致肠疝，还可妨碍膈肌运动而影响呼吸。

2. 低钾血症　肝病晚期由于醛固酮的生成增多，灭活减少，可导致肾排钾增多，引起低钾血症的发生。

3. 低钠血症　钠、水潴留是引起稀释性低钠血症的重要原因，可能与抗利尿激素的分泌增多和灭活障碍有关。稀释性低钠血症易引发脑细胞水肿，产生中枢神经系统功能障碍。

（三）胆汁的分泌和排泄障碍

胆红素的摄取、运载、排泄等过程均由肝细胞来完成。体内胆红素主要由衰老的红细胞及肌红蛋白、细胞色素等分解而产生。当胆红素随血液运输到肝后，可迅速被肝细胞摄取，并通过转运、酯化，最终形成酯型胆红素排泄至毛细胆管中。当肝细胞受损后，可引起高胆红素血症或黄疸。

另外，胆汁酸也要通过肝细胞进行正常代谢，若其环节发生障碍则会导致肝细胞内胆汁淤积症。

（四）凝血功能障碍

肝可合成大部分凝血因子，同时也可合成部分抗凝血物质，故肝在凝血与抗凝血平衡中起着重要的作用。凝血功能障碍在临床上多表现为肝病患者自发性的出血，如皮下瘀斑、鼻出血等。发生机制主要是肝丧失了在凝血与抗凝血平衡中的作用，严重肝病时还可诱发 DIC。

（五）生物转化功能障碍

1. 药物代谢障碍　很多药物都需要在肝代谢、转化，当肝损伤时，一方面肝对药物的代谢能力降低；另一方面，肝对药物的结合减少，影响药物在体内的分布、代谢及排泄；此外肝硬化时侧支循环的建立，可使药物不经过肝而避免被肝细胞代谢。

2. 解毒功能降低　肝是人体重要的解毒器官。机体代谢过程中产生的有毒物质（如氨、胺类、吲哚、酚类等）及直接来自体外的毒物，随血液进入肝后，在肝细胞中经生物转化作用，变成无毒或毒性较小的物质随尿或胆汁排出体外。

3. 对激素的灭活作用降低　许多激素的分解代谢和灭活是在肝进行的，如雌激素、抗利尿激素、醛固酮等。动物实验及人体研究证明，肝受损害后，对雌激素的灭活作用减退，患者出现蜘蛛痣、肝掌，并有内分泌功能紊乱；肝对抗利尿激素及醛固酮灭活作用减弱，可致水、电解质代谢紊乱。

（六）免疫功能障碍

肝的 Kupffer 细胞在吞噬、清除来自肠道的异物、病毒、细菌等方面起着重要作用，并参与机体的免疫防御。当肝损伤时，会影响 Kupffer 细胞的正常功能，从而导致肠源性内毒素血症的发生。

除此之外，肝的非实质细胞，如肝星型细胞、肝窦内皮细胞和肝相关淋巴细胞等还可导致肝纤维化、微循环功能障碍、免疫功能异常等，加重肝细胞的损害和肝功能障碍。

第二节　肝性脑病

一、肝性脑病的概念、病因和分类

肝性脑病（hepatic encephalopathy，HE）是在排除其他已知脑疾病的前提下，继发于急性肝衰竭或严重慢性肝实质病变的神经精神综合征，以意识障碍为其主要表现，是各种严重肝病的并发症或终末表现。

肝性脑病患者的临床表现包括从轻度的神经精神症状到陷入深度昏迷的整个过程。据此，临床上将肝性脑病分为四期。一期：又称为前驱期，患者有轻微的神经精神症状（如欣快、淡漠、注意力不集中、易激惹或烦躁不安等）；二期：又称为昏迷前期，患者出现性格、行为异常（如定向障碍、理解力减退等）及扑翼样震颤；三期：即昏睡期，患者多以昏睡和严重精神错乱为主；四期：又称为昏迷期，此期患者完全丧失神志，不能唤醒，表现为昏迷状。

肝性脑病多因严重肝病所致，最常见为晚期肝硬化，其次为急性或亚急性肝坏死（重型病毒性肝炎、中毒）、肝癌晚期、严重胆道疾患及一部分门－体静脉分流术后等。上述情况造成的肝功能严重损害和门－体分流是导致肝性脑病的重要原因。

肝性脑病的分类方法有很多，主要有以下几种：

1. 根据发生速度可分为急性和慢性两型

（1）急性型肝性脑病：起病急骤，病程进展快而严重，迅速出现躁动、谵妄以至昏迷，大多数短期内死亡。多见于重型病毒性肝炎及中毒性肝炎引起的广泛而急剧的肝细胞破坏。

（2）慢性型肝性脑病：起病较缓，病情相对较轻，病程较长，往往有明显的诱因（如上消化道出血），常见于各型肝硬化或门－体静脉分流术后。

2. 根据发病机制可分为内源性和外源性两型

（1）内源性肝性脑病：是指肝细胞广泛损伤或坏死，毒物进入肝后得不到解毒而进入体循环，由此引起的肝性脑病。常见于重型病毒性肝炎或严重急性肝中毒，发病多无诱因，血氨可升高或不升高，预后极差。

（2）外源性肝性脑病：是指肠源性毒物绕过肝或通过门－体分流直接进入体循环而引起的肝性脑病，见于门脉性肝硬化、晚期血吸虫病性肝硬化及门－体吻合术后的患者。其特点是：起病较缓慢，病程较长，常在一定诱因（如进食多量蛋白质或消化道出血等）作用下发生，可反复发作，一般有血氨升高，近期预后较好。

此外，有人根据肝性脑病时有无血氨升高，将其分为氨性和非氨性肝性脑病。总而言之，急性肝性脑病多为内源性、非氨性，以重症病毒性肝炎时的脑病为代表；慢性型肝性脑病多为外源性、氨性，以晚期肝硬化的脑病为代表。

二、肝性脑病的发病机制

关于肝性脑病的发病机制至今尚未完全阐明。目前认为，肝性脑病时中枢神经系统的功能障碍主要是脑细胞的代谢和功能障碍，是多种发病因素综合作用的结果。近十年来，被人们普遍接受的有氨中毒学说、GABA 学说、假性神经递质学说、血浆氨基酸失衡学说、综合学说等。

（一）氨中毒学说（theory of ammonia intoxication）

正常人血氨（NH_3）浓度含量甚微，低于 59 μmol/L（100 μg/dL），80%～90% 的肝性脑病的患者有血氨升高，甚至可高达 118～590 μmol/L（200～1 000 μg/dL），并且脑脊液内氨浓度也升高，有时还可看到血氨增高与神经精神症状严重程度相平行，经过临床降血氨疗法，病情常可好转。动物实验也证明，给予大剂量氨盐引起高血氨后，可诱发与人类肝性脑病相似的表现。另外，慢性肝病患者摄入高蛋白膳食或含铵药物，常可诱发肝性脑病。这些依据都表明肝性脑病的发生与氨代谢紊乱有密切关系。

在生理情况下，人体内氨的生成和清除始终保持着动态平衡，从而使血氨水平维持在正常范围。

1. 正常时氨的来源　体内氨的来源有三条途径：①肠道内形成的氨：这是血氨的主要来源。食入的蛋白质分解为氨基酸后在肠道细菌释放的氨基酸氧化酶作用下分解产氨；经尿素的肠肝循环弥散入肠腔的尿素，在细菌产生的尿素酶作用下也可产生氨。正常时，肠道每天产氨 4 g 左右。②肾小管产氨：存在于肾小管上皮细胞内的谷氨酰胺酶可分解谷氨酰胺为谷氨酸和氨，这部分氨除了扩散到肾小管与 H^+ 结合形成 NH_4^+，起着排 NH_4^+ 保碱的作用外，也有部分氨弥散入血。③组织器官（如肌肉、肺、脑、肾等）中的氨基酸经脱氨基作用，或腺苷酸分解产生少量氨。

2. 氨的清除　血氨正常的去路主要有两条：①氨的主要清除途径是在肝内经鸟氨酸循环合成尿素。体内 2 分子氨在肝内通过鸟氨酸循环生成尿素过程中，在有关酶的作用下生成 1 分子尿素，同时消耗 4 分子 ATP。所以肝是清除血氨的主要场所。②部分氨与谷氨酸合成谷氨酰胺。

3. 血氨增高的原因　肝性脑病时血氨水平增高的原因是氨生成过多或清除不足所致。一般而言，仅在肝清除氨的功能发生障碍时血氨水平才会增高。

（1）氨清除不足：这是血氨升高的主要原因。肝功能严重障碍时，由于机体代谢障碍，ATP 供给不足，同时肝内酶系统严重受损，结果导致鸟氨酸循环障碍，尿素合成能力降低，使得组织代谢过程中形成的氨及肠道吸收的氨在肝内合成尿素减少，血氨升高。此外，肝硬化时，由于门静脉高压，门—体静脉侧支循环形成，来自肠道的氨通过分流绕过肝，直接进入体循环，使血氨升高。

（2）氨的产生增多：肝功能障碍时有许多使氨产生过多的因素：①肝硬化时，由于门静脉高压、胃肠黏膜淤血水肿，或因胆汁分泌减少，消化吸收功能减弱，肠道内潴留的未被吸收的蛋白成分经细菌分解产氨增多；②严重肝病常合并肾功能不全而发生氮质血症，使尿素弥散入肠腔增多，在肠道细菌尿素酶作用下，分解成氨增多，吸收入血后，可使血氨水平升高；③肝性脑病患者常出现烦躁不安和抽搐，肌肉中的腺苷酸分解代谢加强，因而使产氨增加；④肝功能不全患者常见上消化道出血，血液蛋白质在肠道内细菌作用下可产生大量氨。

以上这两方面原因是引起血氨升高的关键因素，尤以氨清除不足为其升高的主要原因。此外，肠道中氨的吸收情况也影响血氨的水平。肠道中氨的吸收与肠道的 pH 有密切关系。一般来讲，氨通常以两种形式存在，即氨分子（NH_3）和铵根离子（NH_4^+），生理条件下，NH_4^+ 占血氨总量的 98.5%。当肠道 pH 较低时，氨几乎全部以铵离子形式存在而随粪便排出体外。实验证明，当结肠内环境 pH 降至 5.0 时，不但不再从肠腔吸收氨，反而可向肠道内排氨，此情况称为酸透析。临床上应用乳果糖治疗肝性脑病获得一定效果，就是因为乳果糖在小肠内不被分解，大部分进入结肠，由结肠内细菌将其分解为乳酸和醋酸，因而使肠腔内 pH 明显降低，从而达到酸透析的效果。

4. 氨对大脑的毒性作用　NH_3 为脂溶性物质，容易透过血脑屏障进入脑细胞内，而 NH_4^+ 则难以通过。此外，进入脑内的氨量也与血脑屏障的通透性有关。有些细胞因子可使血脑屏障的通透性增高，从而加重肝性脑病。血氨升高损伤中枢神经系统功能的机制比较复杂，就目前所知，可能通过下列几个环节干扰脑细胞代谢。

（1）氨干扰脑组织的能量代谢：大脑皮质是人类精神和意识活动的高级中枢，皮质细胞本身的代谢和功能正常是保持意识清醒和精神正常的基本条件。脑细胞的能量主要来自葡萄糖的氧化，氨干扰脑的能量代谢主要通过干扰葡萄糖生物氧化的正常进行。

脑内的血氨升高时，可引起下列一系列生化紊乱：①氨能抑制丙酮酸脱氢酶活性，妨碍丙酮酸的氧化脱氢过程，影响乙酰辅酶 A 生成，并使柠檬酸生成不足、三羧酸循环难以进行（图 15-1 ①）；②脑内氨与 α-酮戊二酸结合通过还原氨基作用形成谷氨酸，致 α-酮戊二酸被大量消耗，α-酮戊二酸是三羧酸循环的中间反应物，当 α-酮戊二酸减少后，三羧酸循环不能正常进行，ATP 生成减少，能量供应不足（图 15-1 ②）；③在谷氨酸形成中有大量还原型辅酶 I（NADH）被消耗（图 15-1 ③），妨碍了呼吸链中的递氢过程，使 ATP 生成减少；④谷氨酸在谷氨酰胺合成酶及 ATP 参与下，再与氨结合，形成谷氨酰胺，这样又大量消耗 ATP（图 15-1 ④）。

通过以上途径，进入脑内的氨使 ATP 产生减少而消耗增多，使脑的能量供应不足，中枢神经系统的兴奋性难于维持，出现意识改变，甚至昏迷。

（2）氨影响脑内神经递质的变化：①谷氨酸是脑内兴奋性递质，氨与脑中谷氨酸结合形成谷氨酰胺使脑内兴奋性递质减少，而抑制性递质谷氨酰胺却增多（图 15-1 ⑤）；②氨对 γ-氨基丁酸转氨酶有抑制作用，使 γ-氨基丁酸不能转化为琥珀酸而进入三羧酸循环，结果抑制性神经递质 γ-氨基丁酸在脑内蓄积（图 15-1 ⑥）；③高浓度的氨抑制丙酮酸的

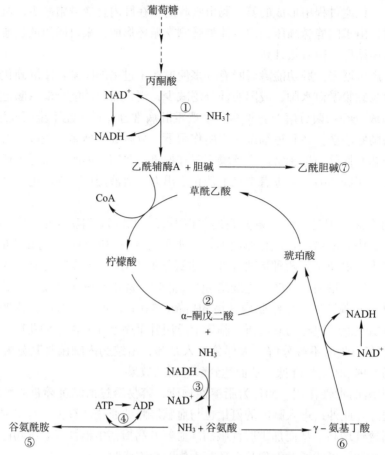

图 15-1 血氨升高对脑能量代谢及神经递质的影响

①丙酮酸氧化脱氢障碍 ②α-酮戊二酸↓ ③消耗 NADH ④消耗 ATP

⑤谷氨酰胺生成↑ ⑥γ-氨基丁酸↑ ⑦乙酰胆碱↓

氧化脱氢过程，使乙酰辅酶 A 生成减少，从而影响乙酰胆碱的合成。乙酰胆碱是中枢兴奋性神经递质，它的减少可导致脑功能抑制（图 15-1 ⑦）。

（3）氨对神经元细胞膜的直接抑制作用：氨可直接抑制神经细胞膜的传导功能。其原理为：氨抑制神经细胞膜上钠钾 ATP 酶的活性，同时有与 K^+ 竞争性通过细胞膜的作用，以致影响 Na^+、K^+ 在神经细胞膜内外的正常分布，从而不能维持正常的电位变化和兴奋功能。

总之，氨中毒学说认为血氨升高从上述各环节干扰脑的代谢，引起脑功能障碍，导致肝性脑病。但是氨水平增高并不能完全解释肝性脑病的发病，部分病例血氨并不升高；有的病情也不与血氨浓度变化相平行。因此，氨中毒不是肝性脑病的唯一机制，还有其他因素在起作用。

（二）GABA 学说（GABA hypothesis）

1980 年 Schafer 等首先在家兔实验性肝性脑病中发现外周血清 GABA（γ-amino butyric acid）水平升高，甚至可达正常者的 12 倍左右；而且在发生肝性昏迷动物和患者的脑神经元突触后膜上的 GABA 受体数量也增多。这些都说明 GABA 与肝性脑病的发生有密切关系。

在正常情况下，GABA可分别存在于血中和脑内。血GABA主要来自肠道，是谷氨酸经肠道细菌作用而形成，可被吸收入肝，将在肝细胞内进行进一步的代谢。血中的GABA通常是不能穿过血脑屏障的，因而也不参与神经系统的神经生理过程，而脑中的GABA主要由谷氨酸在突触前神经元的谷氨酸脱羧酶作用下形成，并在中枢神经系统内分解。

目前，GABA被认为是哺乳动物最主要的抑制性神经递质。脑内GABA储存于突触前神经元的胞质囊泡内，在细胞内GABA是无生物活性的。当突触前神经元兴奋时，GABA从贮存的囊泡释放到突触间隙，并结合于突触后神经元特异性的GABA受体上，使细胞膜对氯离子通透性增高，由于细胞外氯离子浓度高于细胞内，所以，氯离子由胞外进入胞内，产生超极化阻滞，造成中枢神经系统功能抑制。

GABA学说的主要内容是：当肝衰竭时，由于肝对GABA的摄取和降解减少，将会使血中GABA浓度增高；另一方面，肝衰竭时血脑屏障的通透性会增强，因此，增多的GABA可大量进入中枢神经系统，导致神经元突触后膜上的GABA受体增加并与之结合，发挥其中枢抑制作用，导致肝性脑病的发生。

近年在暴发性肝衰竭和肝性脑病的动物模型中发现大脑突触后神经元的GABA受体显著增多。这种受体不仅能与GABA结合，在受体表面的不同部位也能与巴比妥类和安定类（BZ）药物结合，故称为GABA/BZ复合受体。无论GABA、BZ（如地西泮）或巴比妥类任意一种与此受体结合，都能引起氯离子通道开放，增加氯离子内流，并引起神经传导抑制。现已证实GABA可引起BZ和巴比妥类药物的催眠作用，而地西泮和巴比妥类药物则能增强GABA的效应，由此可以解释临床上应用安定类和巴比妥类药能诱发肝性脑病的原因。

（三）假性神经递质学说（false neurotransmitter hypothesis）

1970年，Parkes首次报道左旋多巴治疗肝性昏迷获得成功。之后，1971年，Fischer等对肝性昏迷的发生提出了假性神经递质学说。其主要内容概括为：严重肝功能障碍时，患者体内蛋白质代谢产生的一些生物胺（如苯乙醇胺、羟苯乙醇胺），与正常神经递质（多巴胺、去甲肾上腺素）结构相似但生理效应极低，不能正常地传递冲动，称其为假性神经递质（false neurotransmitter）。当假性神经递质竞争性地取代了正常神经递质，使神经突触部位的神经冲动传导发生障碍，以致产生相应的临床症状，甚至昏迷等肝性脑病的一系列表现。

1. 正常神经递质的生成　生理情况下，食物蛋白中包含一些芳香族氨基酸，如苯丙氨酸及酪氨酸，此类氨基酸在肠道（主要为结肠）经细菌脱羧酶的作用生成胺，如苯丙氨酸脱羧后生成苯乙胺、酪氨酸脱羧后生成酪胺。这些胺类经门静脉吸收入肝后，大部分经肝细胞单胺氧化酶的分解而被清除。

另外，也有极少量胺类进入中枢神经系统。在中枢、交感神经末梢及肾上腺髓质，苯丙氨酸在苯丙氨酸羟化酶的作用下生成酪氨酸；酪氨酸在酪氨酸羟化酶的作用下生成多巴；多巴在多巴脱羧酶的作用下形成多巴胺；多巴胺进入突触囊泡内经β-羟化酶作用合成去甲肾上腺素（图15-2）。多巴胺与去甲肾上腺素作用于儿茶酚胺神经元，参与情绪、行为和运动的调节。

2. 假性神经递质的产生与肝性昏迷　当肝功能不全时，肝内酶系统受损，单胺氧化

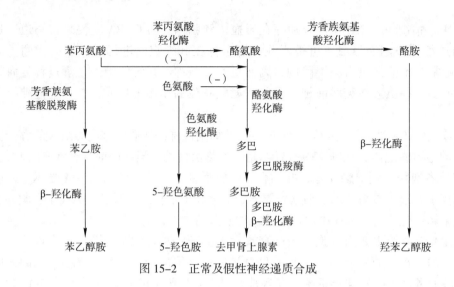

图 15-2　正常及假性神经递质合成

酶缺乏，肝不能有效地将苯乙胺、酪胺等胺类清除；或者由于门 – 体分流存在，这些胺类直接由门静脉进入体循环，这些均可使其在血中浓度增高。尤其当门静脉高压时，由于肠道淤血，消化功能降低，使肠内蛋白质腐败分解增强，有大量苯乙胺、酪胺在血中蓄积并通过血脑屏障进入中枢神经系统。在脑内，苯乙胺和酪胺分别经非特异性 β– 羟化酶的作用后（图 15-2），转变为苯乙醇胺（phenylethanolamine）和羟苯乙醇胺（octopamine），这两种物质的化学结构与正常神经递质去甲肾上腺素、多巴胺很相似（图 15-3），因而也能被儿茶酚胺神经元摄取、储存和释放，竞争性地取代了去甲肾上腺素和多巴胺，但其对突触后膜的生物学效应很低，仅相当于正常神经递质的 1/10 左右，故被称为假性神经递质。

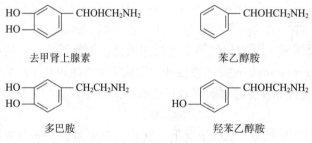

图 15-3　正常及假性神经递质化学结构

假性神经递质在脑内蓄积后，可能对机体产生以下影响：

（1）对脑干网状结构的影响：脑干网状结构位于中枢神经中轴，在中枢神经系统内是沟通各部的重要机构，具有广泛的调节和综合作用，对于维持大脑皮质的兴奋性，使机体处于觉醒状态有着重要作用。去甲肾上腺素和多巴胺是脑干网状结构上行激动系统信息传递的主要神经递质，当假性神经递质增多后，可竞争性地取代正常神经递质，致使脑干网状结构上行激动系统功能失常，大脑皮质兴奋冲动减少，机体不能保持清醒状态而出现神经改变，表现为意识模糊、嗜睡，甚至昏迷。

（2）对大脑基底核的影响：大脑基底核包括大脑皮质基底部的尾状核、壳核、苍白球，它们是锥体外系的中心，其主要功能是调节肌肉张力、协调肌群运动、保持身体姿势，其中主要神经递质是抑制性递质多巴胺和兴奋性递质乙酰胆碱，当多巴胺被假性神经递质取代后乙酰胆碱的兴奋活动便占优势，患者出现不自主运动、扑翼样震颤等。

对一些肝性脑病的患者，采用左旋多巴治疗可明显改善病情。因为去甲肾上腺素及多巴胺不易通过血脑屏障，而其前体左旋多巴却可进入脑内，转变为去甲肾上腺素及多巴胺。由于增加了中枢神经系统内儿茶酚胺的合成与贮存，在恢复神志上常有明显效果，这也是假性神经递质学说的依据之一。当然，假性神经递质学说也有一定的片面性，不能完全解释肝性脑病的发生，因此还在不断地补充和发展。

（四）血浆氨基酸失衡学说（theory of plasma amino acid imbalance）

正常血浆及脑内各种氨基酸的含量有适当的比例。近年来许多研究者发现，肝性脑病发生前与发生过程中，患者血浆内假性神经递质和（或）抑制性神经递质增多。这种增多与血浆氨基酸含量异常变化有关。主要表现为：芳香族氨基酸（AAA）如苯丙氨酸、酪氨酸、色氨酸增多，支链氨基酸（BCAA）如缬氨酸、亮氨酸、异亮氨酸减少。两者比值BCAA/AAA可由正常的 3～3.5 下降至 0.6～1.2。如果采用中性氨基酸混合液治疗肝性脑病，使患者血浆支链氨基酸与芳香族氨基酸的比值矫正到 3～3.5 时，患者的中枢神经系统的异常情况便可得到改善。

1. 血浆氨基酸失衡的原因　正常情况下，血浆芳香族氨基酸依赖肝清除，肝功能受损后，一方面血浆芳香族氨基酸的降解能力降低；另一方面，肝的糖异生作用障碍，使芳香族氨基酸转为糖的能力降低。因此血中芳香族氨基酸含量升高。

严重肝损害患者血中支链氨基酸为什么会降低呢？原因是血中胰岛素浓度升高。正常时支链氨基酸的分解代谢主要在骨骼肌和肾等组织中进行。肝功能不全时，因肝对胰岛素的灭活减弱，使其浓度升高，胰岛素不仅有降低血糖的作用，还能增加肌肉对支链氨基酸的摄取和分解，使血中支链氨基酸浓度降低。

2. 血浆氨基酸的失衡与肝性脑病　生理情况下，芳香族氨基酸与支链氨基酸都是不电离的氨基酸，它们由同一载体转运而通过血脑屏障，在通过血脑屏障时它们之间发生竞争。当支链氨基酸降低时，芳香氨基酸可竞争性地进入脑组织。

在假性神经递质学说部分，已经介绍了正常神经递质的生成过程。当进入脑内的苯丙氨酸、酪氨酸过多时，苯丙氨酸可抑制酪氨酸羟化酶的活性，结果使得正常神经递质多巴胺与去甲肾上腺素生成减少。同时，增多的苯丙氨酸可在芳香族氨基酸脱羧酶作用下，生成苯乙胺，进一步在 β- 羟化酶作用下生成苯乙醇胺。同样，进入脑内的酪氨酸也可经上述途径生成羟苯乙醇胺。所以，苯丙氨酸和酪氨酸增多后可在脑组织内形成大量假性神经递质（见图 15-2），从而影响中枢神经系统的功能。

总之，酪氨酸、苯丙氨酸大量进入脑细胞，使假性神经递质生成增多并抑制正常神经递质的合成，最终导致肝性脑病的发生。应把此学说看作是假性神经递质学说的补充与发展。但有学者提出异议，认为氨基酸失衡可能是肝损害后氨中毒诱导支链氨基酸水平降低的结果。补充支链氨基酸只是缓解部分患者的症状，并不能提高患者的总体存活率。因此，假性神经递质学说和氨基酸失衡学说尚待进一步深入研究和验证。

（五）综合学说

前面所讲述的几种学说，都无法单独解释肝性脑病的发生，所以近年来，对这些学说间的联系研究开始增多。综合学说就是把氨中毒学说同GABA学说、假性神经递质学说、氨基酸失衡学说有机地联系起来。这一学说的主要内容是：

1. 高血氨可刺激胰高血糖素的分泌，机体适应性的反应使胰岛素的分泌增多。胰高血糖素可增强分解代谢使AAA增高；胰岛素则使外周组织摄取利用BCAA增加，最终引起BCAA/AAA比值下降，从而使血浆氨基酸失衡。

2. 高血氨在脑内与谷氨酸形成谷氨酰胺，谷氨酰胺可促进中性氨基酸进入脑内而减少中性氨基酸从脑内流出，所以使增高的AAA更多地进入中枢，结果假性神经递质生成增多，而正常神经递质合成受阻。

3. 高血氨可抑制GABA的降解，GABA大量蓄积于脑内，导致中枢神经系统抑制。

除此之外，还有一些神经毒质也参与肝性脑病的发病。其中主要有：硫醇、脂肪酸、锰等。如硫醇可抑制尿素合成而干扰氨的解毒，抑制线粒体的呼吸过程，抑制脑内钠钾ATP酶的活性；短链脂肪酸可干扰膜离子转运，影响神经冲动的传导；锰中毒可导致星形胶质细胞病变，影响谷氨酸摄取等；酪氨酸的降解产物酚类、色氨酸的产物吲哚等与肝性脑病的发生也有一定关系。

总之，肝性脑病的发病机制极为复杂，是多种因素综合作用的结果，需进一步的研究来为临床治疗提供依据。

三、肝性脑病的诱因

（一）氮的负荷增加

这是诱发肝性脑病最常见的原因。

1. 上消化道出血　多由食管下段静脉丛曲张破裂所致，血液中的蛋白质经肠内细菌作用产生大量的氨，致使血氨升高；同时，出血还使血容量减少，导致肝、脑、肾缺血缺氧而加重器官功能损害；肾功能不全促进尿素肠肝循环增加，肠道产氨增多，易诱发肝性脑病。

▶知识拓展◀

消化道出血为肝功能不全患者常见并发症，往往由于食管、胃底曲张静脉破裂，引起上消化道出血，呕出大量鲜血，并可导致休克、腹水或肝性脑病。不过，肝硬化患者发生上消化道出血时，其原因除上述曲张静脉破裂外，也要考虑其他合并症，有25%～30%肝硬化患者，其出血是并发胃或十二指肠溃疡或急性胃肠黏膜损伤所致。鉴别出血原因，对于正确治疗具有重要意义。

2. 感染　当机体被感染时，由于细菌及其毒素侵入肝，加重肝细胞的变性坏死及肝功能减退；感染引起的发热又可使组织蛋白分解增强，引起产氨增多和血浆氨基酸失衡，从而诱发肝性脑病。

3. 碱中毒　肝功能不全时，可能由于血氨增多刺激呼吸中枢，使呼吸中枢兴奋，换气过度，出现呼吸性碱中毒。低钾血症时伴有代谢性碱中毒。生理条件下氨分子和铵根离子可以互相转化，反应如下：$NH_3 + H^+ \rightleftharpoons NH_4^+$。当血液的 pH 增高时，上述反应朝着 NH_3 的方向进行。因此，随着血液 pH 的增高，游离的 NH_3 增多，大量的 NH_3 进入脑细胞，促使肝性脑病的发生。

4. 其他 如进食过多蛋白质、输入过多库存血、便秘等也可诱发肝性脑病的发生。

（二）血脑屏障通透性增强

正常时一些神经毒质不能通过血脑屏障，当血脑屏障通透性增强时，可使神经毒质进入脑组织增多，参与肝性脑病的发病。实验证明，缺血、缺氧、感染、大量饮酒、硫醇、铵盐、脂肪酸等都会使血脑屏障通透性增加，正常不能进入脑内的物质如 GABA 得以进入脑组织，诱发肝性脑病的发生。

（三）脑的敏感性增强

严重肝病患者的脑组织对脑性毒物与一些诱发因素的敏感性增高，因而易于发病。因此，当使用止痛、镇静、麻醉等药物时，易诱发肝性脑病。

总之，只要能增加氨的负荷、提高脑对毒性物质的敏感性及增加血脑屏障的通透性等因素，都可诱发肝性脑病的发生。

四、肝性脑病防治的病理生理基础

由于肝性脑病的发病机制较为复杂，而且其发病是多因素综合作用的结果，所以治疗上应采用针对性、综合性措施，原则上是发病学治疗与防止诱因相结合，才能提高治疗成功率。

（一）防止或消除诱因

1. 严格限制蛋白质摄入量（一般每天不超过 40 g），同时应输注葡萄糖液以保证供能，减少组织蛋白分解。

2. 防控上消化道出血，严禁摄入粗糙质硬食物，以免食管下段曲张静脉破裂出血，对已有食管下段曲张静脉破裂出血者迅速给以临床止血。

3. 防止便秘，必要时可通过导泻或灌肠以清洁肠道。

4. 防止低钾血症、低钠血症、脱水、缺氧、低血容量和碱中毒。

5. 避免使用催眠、麻醉、镇静药，如病情需要仅用最低量，并警惕其蓄积中毒。

（二）降低血氨

多年来临床上常用精氨酸、谷氨酸来降低血氨。谷氨酸的作用在于可结合氨生成谷氨酰胺，精氨酸的作用则在于维持鸟氨酸循环，促进尿素合成，但效果均不理想。口服或鼻饲非吸收性抗生素（如新霉素）可抑制肠菌过度生长以减少氨生成。口服乳果糖来控制肠道产氨是因为：乳果糖可在肠道细菌作用下形成乳酸和少量醋酸，从而抑制肠道细菌的产氨作用；肠道 pH 下降，不仅可减少氨的吸收，而且还可吸引血中氨向肠道扩散，以利氨的排出。

（三）氨基酸治疗

近年来，有些研究者试图利用含有高支链氨基酸、低芳香族氨基酸再加精氨酸的混合氨基酸制剂，矫正肝性昏迷时血浆氨基酸的失衡。

（四）左旋多巴

左旋多巴是脑合成正常神经递质的原料，且易通过血脑屏障入脑，有助于儿茶酚胺类递质多巴胺、去甲肾上腺素的生成，竞争性取代神经末梢突触中的假性神经递质，正常神经冲动的传递便可恢复。

（五）其他

国内对中草药治疗肝功能不全和肝性脑病已做了不少研究，且取得一定效果，原则是视病情辨证论治，进行清热解毒、凉血补阴、清心开窍等；目前肝移植的前景已大为改观，相信随着时间的推移，最终彻底解决肝性脑病的治疗问题，定会为期不远。

第三节　肝肾综合征

肝肾综合征（hepatorenal syndrome，HRS）是指肝硬化失代偿期或急性重症肝炎时，继发于肝衰竭基础上的功能性肾衰竭。有人把肝肾综合征分为真性和假性两类。真性肝肾综合征是继发于肝功能障碍之后的肾衰竭；假性肝肾综合征则是由于同一病因使肝和肾同时受到损害的情况。

一、肝肾综合征的病因和类型

1. 肝性功能性肾衰竭　指发病初期肾无器质性变化，但肾血流量明显减少，肾小球滤过率降低，而肾小管功能正常。多见于肝硬化晚期患者和少数急性重型肝炎患者，临床可见黄疸、肝脾大、低蛋白血症及门静脉高压等症状，晚期会出现严重少尿和进行性高血压。

2. 肝性器质性肾衰竭　多见于急性肝衰竭，如急性重型肝炎时伴发的急性肾小管坏死。其发病机制可能与肠源性内毒素血症有关。

二、肝肾综合征的发病机制

目前认为，肝肾综合征的主要发病机制是肾血流量减少及肾小球滤过率降低引起的急性功能性肾衰竭。研究证实，引起肾血流量减少及肾小球滤过率降低的关键因素是肾血管的收缩，主要与以下几个方面因素有关：

1. 交感 – 肾上腺髓质系统兴奋　一方面与肝功能障碍时腹水形成、胃肠出血、利尿及腹腔放液引起的低血容量有关；另一方面，肝硬化患者大多有门静脉高压，从而使大量血液淤积在门静脉所属的内脏血管床内，引起有效循环血量减少。

有效循环血量减少可反射性引起交感 – 肾上腺髓质系统兴奋性加强，儿茶酚胺分泌增多，肾血管收缩，肾血流减少，肾小球滤过率下降。

2. 肾素 – 血管紧张素 – 醛固酮系统兴奋　肝硬化患者血容量减少也可引起肾素 – 血管紧张素 – 醛固酮系统兴奋；肝硬化时肝对肾素、醛固酮的灭活减少，使肾素水平明显升高，引起肾血管收缩。

3. 激肽释放酶 – 激肽系统活性降低　研究发现，严重肝硬化患者血浆和尿中具有舒张肾血管作用的缓激肽分泌减少，而具有强烈收缩血管的血管紧张素 II 活性增强。所以，扩血管力量削弱，缩血管力量增强，引起肾血管收缩。

4. 花生四烯酸代谢异常　肾正常时可产生一组具有多种生理活性的物质：前列腺素（PG），其中 PGE_2、PGI_2、PGA_2 具有扩血管的作用，而 TXA_2 和 PGH_2 则可收缩血管。肝硬化患者 PG 代谢异常，当缩血管物质多于扩血管物质时，引起肾血管收缩。

另外，严重肝病时，肝对 LTC_4、LTD_4 等白三烯的摄取、灭活及排泄减少，血中 LT 增多。肾分布有丰富的 LT 受体，因此可发生血管收缩。

5. 内毒素血症　肝功能障碍时，从肠道吸收的内毒素不能在肝内被清除而进入血流，引起内毒素血症。研究证实，内毒素血症在功能性肾衰竭的发病机制中具有重要作用。有人认为，内毒素具有拟交感神经的作用和使肾素－血管紧张素活性加强，从而引起肾血管收缩，肾缺血。

6. 假性神经递质蓄积　肝性脑病时，在脑神经细胞内可合成大量假性神经递质，同样在胃肠道也可合成一定的假性神经递质－胺类物质，这些假性神经递质取代了外周交感神经末梢的去甲肾上腺素，使血流重新分布，而引起肾血流量减少。

综上所述，严重的肝功能不全，通过各种机制，使肾血流减少，是引起肝性肾功能不全的主要原因。早期肾功能的变化是功能性的，可逆的。但是严重缺血或持续时间过久，也可使肾小管上皮细胞变性，甚至坏死，成为器质性的肾衰竭。

本 章 小 结

肝功能不全是指各种致肝损伤的因素使肝形态结构破坏，并使其代谢、解毒、分泌、合成、免疫等功能异常改变，机体出现黄疸、出血、感染、肾功能障碍及肝性脑病等一系列临床综合征。严重肝功能损害到晚期阶段发展为肝衰竭，肝性脑病和肝肾综合征是其主要并发症。肝性脑病是严重肝病导致代谢紊乱的神经精神综合征，以意识障碍为其主要表现。目前认为肝性脑病的发病机制主要有氨中毒学说、GABA 学说、假性神经递质学说、血浆氨基酸失衡学说等。引起肝性脑病的诱发因素主要包括氮负荷的增加、血脑屏障通透性的增强及脑敏感性的增加。肝肾综合征是肝硬化失代偿期或急性重症肝炎时，继发于肝衰竭基础上的功能性肾衰竭，发病机制与多种因素有关。

复习思考题

1. 血氨升高可以通过哪几个主要环节干扰大脑的能量代谢而导致肝性脑病的发生？
2. 肝硬化伴有消化道出血患者发生肝性脑病的可能机制是什么？
3. 为什么严重肝病患者在碱中毒情况下易发生肝性脑病？
4. 什么是假性神经递质？它与肝性脑病发生的关系如何？
5. 试述肝性功能性肾衰竭的发生机制。

（陈　健）

数字课程学习

⬇教学 PPT　▶▶微视频　✎自测题

第十六章
肾功能不全

学习目标

掌握急性肾衰竭的概念、发病机制、发病过程与功能代谢的变化；掌握慢性肾衰竭的概念、对机体的影响，尿毒症的概念、主要临床表现。熟悉肾功能不全的原因和基本环节，急性肾衰竭的原因与分类，慢性肾衰竭的病因、发展进程与发病机制。了解尿毒症的发病机制，急、慢性肾衰竭的防治原则。

核心概念

急性肾衰竭　慢性肾衰竭　氮质血症　肾性高血压　尿毒症

引言

肾是人体重要的排泄器官，通过泌尿排出体内代谢产物、药物及毒物，调节水、电解质代谢和酸碱平衡，以维持内环境的稳定。此外，肾还具有内分泌功能，可分泌肾素、前列腺素、红细胞生成素、$1,25-(OH)_2D_3$ 等物质；灭活胃泌素和甲状旁腺激素等，以调节机体的功能代谢。

当各种病因引起肾功能严重障碍时，会引起体内代谢产物、药物及毒物的蓄积，水、电解质代谢和酸碱平衡紊乱及内分泌功能障碍，从而出现一系列临床表现，这一病理生理过程称为肾功能不全（renal insufficiency）。肾衰竭（renal failure）是肾功能不全的晚期阶段，但在临床应用中，这两者往往属同一概念而不加区别。

根据病因与发病的急缓，可将肾衰竭分为急性和慢性两类。急、慢性肾衰竭发展到严重阶段时，均以终末期肾病（end-stage renal disease，ESRD）即尿毒症而告终。

第一节　肾功能不全的基本发病环节

肾的功能是在神经和体液的调节下，通过肾小球的滤过、肾小管的重吸收和分泌，以及肾各细胞的内分泌与生物代谢活动实现的。其中任何一个环节发生异常都可导致肾功能不全，其基本发病环节主要包括以下三个方面。

一、肾小球滤过功能障碍

肾小球的滤过功能主要以肾小球滤过率（glomerular filtration rate，GFR）来衡量，正常约为 125 mL/min。肾小球仅允许水和小分子物质自由通过，而血浆蛋白等大分子物质不能通过，表现为选择性滤过。GFR 下降和（或）肾小球滤过膜通透性的改变，均可导致肾小球滤过功能障碍。

1. 肾小球滤过率降低　GFR 受肾血流量、肾小球有效滤过压及肾小球滤过膜面积等因素的影响。GFR 下降主要与以下因素有关：①肾血流量减少：当平均动脉压在 80～180 mmHg 范围内时，肾可通过自身调节保持肾血流量和 GFR 的相对恒定。但当心力衰竭或休克等使血压降到 80 mmHg 以下或肾血管收缩时，会导致肾血流量显著不足，从而使 GFR 降低。②肾小球有效滤过压降低：肾小球有效滤过压 = 肾小球毛细血管血压 -（肾小球囊内压 + 血浆胶体渗透压）。在大量失血和严重脱水时，肾小球毛细血管血压随全身血压下降而降低，肾小球有效滤过压减小并导致 GFR 减少。神经 - 体液因素异常使肾小球入球动脉收缩时，肾小球毛细血管血压也会随之下降；尿路梗阻、肾小管阻塞及肾间质水肿压迫肾小管时，会引起囊内压升高，使肾小球有效滤过压降低。③肾小球滤过膜面积减少：肾具有较大的储备功能，切除一侧肾会使肾小球滤过面积减少 50%，健侧肾往往可代偿其功能。然而当肾小球广泛遭到破坏时，可引起肾小球滤过面积和 GFR 的极度减少，出现肾功能不全。

2. 肾小球滤过膜的通透性改变　肾小球滤过膜从内到外具有三层结构，即毛细血管内皮细胞、基底膜和肾小球囊脏层上皮细胞（足细胞）。内皮细胞间有小孔，基底膜为连续无孔的致密结构，足细胞具有相互交叉的足突，基底膜和足突间表面覆有带负电荷的黏多糖。滤过膜通透性大小与其结构和所带的电荷有关，炎症、缺氧和免疫复合物可破坏滤过膜的完整性或降低其负电荷，导致滤过膜的通透性增加，出现蛋白尿，甚至血尿。

二、肾小管功能障碍

肾小管的重吸收和分泌功能对调节水、电解质和酸碱平衡，维持内环境稳定起着关键的作用。不同区段的肾小管功能特性各异，损伤后所表现的功能障碍也有所不同。

1. 近曲小管功能障碍　葡萄糖、磷酸盐、氨基酸，蛋白质和碳酸氢钠等经肾小球滤过后，绝大部分由近曲小管重吸收。因此，近曲小管功能障碍可导致肾性糖尿、磷酸盐尿、氨基酸尿、蛋白尿及碳酸氢盐重吸收障碍所引起的近曲小管性酸中毒。此外，近曲小管还具有分泌功能，能分泌对胺马尿酸、酚红、青霉素及某些泌尿系统造影剂，因此，其功能障碍可导致上述物质的潴留。

2. 髓袢功能障碍　髓袢下降支段对水通透性高，而对 NaCl 不通透；上升支则相反，对 Cl^- 主动重吸收，伴有 Na^+ 的被动重吸收，但对水不通透，这在上升支粗段更为突出，造成了肾髓质间质的渗透梯度，这是原尿浓缩的重要条件。当髓袢功能障碍时，可出现多尿、低渗尿或等渗尿。

3. 远曲小管和集合管功能障碍　远曲小管和集合管是尿液最终成分调节的主要场所。远曲小管在醛固酮的作用下能分泌 H^+、K^+ 和 NH_3^+，重吸收 Na^+，在调节电解质代谢和酸碱平衡中起重要作用。远曲小管功能障碍可导致钠、钾代谢和酸碱平衡紊乱。远曲小管和集合管在 ADH 作用下，对尿液进行浓缩和稀释。集合管的病变或 ADH 分泌不足，造成集合管对水的通透性降低，尿液浓缩功能可显著下降，引起多尿。

三、肾内分泌功能障碍

肾可分泌肾素、前列腺素、促红细胞生成素和形成 1，25－（OH）$_2$D$_3$ 等多种激素和灭活胃泌素和甲状旁腺素。肾内分泌功能障碍主要表现在：

1. 肾素（renin）分泌增多 肾素是一种蛋白水解酶，由球旁器的球旁细胞分泌，可以催化血浆中的血管紧张素原转变为血管紧张素Ⅰ，再经转化酶作用生成血管紧张素Ⅱ。血管紧张素Ⅱ具有收缩血管和促进醛固酮分泌的作用，从而调节循环血量、血压及水钠代谢。当全身动脉压降低、脱水、肾动脉狭窄、低钠血症、交感神经紧张性增高等情况下，均可引起肾素分泌增加，激活肾素－血管紧张素－醛固酮系统，从而提高平均动脉压和造成钠水潴留。

2. 肾激肽释放酶－激肽系统（renal kallikrein-kinin system，RKKS）功能障碍 肾富含激肽释放酶，可作用于血浆激肽原而生成缓激肽，激肽可扩张血管、降低外周阻力和促进肾小管水、钠的排出。如果肾激肽释放酶－激肽系统功能障碍，则易促进高血压的发生。

3. 前列腺素（prostaglandin，PG）合成不足 肾髓质乳头部的间质细胞和髓质集合管上皮细胞能合成 PGE$_2$、PGI$_2$ 和 PGF$_2$。PGE$_2$、PGI$_2$ 具有扩张血管和利尿作用，因此，这两种 PG 具有强大降压作用。肾受损时可使 PG 合成不足，这可能是肾性高血压的发病因素之一。

4. 促红细胞生成素（erytropietin，EPO）合成减少 EPO 主要由肾分泌，具有促进骨髓造血干细胞分化成原始红细胞，加速幼红细胞增殖分化，促进血红蛋白合成等作用。慢性肾病患者，由于肾组织进行性破坏，EPO 明显减少，导致红细胞生成减少，进而引起肾性贫血。

5. 1,25－（OH）$_2$D$_3$ 减少 1,25－（OH）$_2$D$_3$ 是维生素 D$_3$ 的活化形式。肾是体内唯一能形成 1,25－（OH）$_2$D$_3$ 的器官。维生素 D$_3$ 在肝线粒体经 25－羟化酶的作用形成 25－（OH）D$_3$，再经肾皮质细胞线粒体上 1－羟化酶的作用形成 1,25－（OH）$_2$D$_3$。1,25－（OH）$_2$D$_3$ 可促进小肠对钙、磷的吸收和骨钙的动员。肾严重病变时，1－羟化酶生成障碍，妨碍 1,25－（OH）$_2$D$_3$ 的形成，从而诱发肾性骨营养不良。

6. 甲状旁腺素（PTH）和胃泌素灭活障碍 甲状旁腺素具有促进骨基质和骨盐的溶解、促进肾小管对钙的重吸收、抑制肾小管对磷的吸收等作用。胃泌素具有促进消化腺的分泌和消化道的蠕动的作用。慢性肾衰竭时，甲状旁腺素和胃泌素灭活障碍，易发生骨营养不良和消化性溃疡。

第二节 急性肾衰竭

急性肾衰竭（acute renal failure，ARF）是指各种原因引起肾泌尿功能在短期内急剧障碍，导致机体内环境严重紊乱的临床综合征，主要表现为氮质血症、水中毒、高钾血症和代谢性酸中毒。多数患者伴有少尿或无尿，即少尿型 ARF。少数患者尿量并不减少，但肾排泄功能障碍，氮质血症明显，为非少尿型 ARF。

一、急性肾衰竭的原因与分类

引起急性肾衰竭的原因很多，一般根据解剖位置和发病环节可将其分为肾前性、肾性和肾后性三大类。

（一）肾前性急性肾衰竭

肾前性急性肾衰竭（prerenal acute renal failure）是肾血液灌流量急剧减少所致。常见于各型休克的早期。肾无器质性病变，一旦肾灌流量恢复，则肾功能可迅速恢复，故又称之为功能性肾衰竭或肾前性氮质血症。

（二）肾性急性肾衰竭

肾性急性肾衰竭（intrarenal acute renal failure）是各种原因引起肾实质病变而产生的，又称为器质性肾衰竭。肾性急性肾衰竭是临床常见的危重病症。其主要病因有：

1. 肾小球、肾间质和肾血管疾病　如急性肾小球肾炎、狼疮性肾炎、急进型高血压病、急性肾盂肾炎、坏死性肾乳头炎及肾动脉栓塞和肾动脉狭窄等都能引起急性肾衰竭。

2. 急性肾小管坏死（acute tubular necrosis，ATN）　是引起急性肾衰竭的最常见、最重要的原因，引起 ATN 的因素主要包括以下两方面：

（1）肾缺血和再灌注损伤：各种原因引起的休克，在早期未得到及时有效的救治，因严重的血压下降和持续的肾小动脉强烈收缩，引起肾小管持续的缺血而发生 ATN。此外休克好转后的再灌注损伤也可导致 ATN。

（2）肾中毒：引起肾中毒的毒物很多，常见的肾毒物包括：①药物（如氨基甙类抗生素、四环素族、磺胺类药物、关木通及造影剂等）；②重金属（如汞、铋、砷、铅等化合物）；③有机化合物（如四氯化碳、乙二醇、甲氯氟烷等）；④生物毒素（如毒蕈、生鱼胆、蛇毒、蜂毒等）；⑤肌红蛋白和血红蛋白和尿酸等内源性肾毒物。以上毒物均可直接损害肾小管，引起 ATN。

在许多病理情况下，肾缺血与肾中毒常同时或相继发生作用。例如肾缺血常伴有毒性代谢产物的蓄积；反之，肾毒物可引起局部血管痉挛而致肾缺血。

（三）肾后性急性肾衰竭

肾后性急性肾衰竭（postrenal acute renal failure）是由从肾盏到尿道口的尿路梗阻引起，又称为肾后性氮质血症。常见于双侧输尿管结石、盆腔肿瘤和前列腺肥大引起的尿路梗阻。尿路梗阻可引起肾盂积水、肾间质压力升高、肾小球囊内压升高，使肾小球有效滤过压下降，而引起 GFR 下降。肾后性 ARF 早期无肾的器质性损害，如能及时解除梗阻，肾泌尿功能可迅速恢复。

二、急性肾衰竭的发病机制

急性肾衰竭的发病机制复杂，到目前尚未完全阐明。不同原因引起的 ARF 机制不尽相同，但其发病的中心环节是 GFR 降低。引起 GFR 降低的发病因素如下：

（一）肾血管及血流动力学异常

1. 肾灌注压降低　当动脉血压低于 80 mmHg 时，肾失去自身调节使肾血液灌流量明显减少，GFR 降低。

2. 肾血管收缩　主要是肾皮质血管收缩引起 GFR 降低，其机制主要与以下因素有关：

（1）交感 - 肾上腺髓质系统兴奋：休克、创伤等因素或毒物的作用可引起交感 - 肾上腺髓质系统兴奋，血中儿茶酚胺水平升高，通过刺激 α- 受体使肾血管收缩，肾血流减少，GFR 降低。皮质肾单位入球小动脉对儿茶酚胺敏感，因而皮质肾单位缺血。

（2）肾素 - 血管紧张素系统激活：肾缺血可刺激肾球旁细胞分泌肾素，另外交感神经兴奋时释放的肾上腺素和去甲肾上腺素也可刺激肾素的释放。肾素的释放可刺激血管紧张素 II 生成增多，引起肾血管收缩，使肾血流减少。

（3）肾内收缩和舒张因子失衡：肾缺血或肾中毒时，肾血管内皮细胞损伤，可引起血管内皮源性收缩因子（如内皮素，ET）分泌增多，而舒张因子（如一氧化氮，NO）分泌减少。此外，急性肾损伤时，前列腺素 PGE_2 和 PGI_2 产生减少，扩血管作用减弱。

3. 毛细血管内皮细胞肿胀　肾缺血、缺氧及中毒时，ATP 生成减少，钠钾 ATP 酶功能减弱，细胞发生水肿。当肾毛细血管内皮细胞发生水肿时，可使血管腔狭窄，肾血流减少。

4. 肾血液流变学改变　急性肾损伤时，血中纤维蛋白原增多，血液黏滞度增高；红细胞变形能力降低、易聚集；白细胞黏附和嵌塞；血小板因内皮细胞损伤发生黏附聚集，这些变化使肾血流缓慢、血管狭窄，甚至微血栓形成而堵塞血管。

（二）肾小管损伤

肾小管上皮细胞损伤可因缺血、缺血再灌注、毒物，以及缺血和中毒共同作用引起，表现为坏死性损伤和凋亡性损伤。肾小管上皮细胞的严重损伤和脱落导致肾小管阻塞和原尿返漏。

1. 肾小管阻塞　肾小管坏死时的脱落细胞碎片、异型输血时的血红蛋白、挤压综合征时的肌红蛋白，均可在肾小管内形成管型，阻塞肾小管，使原尿不易通过。同时，肾小管阻塞可使阻塞部位上段的管腔内压升高，进而使囊内压增高，GFR 减少。目前认为肾小管阻塞是在 ARF 持续期中导致 GFR 减少的重要因素。

2. 原尿返漏　在持续肾缺血和肾毒物作用下，肾小管上皮细胞发生广泛坏死，基膜断裂，原尿经断裂的基膜回漏入间质，一方面可引起尿量减少；另一方面引起间质水肿，压迫肾小管，使囊内压增高，GFR 减少；压迫肾小管周围的毛细血管，使血流减少，加重肾小管损伤，形成恶性循环。

3. 管 - 球反馈机制失调　管 - 球反馈是在肾单位的水平上的自身调节，即当肾小管液中的溶质浓度和流量改变时，其信号通过致密斑和肾小球旁器，从而改变肾小球的灌流和 GFR，达到平衡。肾缺血和肾毒物容易使近曲小管和髓袢受到损伤，导致 Na^+ 和 Cl^- 重吸收减少，使远曲小管内的 Na^+ 和 Cl^- 浓度增加，刺激致密斑，进而引起肾素的分泌，促进血管紧张素 II 的生成，使入球动脉和出球动脉收缩，GFR 减少。

（三）肾小球滤过系数降低

GFR 的大小不仅取决于肾小球有效滤过压，还与肾小球滤过系数（K_f）有关。K_f 代表肾小球的通透能力，与肾小球滤过膜的通透性和总面积有关。肾缺血和肾中毒时，K_f 下降也是 GFR 降低的机制之一。K_f 下降与肾小球毛细血管内皮细胞肿胀、足细胞的足突结构变化、滤过膜上窗孔大小及密度下降有密切关系。

三、急性肾衰竭的发病过程及功能代谢变化

ARF 根据发病时尿量是否减少，可分为少尿型与非少尿型两种。

（一）少尿型 ARF

少尿型 ARF 的发病过程包括少尿期、移行期、多尿期和恢复期四个阶段。

1. 少尿期　是病情最危重的阶段，可持续数天至数周，持续时间愈长，病情愈重，预后愈差。

（1）尿的变化：①少尿或无尿：发病后迅速出现少尿或无尿。少尿的发生是 GFR 减少、肾小管阻塞和原尿回漏等因素所致。②低比重尿：由于肾小管损伤造成浓缩和稀释功能障碍，故尿相对密度低，常固定于 1.010～1.015。③尿钠增高：由肾小管对 Na^+ 的重吸收减少所致。④血尿、蛋白尿和管型尿：由于肾小球滤过功能障碍和肾小管上皮坏死脱落，尿中含有蛋白、红细胞、白细胞和各种管型。

功能性 ARF，肾小管功能未受损，其少尿是由 GFR 降低及远曲小管和集合管重吸收水钠增加所致，因此功能性 ARF 与器质性 ARF，尿液成分有本质性差异（表 16-1）。鉴别功能性 ARF 和器质性 ARF 对判断预后和指导治疗有重要意义。

表 16-1　功能性与器质性 ARF 尿液变化的不同特点

	功能性肾衰竭	器质性肾衰竭
尿相对密度	> 1.020	< 1.015
尿渗透压（mM）	> 500	< 350
尿钠（mmol/L）	< 20	> 40
尿 / 血肌酐比值	> 40 : 1	< 20 : 1
尿蛋白	阴性或微量	+ － ++++
尿常规	正常	坏死脱落的上皮细胞、红细胞、白细胞及各种管型
甘露醇利尿效应	良	差

（2）水中毒：由于尿量减少、体内分解代谢加强以致内生水增多及输入液体过多等原因，可发生体内水潴留，引起稀释性低钠血症，水分向细胞内转移而引起细胞水肿。严重时可发生脑水肿、肺水肿和心力衰竭而成为 ARF 的重要死因之一。

（3）高钾血症：是 ARF 患者最危险的变化。引起高钾血症的原因有：①少尿或无尿，使尿钾排出显著减少；②组织损伤和细胞分解代谢增强，细胞内钾大量释放至细胞外液；③酸中毒时，细胞内 K^+ 逸出至细胞外液；④摄入含钾量高的食物，或服用含钾或保钾药物，输入库存血液等。高钾血症可引起心脏传导阻滞和心律失常，严重时可导致心室颤动或心脏停搏，成为 ARF 患者在少尿期死亡的最主要原因。

（4）代谢性酸中毒：具有进行性和不易纠正的特点，其发生原因：① GFR 降低，酸性代谢产物在体内蓄积；②肾小管泌 H^+ 和泌 NH_4^+、重吸收 HCO_3^- 减少；③感染、发热、组织破坏等体内分解代谢增强，固定酸产生增多。酸中毒可抑制心血管系统和中枢神经系统，并促进高钾血症的发生。

（5）氮质血症：血中尿素、尿酸和肌酐等非蛋白氮含量显著增高，称为氮质血症。主要是由肾泌尿功能障碍，体内蛋白质代谢产物不能充分排出引起。感染、中毒、组织严重创伤等会加重氮质血症。严重的氮质血症可引起机体自身中毒而发生尿毒症。

2. 移行期　当尿量增加到每日大于 400 mL，标志已进入移行期，提示肾小管上皮细胞已开始再生修复，是肾功能好转的信号。在此期，虽然肾血流和肾小球滤过功能逐渐恢复，但肾功能尚处于刚开始修复阶段，肾排泄能力仍低于正常，所以内环境紊乱仍持续存在。

3. 多尿期　每日尿量可达 3 000 mL 或更多。

多尿的发生机制：①肾血流和肾小球滤过功能逐渐恢复正常；②肾间质水肿消退，肾小管内管型被冲走，肾小管阻塞解除；③肾小管上皮得到修复，原尿回漏逐步消除，但新生的上皮功能尚不成熟，重吸收钠、水的功能仍然低下；④少尿期中潴留在血中的尿素等代谢产物开始经肾小球大量滤出，从而增高小管液的渗透压，产生渗透性利尿。

多尿期早期血中尿素氮等明显增高，后期，随着尿量持续增加、水肿消退，尿素氮等逐渐趋于正常。此外，由于尿量明显增多，易发生脱水、低钠血症、低钾血症等水、电解质紊乱。多尿期持续 1~2 周后病程进入恢复期。

4. 恢复期　多尿期与恢复期之间一般没有明显的界线。多尿期后期，尿量恢复正常，肾功能已显著改善，能满足机体排泄代谢终产物及调节内环境稳定等生理需要，但肾小管的功能完全恢复正常需数月，甚至更长时间。

多数 ARF 患者病情虽然严重，但只要处理得当是可以逆转而痊愈的，少数患者由于肾小管上皮细胞和基底膜破坏严重，出现肾组织纤维化而转变为慢性肾衰竭。

（二）非少尿型 ARF

非少尿型 ARF 是指患者在进行性氮质血症期内每日尿量持续在 400 mL 以上，甚至可达 1 000~2 000 mL，同时尿钠降低，尿比重较低，主要由肾小管浓缩功能障碍所致。患者临床症状较轻，病程较短，预后较好，并发症较少。

少尿型和非少尿型 ARF 可以相互转化，少尿型经利尿或脱水治疗有可能转化为非少尿型；而非少尿型因漏诊或治疗不当可以转变为少尿型，常提示病情恶化，预后更差。

四、急性肾衰竭的防治原则

（一）预防

积极治疗原发病或消除导致或加重急性肾衰竭的因素是防止 ARF 的重要原则，如抗休克、抗感染，解除肾血管痉挛，尽快恢复肾血液灌流；解除肾中毒和尿路梗阻；合理用药，避免使用肾毒性药物。

（二）治疗

ARF 诊断一旦确立，有透析指征者，应尽快给予早期透析治疗，它能有效地纠正水、电解质和酸碱平衡紊乱，排出体内有害物质，使 ARF 的治疗和预后得到很大改善。对于尚未达到透析指征者，要对症处理：①纠正水、电解质代谢紊乱：在少尿期严格控制输液量以防水中毒的发生，多尿期注意补充水、钠和钾，防止脱水、低钠和低钾血症；②处理高钾血症；③纠正代谢性酸中毒；④控制氮质血症；⑤抗感染治疗；⑥给予足够的营养，限制蛋白的摄入。

第三节　慢性肾衰竭

慢性肾衰竭（chronic renal failure，CRF）是指各种慢性肾疾病引起肾单位进行性、不可逆性破坏，以致残存的肾单位不能充分排出代谢废物和维持内环境恒定，使得代谢废物和毒物在体内逐渐蓄积，水、电解质代谢和酸碱平衡紊乱及内分泌功能障碍，并伴有一系列临床表现的病理生理过程。

CRF 是各种慢性肾疾病持续进展的最后结局，发展呈渐进性，病程迁延，病情复杂，常以尿毒症而死亡。

一、慢性肾衰竭的病因

凡能引起肾单位进行性破坏的疾病均能引起 CRF，包括原发性肾疾病和继发性肾疾病。引起 CRF 的原发性肾疾病包括慢性肾小球肾炎、慢性肾盂肾炎、肾结核等。继发于全身系统疾病引起的肾损害包括糖尿病肾病、高血压性肾损害、痛风性肾病、过敏性紫癜性肾炎、狼疮性肾炎等。以往认为慢性肾小球肾炎是 CRF 最为常见的原因，近年来的资料表明糖尿病肾病、高血压性肾损害是 CRF 发病率增加的主要原因。此外，CRF 还可由肾动脉狭窄、多囊肾、肾结石、前列腺肥大、肿瘤、尿道狭窄、妊娠中毒症和某些肾毒性物质（如镇痛剂、重金属、工业溶剂等）所引起。

二、慢性肾衰竭的发展进程及发病机制

（一）发展进程

由于肾有强大的储备和代偿能力，因而 CRF 是一个缓慢而渐进的过程。以 GFR 指标为依据将 CRF 的进程分为以下五个阶段：

1. 肾损伤，GFR 正常或上升　虽然多种病因作用于肾，但由于肾具有强大的代偿适应能力，使 GFR > 90 mL/（min·1.73 m^2）。肾的排泄和调节功能尚能维持内环境的稳定，血尿素氮和肌酐多在正常范围内，患者亦无自觉症状。

2. 肾损伤，GFR 轻度下降　肾单位减少，GFR 处于 60~89 mL/（min·1.73 m^2）。肾仍能保持良好的排泄和调节功能，肾有血和（或）尿成分异常，无明显临床症状。但肾适应能力减弱，如突然增加肾的排泄与调节负荷，则会发生内环境紊乱，甚至出现临床症状。

3. 肾功能不全期，GFR 中度下降　肾单位损伤超过 50%，GFR 处于 30~59 mL/（min·1.73 m^2）。此时肾排泄和调节功能下降，不能维持内环境稳定，可出现轻度氮质血症和代谢性酸中毒。由于肾浓缩功能减退，可出现多尿、夜尿。此外，患者可出现轻度贫血、乏力和食欲减退等症状。

4. 肾衰竭期，GFR 严重下降　肾单位进一步受损，GFR 处于 15~29 mL/（min·1.73 m^2）。患者出现严重的氮质血症、贫血、等渗尿及明显的水、电解质代谢和酸碱平衡紊乱。还可有尿毒症的部分中毒症状，尤其是胃肠道症状，如恶心、呕吐、腹泻等。

5. ESRD（尿毒症）期，GFR < 15 mL/（min·1.73 m^2）　大量肾毒性物质在体内积聚，出现全身严重中毒症状，患者有严重的水、电解质代谢和酸碱平衡紊乱。常发生肾毒性脑

病及多器官功能障碍，临床上出现一系列尿毒症症状。

（二）发病机制

CRF 是不断进展且病情呈进行性加重的病理过程，其发病机制十分复杂，迄今为止尚不十分清楚，目前主要有以下学说来阐述。

1. 健存肾单位学说 在慢性肾疾病时，许多肾单位不断遭受破坏而丧失其功能，而另一部分受损较轻或未受损的"健存"肾单位通过增强其滤过功能来代偿，以适应机体的需要。当其代偿不足以完成肾的排泄和调节功能时，机体则表现出内环境紊乱，临床上出现 CRF 的症状。

2. 肾小球超滤学说 该学说是对健存肾单位学说的修正和补充：部分肾单位被破坏后，健存肾单位进行代偿，其血流量和血管内流体静压增高，使 GFR 相应增高，形成肾小球高压力、高灌流和高滤过的"三高"状态。健存肾单位的"三高"状态导致肾小球纤维化和硬化，进一步破坏健存肾单位，从而促进肾衰竭。

3. 矫枉失衡学说 该学说于 1972 年由 Bricker 提出：当肾损害引起肾单位进行性减少时，为了排出体内过多的溶质（如血磷过高），机体可通过分泌某些体液因子（如甲状旁腺激素）来影响肾小管上皮细胞的转运功能，减少对小管液中磷的重吸收以增加磷的排泄，使血磷水平趋于正常而得以"矫枉"。但这种体液因子（如：PTH）除影响肾小管功能外，长期超量也可影响其他系统的功能而带来新的"失衡"，例如除由于溶骨活动增强而引起肾性骨营养不良外，皮肤瘙痒与神经传导障碍等相继发生。因此，这种矫枉失衡使肾衰竭进一步加剧。

4. 肾小管 – 肾间质损伤 该学说强调肾小管 – 间质损伤在 CRF 发生发展中的作用。许多病理因素如慢性炎症、缺氧、尿蛋白、肾小管的高代谢等均可引起肾小管 – 间质损伤。肾小管 – 间质损伤的病理变化主要为肾小管肥大或萎缩，肾小管上皮细胞增生或脱落、堵塞管腔，间质炎症与纤维化。

三、慢性肾衰竭对机体的影响

（一）泌尿功能障碍

1. 尿量的变化 CRF 早、中期多出现夜尿、多尿，晚期出现少尿。

（1）夜尿：常是 CRF 的早期变化。当夜间尿量与白天尿量相近，甚至超过白天尿量，这种情况称之为夜尿。其发生机制目前尚不清楚。

（2）多尿：每 24 h 尿量超过 2 000 mL 称为多尿。其形成机制可能为：①大量肾单位遭到破坏，肾血流集中在健存肾单位，原尿生成增多。由于原尿流速快和溶质含量较多，通过肾小管时未能及时重吸收，从而出现多尿。②远曲小管和髓袢损伤时，髓质间质不能形成高渗环境及对 ADH 的反应性降低，因而尿的浓缩功能降低。

（3）少尿：CRF 晚期，肾单位极度减少，GFR 下降到 5 ~ 10 mL/min 以下时，尽管健存肾单位生成尿液的量仍多，但每日终尿总量仍少于 400 mL。

2. 尿渗透压的变化 因尿比重测定方法简便，临床常用尿比重来判断尿渗透压的变化。正常尿比重为 1.002 ~ 1.035。CRF 早期，肾浓缩功能减退而稀释功能正常，因而出现低比重尿或低渗尿；随着病程的进展，肾浓缩和稀释功能均丧失，导致终尿渗透压接近血浆的晶体渗透压，称为等渗尿，尿渗透压为 266 ~ 300 mmol/L（正常为 360 ~ 450 mmol/L），尿比重固定在 1.008 ~ 1.012。

3. 尿液成分的改变 CRF 时，由于肾小球滤过膜通透性增加，致使肾小球滤出蛋白增多，肾小管上皮对蛋白质的重吸收减少，可出现蛋白尿。蛋白尿的程度与肾功能受损严重程度呈正相关。肾小球严重损伤时，尿中可出现红细胞和白细胞。在肾小管内蛋白、红细胞、白细胞及脱落的肾小管上皮细胞可聚集形成各种管型，随尿排出。

（二）氮质血症

CRF 时，由于 GFR 降低，含氮的代谢终产物，如尿素、肌酐和尿酸在体内蓄积，因而血中非蛋白氮的含量升高，即为氮质血症。血浆尿素氮的浓度与 GFR 的变化、外源性（蛋白质摄入量）和内源性（感染、肾上腺皮质激素的应用、胃肠出血）尿素负荷的大小等因素有关。血清肌酐浓度主要取决于肌肉中磷酸肌酸分解产生的肌酐量和肾小球的滤过功能。在 CRF 早期，当 GFR 减少到正常值的 50% 以前，血浆尿素氮和肌酐浓度虽有缓慢升高，但仍在正常范围内。由此可见，血浆尿素氮和肌酐浓度的变化并不是反映肾小球滤过功能的敏感指标。因此，临床上常用内生肌酐清除率（肌酐清除率：尿中肌酐浓度 × 每分钟尿量 / 血浆肌酐浓度）来判断病情的严重程度，因为其与 GFR 的变化具有平行的关系，在某种意义上，它可代表仍具功能的肾单位数目。

CRF 患者血尿酸也可升高，但往往是 GFR 已降低得比较显著，而血浆尿酸浓度升高并不明显，这是因为远曲小管分泌尿酸代偿性增加和肠道内尿酸分解加强。

（三）水、电解质和酸碱平衡紊乱

1. 水代谢失调 CRF 时，肾对水代谢调节能力减退。当摄水量增加时不能相应地增加水的排泄而发生水的滞留、水肿，严重时可导致充血性心力衰竭；当严格限制水的摄入时，肾又不能相应减少水的排出，而发生血容量减少、脱水和血压降低等。

2. 钠代谢紊乱 可继发于水代谢失调而表现为血钠过高或过低，另外钠代谢异常本身又常合并水代谢异常。CRF 时，有功能的肾单位进一步破坏，肾潴钠能力降低，易引起机体总钠量的减少和低钠血症。其发生原因主要有：①尿中溶质（如尿素）增多，渗透性利尿引起钠的重吸收减少；②体内甲基胍的蓄积可直接抑制肾小管对钠的重吸收。但当摄钠过多时，易造成钠水潴留，使细胞外液及血浆容量扩大，从而导致水肿、高血压和心力衰竭等后果。

3. 钾代谢紊乱 CRF 患者，只要尿量不减少，血钾在很长一段时间内维持正常水平。这是因为此时 GFR 虽已降低，但由于醛固酮分泌增多、肾小管上皮和集合管泌钾增多以及肠道代偿性排钾增多，故血钾得以维持正常。如遇下列情况，则可发生低钾血症：①患者摄食过少；②呕吐、腹泻造成失钾过多；③多尿或长期应用利尿剂，使尿钾排出过多。

CRF 晚期可发生高钾血症。机制为：①尿量减少而排钾减少；②含钾食物或药物摄入增多；③长时间使用保钾利尿剂；④酸中毒；⑤分解代谢增强（见于感染、发热等时）；⑥溶血。

4. 镁代谢紊乱 CRF 晚期，由于尿量减少，镁排出障碍，加之酸中毒和组织破坏使细胞内镁外逸导致高镁血症。若同时用硫酸镁降低血压或导泻，更易造成高镁血症。严重高镁血症，可导致腱反射消失、呼吸肌麻痹、昏迷、心跳停止等后果。

5. 钙、磷代谢紊乱 CRF 时，常伴有血磷增高和血钙降低。

（1）高磷血症：CRF 早期，尽管 GFR 逐渐下降，但血磷并无明显升高。这是因为在

GFR 下降时血磷暂时上升使血钙降低，血钙降低刺激甲状旁腺分泌 PTH。PTH 可抑制肾小管对磷的重吸收，使磷排出增多。随着 CRF 病情的进展，GFR 极度降低，继发性 PTH 分泌增多已不能使磷充分排出，故血磷水平显著升高。PTH 的增多又加强溶骨活性，使骨磷释放进一步增多，从而形成恶性循环，导致血磷水平不断上升。由于 PTH 溶骨作用，增加了骨质脱钙，从而引起肾性骨营养不良。

（2）低钙血症：CRF 出现低血钙的原因有：①血浆钙磷乘积为一常数，当血磷浓度升高时，必然导致血钙降低；②肾功能减退时，$1,25-(OH)_2D_3$ 生成减少，影响肠道对钙的吸收；③血磷增高时，磷从肠道排出增多，在肠内与食物中的钙结合成难溶解的磷酸钙排出，妨碍钙的吸收；④毒物损伤小肠黏膜，钙吸收减少。

CRF 患者血钙降低，但很少出现手足抽搐，主要是因为患者伴有酸中毒，使血中结合钙趋于解离，游离钙浓度得以维持。同时 H^+ 对神经肌肉的应激性具有直接抑制作用，因此在纠正酸中毒时要防止低钙血症引起的手足搐搦。

6. 代谢性酸中毒　CRF 患者均有代谢性酸中毒的发生，其主要机制如下：①肾小管上皮细胞泌 H^+、泌 NH_4^+ 减少，致使 HCO_3^- 大量随尿排出；②继发性 PTH 分泌增多，可抑制近曲小管上皮细胞碳酸酐酶的活性，使近曲小管对碳酸氢盐的重吸收减少；③ GFR 极度下降时，硫酸、磷酸等固定酸排出减少；④机体分解代谢加强，使固定酸产生增加。

（四）其他病理生理变化

1. 肾性高血压（renal hypertension）　由各种肾疾病引起的高血压称为肾性高血压，是 CRF 十分常见的并发症。其发病机制包括：①钠水潴留：CRF 时，由于肾排钠排水功能降低，水钠在体内潴留，引起血容量增加和心输出量增大，导致血压升高。此时外周血管阻力可正常，甚至低于正常。这种高血压称为钠依赖性高血压（sodium-dependent hypertension）。②肾素 – 血管紧张素系统的活性增高：某些肾疾病患者，由于肾相对缺血，激活肾素 – 血管紧张素系统，血中血管紧张素 II 水平升高，引起小动脉收缩，使外周阻力增加，故可导致高血压。这种高血压称为肾素依赖性高血压（renin-dependent hypertension）。③肾分泌降压物质减少：肾单位大量破坏，肾产生激肽、PGA_2、PGE_2 等降压物质减少，亦可促进高血压的发生。

2. 出血倾向　CRF 患者常有出血倾向，多表现为皮下瘀斑和黏膜出血，如鼻出血、胃肠道出血等。其主要原因是血中毒性物质抑制血小板功能：血小板第 3 因子释放减少，从而凝血酶原激活物生成减少；血小板黏附和聚集减少。

3. 肾性贫血　97% 的 CRF 患者经常伴有贫血，它是 CRF 的重要表现之一。其发生机制包括：①肾实质破坏，促红细胞生成素生成减少，从而抑制骨髓红细胞生成减少。②血液中蓄积的毒性物质，如甲基胍对骨髓造血有抑制作用；③ CRF 晚期，由于 ATP 生成不足、ATP 酶活性下降或毒性物质使红细胞破坏增加；④ CRF 时肠道对铁和叶酸的吸收减少或再利用障碍；⑤出血可加重贫血。

4. 肾性骨营养不良　是 CRF，尤其是尿毒症的严重并发症，亦称肾性骨病。包括儿童的肾性佝偻病，成人的骨软化、纤维性骨炎、骨质疏松和骨囊性纤维化等。其发病机制与钙磷代谢障碍、继发性甲状旁腺功能亢进、维生素 D_3 活化障碍、酸中毒和铝积聚有关。

第四节 尿 毒 症

尿毒症（uremia）是指 ARF 和 CRF 发展到最严重阶段，由于肾单位大量破坏，导致代谢终末产物和毒性物质在体内潴留，水、电解质和酸碱平衡发生紊乱以及某些内分泌功能失调，从而引起一系列自体中毒症状的综合征。

一、尿毒症的功能代谢变化

在尿毒症时，除泌尿功能障碍，水、电解质代谢和酸碱平衡紊乱，氮质血症，贫血，出血倾向和高血压等进一步加重外，还出现各系统的功能障碍和物质代谢紊乱。有人形象地将它称为"集各系统症状于一身的综合征"。

（一）神经系统

有资料报道，尿毒症患者中出现神经系统症状者高达 86%。主要表现为尿毒症性脑病和周围神经病变两种形式。尿毒症性脑病表现为烦躁不安、思维不集中、记忆力减退等，严重者出现嗜睡、谵妄、扑翼样震颤和昏迷。其发生机制尚不十分清楚，可能与某些毒性物质（如胍类）蓄积，脑循环与代谢障碍，水、电解质和酸碱平衡紊乱有关。周围神经病变表现为足部发麻，腱反射减弱或消失，甚至远侧肌肉麻痹。其主要发生机制可能与患者血中胍基琥珀酸或甲状旁腺激素增多、抑制神经组织中的转酮醇酶、髓鞘发生变性有关。

（二）心血管系统

主要表现为充血性心力衰竭和心律失常；晚期可出现尿毒症性心包炎。心血管功能障碍主要是钠水潴留、肾性高血压及重度贫血、高血钾、低血钙、酸中毒等作用的结果。尿毒症性心包炎多为纤维素性心包炎，由尿素、尿酸渗出刺激心包所致。

（三）呼吸系统

尿毒症时的酸中毒使呼吸加深加快，严重时由于呼吸中枢兴奋性降低，可出现潮式呼吸或深而慢的 Kussmaul 呼吸。尿素经唾液酶分解成氨，使呼出气体有氨味。心力衰竭、毒性物质增加肺毛细血管的通透性、低蛋白血症及水钠潴留等可导致肺水肿；尿素刺激可引起纤维素性胸膜炎；甲状旁腺功能亢进和磷酸钙在肺组织内沉积可于肺泡隔上出现转移性钙化灶。

（四）消化系统

消化系统症状是尿毒症最早、最突出的症状，表现为食欲减退、味觉障碍、恶心、呕吐、腹泻、口腔黏膜溃疡及消化道出血等。其原因主要是氮质血症，消化道排出尿素增多，在尿素酶的作用下生成氨，刺激胃肠道黏膜引起假膜性炎或溃疡性炎。此外，因肾实质的破坏使胃泌素灭活减少，以及继发性甲状旁腺功能亢进时，PTH 可直接刺激胃泌素释放增多，从而刺激胃酸分泌，促使溃疡形成。

（五）免疫系统

尿毒症患者易发生严重感染，并为其主要死因之一。患者易患流行性感冒、结核及病毒性肝炎等，此外其恶性肿瘤的发生率亦明显高于一般人群，移植排斥反应也明显低下。这可能是免疫功能低下之故，主要表现为细胞免疫受到明显抑制，中性粒细胞吞噬和杀菌能力减弱。这可能与尿毒症体内毒性物质对淋巴细胞分化和成熟有抑制作用或对淋巴细胞有毒性作用有关。

（六）皮肤改变

尿毒症患者出现皮肤瘙痒、干燥、脱屑和色素沉着。皮肤瘙痒与继发性甲状旁腺功能亢进引起皮肤钙盐沉积及毒素刺激皮肤感觉神经末梢有关。尿毒症时，尿素随汗液排出，形成细小的白色结晶，称为尿素霜。

（七）物质代谢

1. 糖代谢　50%～75%的尿毒症患者糖耐量降低，表现为轻型糖尿病曲线，但空腹血糖正常。其主要原因可能是尿毒症毒素的作用使胰岛 β 细胞释放胰岛素减少，以及外周组织对胰岛素的反应性降低。

2. 蛋白质代谢　尿毒症时，机体蛋白质合成障碍，分解增加。加之患者厌食、恶心、呕吐使蛋白质摄入不足，往往出现负氮平衡和低蛋白血症。其特点是血清白蛋白和运铁蛋白减少，必需氨基酸水平降低。

3. 脂肪代谢　尿毒症患者血清三酰甘油增高，这是肝合成三酰甘油增加，或脂蛋白酶活性降低使三酰甘油清除降低所致。

二、尿毒症的发病机制

尿毒症的发病机制非常复杂，目前认为除了与水、电解质和酸碱平衡紊乱及某些内分泌功能障碍有关外，还与毒性物质在体内蓄积引起全身中毒有关。近年来已从尿毒症患者血中分离出 200 多种代谢产物或毒性物质，其中 100 种含量高于正常值，或为尿毒症所独有。尿毒症毒素主要包括蓄积在体内的正常代谢产物、内源性毒物和浓度异常升高的生理活性物质。下面仅介绍几种比较公认的尿毒症毒素。

1. 甲状旁腺激素　被认为是引起尿毒症的主要毒素。尿毒症时出现的许多症状和体征均与 PTH 含量增加密切相关：① PTH 可引起肾性骨营养不良、皮肤瘙痒、中枢及周围神经损伤；② PTH 增多刺激胃泌素释放，后者刺激胃酸分泌，促使溃疡形成；③ PTH 可增加蛋白质的分解代谢，从而使含氮物质在体内蓄积；④ PTH 还可引起高脂血症与贫血等。

2. 胍类化合物　是体内精氨酸的代谢产物。正常情况下精氨酸主要在肝通过鸟氨酸循环不断生成尿素、胍乙酸和肌酐。尿毒症时，肌酐在体内蓄积，精氨酸通过另一途径转变为甲基胍和胍基琥珀酸。甲基胍可引起体重减轻、红细胞寿命缩短、呕吐、腹泻、便血、肌肉痉挛、嗜睡、心室传导阻滞等。胍基琥珀酸可抑制脑组织的转酮醇酶的活性，可影响脑细胞功能，引起脑病变；将其注入动物体内，可引起抽搐、心动过速、溶血与血小板减少，且可抑制血小板第三因子，引起出血。

3. 尿素　是体内最主要的含氮代谢产物。可引起厌食、头痛、恶心、呕吐、糖耐量降低和出血倾向等症状。近年来研究证实尿素的毒性作用与其代谢产物——氰酸盐有关。氰酸盐与蛋白质作用后产生氨基甲酰衍生物，抑制蛋白的活性。如突触膜蛋白发生氨基甲酰化后，高级神经中枢的整合功能可受损，产生疲乏、头痛、嗜睡等症状。单胺氧化酶、黄嘌呤氧化酶等氨基甲酰化后，酶活性明显抑制发生。

4. 胺类　包括脂肪族胺、芳香族胺和多胺。脂肪族胺可引起肌阵挛、扑翼样震颤和溶血，还可抑制某些酶活性。芳香族胺（苯丙胺、酪胺）对脑组织氧化作用、琥珀酸氧化过程及多巴羧化酶活性均有抑制作用。多胺（精胺、腐胺与尸胺）可引起厌食、恶心、呕吐和蛋白尿，并能促进红细胞溶解，抑制促红细胞生成素的生成，抑制钠钾 ATP 酶和镁 ATP 酶的活性，还能增加微血管的通透性，促进尿毒症时肺水肿、腹水和脑水肿的发生。

5. 中分子毒性物质　是指相对分子质量在 500～5 000 的一类物质。其化学本质还未确定，它包括正常代谢产物、细胞代谢紊乱产生的多肽、细胞或细菌的裂解产物等。高浓度中分子物质可引起周围神经病变、中枢神经病变、红细胞生长受抑制、降低胰岛素与脂蛋白酶活性、血小板功能受损、细胞免疫功能低下、性功能障碍和内分泌腺萎缩等。

近年来，有人提出了膜功能紊乱假说，认为尿毒症时各种毒素，甚至机体代谢与电解质紊乱等均可使细胞膜的结构和功能异常，引起细胞膜转运障碍，细胞内液组成异常，如细胞内 Na^+ 增多而 K^+ 减少，以及细胞内渗透压升高、细胞水肿、细胞内酶活性降低、代谢发生障碍。

综上所述，尿毒症是一个复杂的病理生理过程，难以用一种毒物的作用来解释，很可能是各种毒性物质和代谢障碍等综合作用的结果。

三、慢性肾衰竭和尿毒症的防治原则

（一）治疗原发病

某些原发病经过适当治疗后，可使肾功能改善，防止肾实质的继续破坏。例如肾结石、肾结核、活动期肾盂肾炎等经治疗后，可使肾功能得到改善，从而使病情缓解。

（二）去除加重肾负荷的因素

控制感染，减轻高血压、心力衰竭与急性应激（创伤、手术等），避免使用收缩血管药物和肾毒性药物，限制蛋白摄入，控制血脂水平，及时纠正水、电解质代谢和酸碱平衡紊乱，使用重组人促红细胞生成素，逆转肾性贫血等。

（三）透析疗法

血液透析疗法（人工肾）是根据膜平衡原理，将血液通过半透膜与含一定化学成分的透析液相接触，两侧可透过半透膜的分子做跨膜移动，达到动态平衡，从而使尿毒症患者体内的毒素和蓄积的代谢产物得以清除，并可补充体内所需的物质。

腹膜透析的基本原理与血液透析相似，只是所利用的透析膜是腹膜，其效果逊于血液透析，长期腹膜透析可导致腹膜的硬化。

以上两种方法均可提高患者的生存质量，延长患者生命。

（四）肾移植

肾移植是当今器官移植领域中数量最多、效果最好的一项移植技术，近年来，移植技术的提高和新型免疫抑制剂的应用，使肾移植的存活率显著提高。但目前供肾来源少、排异反应大、价格昂贵，限制了肾移植的广泛开展。但是，肾移植已成为目前临床治疗终末期肾疾病的常规且最有效的方法。

学 习 小 结

　　肾功能不全的发生与肾小球滤过、肾小管的重吸收和分泌以及内分泌功能障碍有关。根据病因与发病的缓急，肾衰竭可分为急性和慢性两种。急性肾衰竭是指双肾泌尿功能在短时间内急剧降低，导致代谢产物在体内聚集，水、电解质代谢和酸碱平衡紊乱，主要表现为氮质血症、代谢性酸中毒、水中毒和高钾血症。急性肾衰竭，初期是肾血管及血流动力学的改变导致肾小球滤过率的降低而少尿；肾小管的损伤使肾小球滤过率持续降低和少尿。慢性肾衰竭是由于肾单位进行性、不可逆性的破坏，以致残存的肾单位不能充分排出代谢废物和维持内环境恒定，使得代谢产物和毒物在体内逐渐蓄积，水、电解质代谢和酸碱平衡紊乱及内分泌功能障碍，临床常伴多系统并发症，如肾性骨营养不良、肾性高血压、肾性贫血和出血倾向等。慢性肾衰竭可由原发性肾疾病，如慢性肾小球肾炎、慢性肾盂肾炎等引起，近几年来由糖尿病和高血压引起的概率增加。急慢性肾衰竭发展到晚期，大量代谢产物及毒性物质等在体内积聚导致多系统功能代谢障碍，即尿毒症的发生。尿毒症患者需依靠透析治疗来维持部分肾功能，而肾移植是最根本的治疗方法。

数字课程学习

🔻教学 PPT　　📼微视频　　✍自测题

第十七章
脑功能不全

【学习目标】

　　掌握认知障碍和意识障碍的发病机制和主要表现形式；熟悉认知障碍和意识障碍的病因和防治原则；了解认知和意识障碍的脑结构基础。

【核心概念】

　　脑功能不全　认知障碍　意识障碍

【引言】

　　人的大脑具有复杂的结构和精细的功能，调控许多高级神经活动。脑功能受损时必然引起这些高级神经活动障碍，甚至对其他脏器功能也会产生影响。本章简要介绍了脑功能不全的常见病因和一般表现，主要从认知障碍和意识障碍两个方面讨论脑功能不全的病因、发病机制和防治的病理生理学基础。

　　脑是神经系统的核心部位，具有极为复杂的结构和功能，调控着各个系统、器官的功能，参与学习、记忆、分析、意识、行为等高级神经活动。多种损伤因素均可通过影响脑的结构和功能而引起脑功能不全（brain insufficiency）。脑功能不全时人的精神、情感、行为、意识会产生不同程度的异常，同时其他脏器也可出现功能障碍。

第一节　概　　述

　　脑组织由数以亿计的神经元（neuron）和神经胶质细胞（neuroglial cell）组成。神经元具有接受、整合和传递信息的功能，是脑的基本结构和功能单位，脑的活动由一系列神经元的活动来实现。神经胶质细胞是脑的重要组成部分，对神经元有支持、营养、绝缘、保护和修复等作用，并参与血脑屏障的构成。脑在保持机体内部各器官系统、机体与外部环境的协调中处于主导地位。它既可以直接或间接地调节体内各器官、组织和细胞的活动，使之互相联系成为统一的整体，又可以通过对各种生理过程的调节，使机体随时适应外界环境的变化，从而保持机体内环境的稳定。人类的长期生产劳动和社会生活，促进了大脑的高度发展，不仅产生了高级的感觉和运动中枢，而且大脑还是语言文字、学习记忆、思维意识、认知情感等精神活动的结构基础。

脑功能不全时，一方面表现为脑对机体各器官系统功能活动的调节、感觉和运动异常，另一方面表现为语言文字、学习记忆、思维意识、认知情感等脑高级功能的异常。脑功能不全有以下特点：①病因的多样性：可由脑本身的损伤引起，也可由脑以外的器官组织功能不全引起。常见原因有脑血管疾病、感染、神经退行性变、创伤、肿瘤、遗传、代谢、中毒、先天因素、脱髓鞘等；②病情的复杂性：相同的疾病，病程缓急或部位不同常引起不同的后果，如急性脑功能不全常导致意识障碍，而慢性脑功能不全的后果则是认知障碍；③症状的多样性：相同的病变发生在不同的部位，可出现不同的症状，如脑梗死发生在小脑可导致小脑性共济失调，而发生在脑干可引起呼吸和心血管运动中枢的损伤；④症状体征的繁杂性：并非所有定位体征均指示存在相应的病灶，如结核性脑膜炎引起颅内压显著增高时出现一侧或两侧展神经麻痹，通常是颅内压增高引起的假性定位体征；⑤疾病的难治性：脑的结构和功能极其复杂，并且神经元的再生能力很弱，一旦受损往往很难完全恢复。

第二节　认知障碍

认知（cognition）是机体认识和获取知识的智能加工过程，包括学习、记忆、理解、思维、语言、精神、情感等一系列心理和社会行为，是高级神经活动的重要组成部分。认知障碍（cognitive disorder）指与学习记忆及思维判断有关的大脑高级智能加工过程出现异常，从而引起严重的学习、记忆障碍，同时伴有失语、失用、失认或失行等改变的病理过程。认知的基础是大脑皮质的正常功能，任何引起大脑皮质功能和结构异常的因素均可导致认知障碍。由于大脑的功能复杂，且不同类型的认知障碍又互相关联，即某一方面的认知障碍可以引起另一方面或多个方面的认知异常（例如，一个患者若有注意力和记忆方面的缺陷，就会出现解决问题的障碍）。因此，认知障碍是脑疾病诊断和治疗中最困难的问题之一。

一、认知的脑结构基础

大脑皮质由主区（primary area）和辅助区（associated cortex）组成，是认知的结构基础，主区负责对事物的观察、分析与判断以及对躯体运动的协调，辅助区对主区的行为和智能进行高层次整合。Brodmann 根据形态学特征将大脑皮质分为 52 个功能区（图 17-1），每个功能区分别执行不同的生理功能：额叶皮质区负责自主运动、书写、记忆、创造性思维、判断、社会责任感等复杂的智力活动，该区损伤将导致中侧性偏瘫（4 区）、失写症（6 区）、额叶性痴呆（9 区和 12 区）、运动性失语症（44 区和 45 区）等。顶叶皮质的主要功能是对感觉信息的高级加工和整合，其损伤导致对侧感觉障碍（1 区至 3 区）、感觉性失读症（39 区：此时患者无构语障碍，但不能理解书写的文字）、触觉缺失（40 区）等。颞叶接受声音刺激，其损伤会导致听觉障碍（41 区和 42 区），而听觉辅助皮质（22区）的功能帮助对声音的理解，该区损伤将导致感觉性失语症，患者不能正确使用语言，常常词不达意；颞叶的海马和蓝斑参与记忆加工，损伤时分别引起空间或情感记忆障碍。

枕叶含有原始视觉皮质（17区），感知和接受视觉刺激，该区损伤引起视野缺陷；视觉联络皮质（18区和19区）包绕视皮质，整合视觉信息和内容，其损伤将导致个体不能识别物体，不理解物体的用途或生命的形式（如不能区别猫和狗）。

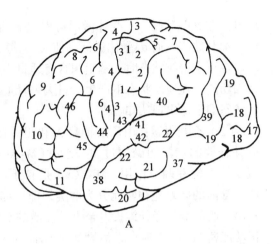

二、认知障碍的原因和发生机制

认知是大脑皮质功能活动的反映，任何直接或间接导致大脑皮质结构和功能损伤的因素均可引起认知障碍。

（一）脑外伤

不同程度的脑外伤对学习记忆和智力有不同的影响。轻度脑外伤（如脑震荡）可无症状或症状轻微，常有失眠、健忘，多于数日后恢复；中度脑外伤患者可出现短暂意识丧失和近事遗忘；重度者常有较长时间昏迷，清醒后患者出现学习记忆严重障碍，甚至智力丧失。慢性脑外伤、脑反复损伤可出现口吃、注意力涣散、记忆力减退、步态僵硬、痉挛等。

（二）脑老化

60岁以后，认知功能随年龄增长而下降，表现为注意力、记忆力下降，思维敏捷

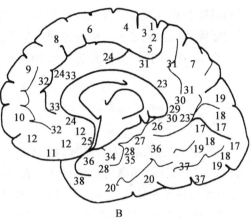

图 17-1 脑功能分区示意图
A. 上外侧面 B. 内侧面

性减退，对事物的判断能力、综合能力和社交能力均逐渐下降，严重者出现痴呆。其主要机制是：①老年人脑的血液供应减少，合成和分解代谢及对毒素的清除能力降低；②脑组织中多种神经递质发生变化，如胆碱能神经元的丧失或破坏，使乙酰胆碱的合成、储存、释放发生障碍，神经冲动不能正常传递；③一些理化因素（温度、射线、乙醇等）、病原微生物等均可诱导神经元凋亡。

（三）神经调节分子及其受体异常

1. 神经递质及其受体异常　神经递质（neurotransmitter）及其相应的受体是大多数神经元之间传递信息的物质基础。脑内神经递质的数量或受体的结构、功能改变，均可导致神经元之间的信息传递障碍、引起不同类型、不同程度的认知障碍。

（1）去甲肾上腺素：是多巴胺经 β 羟化酶作用生成的产物。在脑内，去甲肾上腺素通过 α_1、α_2 和 β 受体发挥调节作用。一般认为，脑中 α_2 受体激活与维持正常的认知功能有关，而 α_1 受体持续、过度激活可致认知异常。α_1、α_2 受体的不同作用主要是由于：在突触前膜，α_2 受体通过 G_i 蛋白介导，使 cAMP 生成减少，cAMP 依赖性蛋白激酶的活性降低，减少蛋白激酶对 N- 型 Ca^{2+} 通道的磷酸化，以至 Ca^{2+} 通道关闭，Ca^{2+} 内流减少，从而抑制去甲肾上腺素的释放（负反馈调节）；α_2 受体激活还可抑制在警醒状态下的蓝斑神经元的

放电。在突触后膜，α_2 受体激活可引起 K^+ 通道开放，K^+ 外流增加，神经元倾向超极化而产生抑制效应；而 α_1 受体激活则使 K^+ 通道关闭，K^+ 外流减少，神经元去极化产生兴奋效应。在正常警醒状态时，脑组织含有适量去甲肾上腺素，α_2 受体功能占优势，维持正常的认知功能。在应激状态下产生大量去甲肾上腺素，α_1 受体功能占优势，从而使长期处于应激状态的个体出现认知障碍。

（2）乙酰胆碱：由乙酰辅酶 A 和胆碱在胆碱乙酰转移酶的作用下生成。神经细胞合成并释放的乙酰胆碱通过 M- 受体（M-AChR，毒蕈碱受体）和 N- 受体（N-AChR，烟碱受体）发挥调节作用，M-AChR 是 G 蛋白偶联受体，N-AChR 是配体门控离子通道受体。脑内的胆碱能神经元分为两类，即局部环路神经元和投射神经元，自 Meynert 基底核发出的胆碱能神经纤维投射至大脑皮质的额叶、顶叶、颞叶和视皮质，此通路与学习、记忆功能密切相关。阿尔茨海默病（Alzheimer's disease，AD）患者在早期便有 Meynert 基底区胆碱能神经元减少，导致皮质胆碱乙酰转移酶活性和乙酰胆碱含量显著降低，是 AD 患者记忆障碍的机制之一。精神分裂症患者认知障碍的程度与皮质胆碱乙酰转移酶活性呈负相关；给 AD 和精神分裂症患者使用胆碱酯酶抑制剂或 M 受体激动剂可使记忆障碍得到改善。

◀知识拓展▶

阿尔茨海默病（即老年性痴呆）是一种病因未明的原发性退行性脑变性疾病。多在 65 岁前发病，起病隐匿，病程缓慢且不可逆，临床上以智能损害为主。病理特征有显著的大脑颞叶和额叶萎缩，显微镜下可见脑内有大量神经元纤维缠结，以及有淀粉样物质在神经细胞之间形成老年斑，也可在脑内血管壁上沉积。正常老人脑内虽也可出现老年斑，但数量比阿尔茨海默病患者明显为少。早期表现为近记忆力障碍，以后各种认知功能都可逐渐受损。晚期智能严重衰退，生活完全不能自理。1984 年，国际阿尔茨海默病学会（ADI）成立，1994 年，ADI 设立每年 9 月 21 日为世界阿尔茨海默病日。

（3）多巴胺：是以酪氨酸为底物，在酪氨酸羟化酶和多巴脱羧酶的作用下合成的。研究发现：脑中多巴胺含量显著升高或降低时可导致动物智能减退、行为情感异常等高级神经活动障碍，例如，在帕金森病（Parkinson disease，PD）患者黑质多巴胺能神经元减少，酪氨酸羟化酶和多巴脱羧酶活性及纹状体多巴胺含量明显下降。多巴胺受体有 D1 和 D2 两大家族，精神分裂症患者与大脑额叶皮质的 D1 受体功能低下和皮质下结构 D2 受体功能亢进双重因素有关。

（4）谷氨酸：是由谷氨酰胺在谷氨酰胺酶作用下或 $\alpha-$ 酮戊二酸在转氨酶的作用下生成的，不能透过血脑屏障。在大脑皮质中谷氨酸含量为 $9 \sim 11\ \mu mol/g$，比乙酰胆碱或单胺类递质的含量高 10^3 数量级，比神经肽的含量高 10^6 数量级。谷氨酸通过 N- 甲基 -D- 门冬氨酸（N-methyl-D-aspartate，NMDA）和非 NMDA 受体起作用。NMDA 受体是配体门控的离子通道型受体；非 NMDA 受体主要指海人藻酸（kainate，KA）和 $\alpha-$ 氨基 -3- 羟基 -5- 甲基 -4- 异唑 - 丙酸（α-amino-3-hydroxy-5-methyl-4-isoxa-zolep-propionate，AMPA），是 Na^+-K^+ 通透性离子通道型受体。纹状体的谷氨酸能神经纤维抑制丘脑向大脑皮质发出感觉冲动,当谷氨酸能神经低下时,发放冲动增多,大脑皮质单胺活性增强,引起相应的认知功能异常。由于谷氨酸是兴奋性神经递质,故当谷氨酸含量异常增高时,可引起"兴奋性毒性"损伤。

2. 神经肽异常　神经肽(neuropeptide)是一类生物活性多肽,与神经递质共存于同一神经细胞。神经肽与神经递质的区别在于:神经肽由无活性的前体蛋白加工而成,相对分子质量大,在脑组织中含量低,而神经递质可在胞体或神经末梢直接合成,相对分子质量小;神经肽释放后主要经酶降解失活,神经递质则主要通过神经末梢重吸收反复利用;神经肽的作用缓慢而持久,神经递质的作用快速而精确。神经肽的异常与认知障碍密切相关。有人报道,PD 患者脑苍白球和黑质中神经肽水平下降 30% ~ 40%,在黑质中胆囊收缩素(cholecystokinin,CCK)下降 30%,在丘脑下部和海马区神经降压肽(neurotensin,NT)含量也下降。血管升压素(vasopressin,VP)、血管活性肠肽(vasoactive intestinal peptide,VIP)含量减少与记忆力减退相关,给脑外伤、慢性乙醇中毒及 AD 患者用 VP 可改善其记忆力减退。促甲状腺激素释放激素(thyrotropin-releasing hormone,TRH)可引起行为改变,如兴奋、欣快及暴躁等,TRH 既可以作为一种神经激素通过受体调节其他递质起作用,又可以作为一种神经递质直接起作用。腺垂体分泌的促肾上腺皮质激素(adrenocorticotropic hormone,ACTH)水平改变,可影响动物的学习记忆能力,ACTH 影响动物学习和行为的关键分子区域是其分子中第 4—10 位氨基酸残基,该片断能提高大鼠的注意力和记忆力,减轻动物的焦虑行为。多发性硬化(multiple sclerosis,MS)患者下丘脑 – 垂体 – 肾上腺皮质(hypothalamic–pituitary–adrenalcortex,HPA)轴功能紊乱与其反应迟钝、智能低下、重复语言等认知功能障碍显著相关。

3. 神经营养因子缺乏　神经元和胶质细胞可合成、分泌大量的神经营养因子,如神经生长因子(nerve growth factor,NGF)、睫状神经营养因子(ciliary neurotrophic factor,CNTF)、脑源性神经营养因子(brain-derived neurotrophic factor,BDNF)和胶质细胞源性神经营养因子(glial cell derived neurotrophic factor,GDNF)等。这些神经营养因子对神经元的存活和神经元突起的生长具有重要作用。已发现在多种神经退行性疾病中均有神经营养因子含量的改变。例如,在 PD 患者黑质 NGF、BDNF 和 GDNF 的含量明显降低,离体和在体实验均证明 BDNF、GDNF 和 CNTF 对吡啶类衍生物如 1– 甲基 –4– 苯基 1,2,3,6– 四氢吡啶(MPTP)造成的多巴胺能神经元损伤具有很强的保护作用。

4. 雌激素水平异常　雌激素水平在不同程度上影响女性的学习记忆能力。实验表明,雌激素对胆碱能神经元有保护作用,可诱导海马产生新的突触和树突,并且能增加神经生长因子及其受体的表达等。雌激素可通过增加突触生长蛋白(synaptophysin)的表达改善阿尔茨海默病患者的学习记忆能力。海马的神经树突棘数目和密度对雌激素浓度非常敏感,它随动物性周期中雌激素的水平波动而变化。生理性增龄或各种病理因素导致的雌激素水平降低可引起学习记忆障碍。绝经期女性 AD 的发病率高于男性,且经绝后接受雌激素替代疗法者的患病率降低,因此认为,雌激素代谢紊乱也可能参与认知障碍的发病过程。

(四)蛋白质代谢异常

1. 蛋白质修饰异常　蛋白质磷酸化失衡可导致短期记忆障碍。蛋白质磷酸化是指在蛋白质激酶催化下把 ATP 或 GTP γ 位的磷酸基转移到底物蛋白质氨基酸残基(丝氨酸、苏氨酸）上的过程。蛋白质磷酸化是一种比较普遍的翻译后修饰现象，可以调节离子通道开关的大小和快慢、调节神经递质释放的速度、改变细胞内某些酶和调控分子的活性，从而影响细胞的各种功能。短期记忆对信息的储存时间较短，信息储存的容量也有限，其机制可能是传入刺激通过一系列机制导致神经递质释放增加，从而形成短期记忆。组蛋白是细胞核中与 DNA 结合的碱性蛋白质的总称。组蛋白的翻译后修饰包括甲基化和去甲基化、乙酰化、泛素化和磷酸化等。其中，甲基化和去甲基化可通过改变染色体的结构调控基因的表达。研究表明，组蛋白过度去甲基化与小鼠记忆功能障碍有关，而抑制去甲基化酶的活性则可改善小鼠的学习记忆能力。

2. 蛋白质合成受阻　新蛋白质的合成受阻可导致长期记忆障碍。在多种细胞和动物模型中证实，cAMP 应答元件结合蛋白质（cAMP response element binding protin，CREB）在学习记忆过程中发挥重要的作用。CREB 在脑内所有细胞中均有表达，定位于核内，在多种信号分子诱导下可调控大量下游靶基因的表达。长期记忆的可能机制是突触受到反复刺激后蛋白激酶 A 和丝裂原活化蛋白激酶被激活，转移到细胞核，激活 CREB-1 和 CREB-2，细胞核释放 mRNA 引起蛋白质的合成和新突触的形成，最终形成长期记忆。研究表明，敲除 CREB 基因的小鼠可出现长期记忆障碍和神经元退行性变性，基因敲除、转录和（或）翻译抑制剂等阻碍新蛋白合成的因素均可影响长期记忆的形成。

（五）脑组织中蛋白质异常聚集

脑组织中蛋白质异常聚集可见于一大类神经细胞退行性变性疾病中，如 AD、PD 等。蛋白质的异常聚积多与基因变异、蛋白质合成后的异常修饰等因素有关。

1. 基因突变　多种基因异常参与神经细胞的退行性变。例如，在 AD 患者，已发现 5 个相关基因突变，所编码的蛋白质依次为淀粉样前体蛋白（amyloid precursor protein，APP）、早老蛋白-1（presenilin-1，PS-1）、PS-2、载脂蛋白 E（apolipoprotein E，ApoE）和 α_2- 巨球蛋白（α_2-macroglobulin）。其中，APP、PS-2 基因突变和 ApoE 基因多态性可导致 APP 异常降解，产生大量 β 淀粉样多肽（Aβ），过量产生的 Aβ 一方面在神经细胞间聚集形成老年斑，另一方面可导致细胞过氧化损伤，破坏生物膜和细胞内 Ca^{2+} 稳态，使一些关键酶失活，进而引起炎症反应和神经细胞坏死。在 PD 患者，已发现有 30 多种不同 parkin 基因缺失和位点突变与早发性 PD 有关，如 α-synuclein、parkin 和 park3 基因突变，α-synuclein 基因第 209 位的核苷酸发生了 G-A 错义突变，使其蛋白质第 53 位的丙氨酸（Ala）变成了苏氨酸（Thr），变异的蛋白质是 PD 患者神经细胞胞质中特征性嗜酸性包涵体，即路易（Lewy）小体的重要成分。变异的 parkin 蛋白可因降解异常而聚集。

2. 蛋白质修饰异常　正常时，蛋白质合成后的加工修饰赋予蛋白质不同的结构和功能，是蛋白质结构和功能多样性的基础。蛋白质的异常修饰导致其结构异常、功能降低或丧失。在 AD 患者，细胞骨架蛋白 tau 被异常磷酸化、异常糖基化、异常糖化和异常泛素化修饰，异常修饰的 tau 蛋白沉积在神经细胞中形成神经纤维缠结。目前认为 tau 蛋白异常修饰可能与蛋白磷酸酯酶和蛋白激酶调节失衡有关。蛋白磷酸酯酶催化蛋白质去磷酸化，AD 患者脑中蛋白磷酸酯酶的活性明显降低，使 tau 蛋白去磷酸化减弱而发生过度磷酸化。蛋白激酶催化蛋白质磷酸化，在 AD 患者，大脑颞叶皮质多种蛋白激酶的表达比正常人显著增强，从而造成蛋白质过度磷酸化。异常修饰的 tau 蛋白在神经细胞内聚集可能是 AD 患者神经细胞退化的重要机制。

（六）脑缺血缺氧性损伤

脑缺血造成大脑皮质损伤是引起不同类型认知障碍的常见原因。资料表明：脑卒中患者在发病后出现痴呆的危险性较同龄对照组明显增高；有脑卒中史的老年群体的认知水平也低于无卒中史的同龄老人。脑细胞缺血引起认知异常的机制可能与下述因素有关。

1. 能量衰竭和酸中毒　神经元能量储备极少，正常情况下需要不停的血液供应来满足细胞的能量需求。①在缺血、缺氧状态下，细胞的能量代谢由有氧氧化转为无氧酵解，细胞内 ATP 生成大大减少，能量匮乏；②无氧酵解产生大量乳酸，造成代谢性酸中毒，使细胞膜钠钾 ATP 酶活性降低，细胞内外离子分布异常，K^+ 大量外流，同时 Na^+、Cl^- 及 Ca^{2+} 大量流入细胞内引起细胞损伤；③乳酸堆积可造成神经胶质细胞和内皮细胞的水肿，加重缺血性损伤。

2. 自由基损伤　严重的缺血、缺氧可导致自由基生成增多，引起脑损伤。自由基生成增多的机制为：①缺血脑细胞能量衰竭，谷氨酸、天门冬氨酸（Asp）增多，此时电压依赖性钙通道和 NMDA 受体操纵的钙通道开放，Ca^{2+} 大量内流，使黄嘌呤脱氢酶转化为黄嘌呤氧化酶，后者催化次黄嘌呤氧化为黄嘌呤并同时产生 O_2^-；细胞内 Ca^{2+} 增多还可激活磷脂酶 A_2，造成血管内皮细胞和神经细胞的膜磷脂降解，花生四烯酸产生增加，后者代谢也产生自由基；②细胞线粒体内 Ca^{2+} 增多，使三羧酸循环发生障碍，影响线粒体内电子传递，不能为细胞色素氧化酶提供足够的电子将 O_2 还原成 H_2O，从而生成 O_2^-；③缺血引起趋化因子增加，在血管内皮表面吸附大量中性粒细胞和血小板，前者通过细胞色素系统和黄嘌呤氧化酶系统产生 O_2^- 和 H_2O_2，后者通过血小板活化因子引起细胞内 Ca^{2+} 浓度升高，促进自由基生成；④急性脑缺血时，NO 生成增多，NO 能与 O_2^- 相互作用形成过氧亚硝基阴离子，后者又分解成羟自由基（OH·）和二氧化氮自由基（NO_2）；⑤梗死灶内游离血红蛋白和 Fe^{2+} 与细胞内的 H_2O_2 发生反应，产生 OH·和 O_2^-。儿茶酚胺等物质亦可发生氧化反应生成 O_2^-。

3. 细胞内钙超载　脑缺血可加速神经细胞膜去极化，启动电压依赖性钙通道，使 Ca^{2+} 内流加速；同时，细胞膜去极化可引起兴奋性递质（如谷氨酸）的释放并激活 NMDA 受体，使受体操纵性钙通道开放，Ca^{2+} 大量内流。神经细胞 Ca^{2+} 超载可通过下述机制导致细胞损伤甚至死亡：①大量 Ca^{2+} 沉积于线粒体，干扰氧化磷酸化过程，使能量产生减少；②激活细胞内 Ca^{2+} 依赖性酶类，其中 Ca^{2+} 依赖的蛋白水解酶过度激活可使神经细胞骨架破坏；③激活磷脂酶 A_2 和磷脂酶 C，使膜磷脂降解；产生大量游离脂肪酸，特别是花生四烯酸，后者在代谢过程中产生血栓素、白三烯。血栓素可激活血小板，促进微血栓形成，加重脑缺血；白三烯则激活中性粒细胞，增加耗氧，生成大量自由基，加重细胞损害；④脑血管平滑肌 Ca^{2+} 超载，可使血管收缩、痉挛，血管阻力增加，延迟再灌流，致缺血半暗带内侧支循环不能形成，从而脑梗死灶扩大；内皮细胞内 Ca^{2+} 超载，可致内皮细胞收缩，内皮间隙扩大，血管通透性增高，造成脑水肿。

4. 谷氨酸的兴奋性毒性　谷氨酸是脑内含量最丰富的兴奋性神经递质，参与多种生理和病理生理过程。但突触间隙过多的谷氨酸积聚对神经元有很强的兴奋毒性作用。脑缺血时，由于能量代谢障碍抑制细胞膜上钠钾 ATP 酶活性，使谷氨酸的释放增多和再摄取减少，导致突触间隙谷氨酸浓度异常升高，过度激活其受体，引起突触后神经元过度兴奋、钙超载等异常变化，并最终死亡，这一过程称为谷氨酸的兴奋性毒性作用。脑缺血时，谷氨酸的兴奋性毒性作用可导致大量神经元损伤和死亡，从而损害学习记忆能力。

（七）炎性因子失衡

在脑缺血或神经退行性疾病时，可产生白细胞介素 1（interleukin-1，IL-1）、白细胞介素 6（interleukin-6，IL-6）、肿瘤坏死因子 -α（tumor necrosis factor-α，TNF-α）和转化生长因子 -β（transforming growth factor-β，TGF-β）等多种炎性细胞因子，直接或间接地造成神经元损伤。在阿尔茨海默病患者，脑内活化的小胶质细胞产生 IL-1、IL-6 等大量炎性因子，诱发脑内炎症反应或直接损伤神经元，并产生补体成分，导致脑内发生自身免疫反应，加重神经元的损伤。活化的星形胶质细胞则成簇分布在老年斑周围，并包裹老年斑，妨碍小胶质细胞对 Aβ 的吞噬作用，并可合成多种炎性物质，如 IL-1、前列腺素及补体受体和补体成分，导致脑内发生免疫和炎症反应。在胶质细胞和神经元内，存在炎症相关酶类，这些酶被激活后可导致炎症反应，使神经元损伤、凋亡或坏死。资料表明，老年人血浆中 IL-6 水平升高和认知功能损害有密切的关系，IL-6 是导致认知障碍的危险因素。应用 IL-6 转基因小鼠研究发现，IL-6 在导致学习记忆功能障碍方面发挥重要作用。

（八）慢性全身性疾病

许多慢性全身性疾病，如高血压病、糖尿病、慢性阻塞性肺疾病等，可减少脑的血液供应，大脑因长期缺血缺氧而导致认知障碍。如：冠脉搭桥手术后的患者常出现短期记忆丧失和注意力下降；处于亚临床阶段的心、脑血管疾病的高危人群，其认知测验的得分明显低于同龄健康人，说明这些病变已经造成脑功能损伤。此外，整体功能水平降低，如老年人听力下降使其与外界环境的接触及对外刺激的加工减少，从而降低老年人对外界环境的感知和认同能力。

环境和体内的代谢毒素对脑具有损害作用，这些风险因素包括毒品、药物、酒精或重金属中毒等。心力衰竭、呼吸衰竭、慢性肝性脑病、慢性尿毒症性脑病、贫血、慢性电解质代谢紊乱、维生素 B$_2$ 缺乏及叶酸缺乏等患者，也表现为认知异常。

（九）精神、心理异常

动物实验证明，愉快、多彩的生活环境可促进动物大脑皮质的增长，使脑重量增加。相反，不良的精神心理因素，如惊恐、抑郁等可诱发认知障碍。临床研究发现，社会心理功能减退患者的有关脑区皮质萎缩，精神失常患者的有关脑区血流呈低灌注及葡萄糖利用率降低，精神分裂症患者的有关脑区神经细胞数目减少，细胞体积变小。

三、认知障碍的表现形式

人脑所涉及的认知功能范畴非常广泛，因此，认知障碍的表现形式也多种多样，各种表现可单独存在，但常常多种症状同时或相继出现。

（一）学习、记忆障碍

学习和记忆（learning and memory）是一种复杂的神经活动。学习是指通过训练和经验而促使行为发生相对持久变化的过程。记忆是处理、贮存和回忆信息的能力，是个体对其经验的识记、保持和再现。通过对无脊椎动物海兔的研究发现，记忆可以在单个神经元中编码，并依赖于神经元突触连接强度的修饰，这些由神经元内的基因调控，短时程记忆是激活神经元内的蛋白激酶，打开离子通道，引起神经元兴奋；长时程记忆则激活另一些蛋白激酶，使神经细胞核内特定的基因表达，促使新蛋白质合成。在大脑皮质不同部位受损伤时，可引起不同类型的记忆障碍，如颞叶海马区受损主要引起空间记忆障碍，蓝斑、杏仁核区受损主要引起情感记忆障碍等。

（二）失语

失语（aphasia）是由于脑损伤所致的语言交流和理解能力障碍。患者在意识清晰、无精神障碍及严重智能障碍的前提下，无视觉和听觉缺损，亦无口、咽、喉等发音器官障碍，却听不懂别人的讲话，也不能说出自己要表达的意思，难于和别人进行语言交流，不理解也写不出病前会读、会写的字句等。目前认为，失语主要是由大脑皮质语言区受损引起。此外，位于优势侧皮质下结构，如丘脑及基底核的病变也可引起失语。

（三）失认

失认（agnosia）是指脑损伤时患者在无视觉、听觉、触觉、智能及意识障碍的情况下，不能通过某一种感觉辨认以往熟悉的事物，但能通过其他感觉途径进行辨识。例如，患者看到手表而不知为何物，通过触摸手表的外形或听表走动的声音，便可知其为手表。失认包括视觉性失认、听觉性失认和触觉性失认。

（四）失用

失用（apraxia）是指脑部疾患时患者在无任何运动麻痹、共济失调、肌张力障碍和感觉障碍，也无意识及智能障碍的情况下，不能正确地使用一部分肢体功能去完成本来已经形成习惯的动作。如不能按要求做使用餐具、穿衣、解纽扣、洗脸、刷牙、梳头、划火柴和开锁等简单的动作，但患者却能在不经意的情况下自发地做这些动作。一般认为，左侧缘上回是运用功能的皮质代表区，由该处发出的纤维至同侧中央前回，再经胼胝体而到达右侧中央前回。因此左侧顶叶缘上回病变可产生双侧失用症，从左侧缘上回至同侧中央前回间的病变可引起右侧肢体失用，胼胝体前部或右侧皮质下白质受损时引起左侧肢体失用。

（五）痴呆

痴呆（dementia）是指在意识清醒状态下，出现认知、思维功能的缺损，或伴有语言、视空间功能、情感及人格障碍的获得性、持续性智能障碍综合征。它是大脑慢性器质性或代谢性病变造成的进行性智能衰退，是认知障碍最严重的表现形式。智能损害包括记忆、语言、思维、理解、计算、分析、判断、概括、综合、定向、解决问题等能力的降低，同时患者常常伴有行为、人格异常及情感障碍，这些功能障碍导致患者日常生活、社会交往和工作能力的明显减退，甚至丧失。

四、认知障碍防治的病理生理基础

（一）病因学治疗

应及早治疗引起认知障碍的原发性疾病。针对认知障碍的发生原因，分别应用神经细胞保护剂如脑循环改善剂、能量代谢激活剂、神经递质和神经生长因子保护剂等。Ca^{2+}拮抗剂、谷氨酸盐受体拮抗剂、抗氧化剂、非甾体抗炎药等对不同疾病引起的认知障碍均有治疗作用。

（二）对症治疗

对有明显神经精神症状，如抑郁、焦虑、睡眠障碍的患者可根据病情进行对症治疗，给予安定或安眠药。要及时纠正水、电解质代谢紊乱，保证脑代谢适宜的环境。纠正缺氧以增加细胞内线粒体的生物氧化，改善脑的能量代谢，预防脑水肿；高压给氧可增加血

液中的 PaO_2，使血管床总体积缩小，从而防止和消退脑水肿。颅内高压者给予脱水剂甘露醇。

（三）调节神经递质

在 PD 患者，由于多巴胺能神经元受损，体内合成多巴胺能力降低，因此可应用药物补充多巴胺前体 L-多巴胺；也可应用基因疗法植入促进多巴胺合成的酶基因，以促进纹状体内多巴胺的生成；或植入神经营养因子基因，以阻止多巴胺能神经元死亡，使受损的黑质纹状体系统的再生和功能恢复。此外，在 AD 患者，由于胆碱能神经元退化，因此，利用胆碱酯酶抑制剂阻断神经细胞突触间隙乙酰胆碱的降解，以提高神经系统乙酰胆碱的含量，是目前临床用于 AD 治疗的有效策略。

（四）手术治疗

手术治疗主要用于 PD 患者的治疗，有苍白球切除术、丘脑切除术及立体定位埋植脑刺激器和立体定位损毁疗法等。

（五）认知康复训练

对认知功能障碍的患者要积极开展认知康复训练，并要有针对性地制订康复计划。认知康复训练有记忆训练、智力训练和语言训练等。伴有认知障碍的脑血管病患者需要很长时间反复训练、反复学习才能掌握和巩固正常的运动模式，因此他们比认知功能正常患者的肢体运动功能恢复要慢。

第三节 意识障碍

意识（consciousness）指人们对自身状态和客观环境的主观认识能力，是人脑反映客观现实的最高形式。意识包含两方面的内容，即觉醒状态和意识内容。前者指与睡眠呈周期性交替的清醒状态，能对自身和周围环境产生基本的反应，属皮质下中枢的功能；后者包括认知、情感、意志等高级神经活动，能对自身和周围环境做出理性的判断并产生复杂的反应，属大脑皮质的功能。与认知功能主要依赖大脑皮质不同的是，意识的维持涉及大脑皮质及皮质下脑区的结构和功能完整。认知和意识的概念不能截然分开，认知功能的完成需要正常的意识状态，而意识内容中也包括一些认知的成分。

意识障碍（disorder of consciousness）指不能正确认识自身状态和（或）客观环境，不能对环境刺激作出反应的一种病理过程，其病理学基础是大脑皮质、丘脑和脑干网状系统的功能异常。意识障碍包含有觉醒状态和意识内容两方面的异常，常常是急性脑功能不全的主要表现形式。

一、意识维持和意识障碍的脑结构基础

目前认为，大脑皮质、丘脑和脑干网状结构是维持意识状态的主要神经结构。

（一）大脑皮质

大脑皮质由神经元、神经胶质及神经纤维组成，是机体全部功能活动的最高调节器官。清醒的意识主要取决于大脑皮质处于适当的兴奋状态，这种适宜的兴奋性要有脑干网状结构上行激动系统的支持，还取决于大脑皮质本身的代谢状态，尤其是能量代谢状态。造成脑的能量代谢障碍的多种因素，如脑缺血缺氧、生物氧化酶系受损等，均可导致大脑

皮质功能低下而发生意识障碍，重者发生昏迷。

（二）丘脑

丘脑（thalamus）由许多核团组成，根据核团功能可分为特异性丘脑核和非特异性丘脑核。特异性丘脑核组成丘脑特异性投射系统，向大脑皮质传递特异性感觉信息；非特异性丘脑核接受脑干网状结构上行纤维并向大脑皮质部位投射，终止于大脑皮质各叶和各层，构成非特异性投射系统，参与维持大脑皮质觉醒状态。动物实验证明，此系统被破坏时，动物可长期处于昏睡状态。

（三）脑干网状结构

脑干网状结构是指脑干中轴两旁的广泛区域，由交织成网状的神经纤维和穿插其间的神经细胞组成，是维持觉醒，保持大脑皮质兴奋状态的结构基础。网状激活系统包括上行网状激动系统（ascending reticular activating system，ARAS）和上行网状抑制系统（ascending reticular inhibiting system，ARIS）两部分。ARAS 的投射纤维终止于大脑皮质广泛区域的各层细胞，其主要作用是维持大脑皮质的兴奋性，以维持觉醒状态和产生意识活动。由于 ARAS 在网状结构中多次更换神经元，通过的突触及牵涉的神经递质非常多，极易受到致病因素的影响而导致意识障碍。ARIS 神经元发出的上行纤维也向大脑皮质投射，其主要功能是抑制大脑皮质的兴奋性，两者之间的动态平衡保证大脑清醒与睡眠周期性交替的觉醒状态。可见，意识的维持是脑干网状结构–丘脑–大脑皮质之间的功能活动相互联系的结果。网状结构主要与觉醒状态相关，丘脑向大脑皮质传递感觉信息，而大脑皮质与意识内容相关，是完整意识的高级中枢。其中任何部位出现异常，均可导致意识障碍。动物实验证实：横行切断中脑后，动物的外表行为和脑电活动均与深睡时相同；去大脑皮质后的动物，知觉大部丧失；破坏动物的中脑网状结构，虽大脑皮质仍完整，但知觉完全丧失；大脑皮质和网状结构广泛损伤的动物，各种反应完全丧失；临床也发现，脑桥首端至中脑尾端部分的损伤可引起昏迷，中脑首端和间脑后部的损伤常引起深昏迷，大脑皮质广泛性损伤也可引起昏迷。

二、意识障碍的原因及发生机制

意识障碍的原因多种多样，其发生机制极其复杂。一般来说，各种脑器质性病变、躯体疾病引起的脑中毒、各种精神疾病或病理过程均可通过各自不同的机制破坏脑干网状结构–丘脑–大脑皮质对意识的正常调节功能，引起意识障碍，概括起来大致可分为以下几类：

（一）急性脑损伤

急性脑损伤常见于颅内弥漫性感染（如脑炎、脑膜炎、脑型疟疾等），广泛性脑外伤（如脑震荡和脑挫裂伤），蛛网膜下腔出血，高血压脑病等。这些病因可引起大脑弥漫性炎症、水肿、坏死、血管扩张等反应，导致急性颅内压升高，后者一方面压迫脑血管使脑供血减少；另一方面还可使间脑、脑干受压下移，使脑干网状结构被挤压于小脑幕切迹与颅底所围成的狭窄孔中，从而导致上行网状激活系统功能受损，出现意识障碍。

（二）急性脑中毒

1. 内源性毒素损伤　体内代谢性毒素，如肝性脑病、尿毒症性脑病、肺性脑病、心源性昏迷、水与电解质代谢及酸碱平衡紊乱产生的大量代谢性毒素；或感染性毒素，如急性肺部感染、流行性出血热、疟疾、伤寒、中毒性痢疾产生的大量感染性毒素等，均可通过下列途径，导致意识障碍。

（1）神经递质异常：γ- 氨基丁酸（GABA）是最重要的抑制性神经递质，在正常意识的维持中发挥重要作用，GABA 含量异常增高或降低均可引起意识障碍。例如，在肝性脑病时，由于肝不能清除来自肠道的 GABA，血中 GABA 透过血脑屏障进中枢神经系统，使脑中 GABA 含量增高，加上高血氨还可直接增强 γ- 氨基丁酸能神经传导，从而使神经元呈超极化抑制状态。在严重代谢性酸中毒时，谷氨酸脱羧酶活性升高，GABA 生成增多，GABA 对中枢神经系统的抑制作用增强，患者表现为抑制或昏迷；在严重代谢性碱中毒时，血液 pH 升高，谷氨酸脱羧酶活性降低，GABA 生成减少，GABA 对中枢神经系统的抑制作用减弱，患者出现兴奋症状。5- 羟色胺（5-HT）也是中枢神经上行投射神经元的抑制递质，肝性脑病时脑内外 5-HT 异常升高，还可作为假性递质被儿茶酚胺能神经元摄取并取代去甲肾上腺素，使神经传导受阻。在急性缺血、缺氧性脑病，神经递质谷氨酸的耗竭，丙酮酸合成乙酰胆碱减少在意识障碍中也可能发挥作用。

（2）能量代谢异常：脑急性能量代谢异常引起意识障碍，最常见的有低血糖性脑病和急性缺血、缺氧性脑病。低血糖性脑病多发生在使用胰岛素的糖尿病或胰岛细胞瘤的患者。其发生机制主要是低血糖引起脑组织中高能磷酸酯，如三磷酸腺苷（ATP）和磷酸肌酸（PCr）含量急剧下降，使脑组织能量缺乏。研究证明，中度低血糖早期脑干网状结构的 ATP 水平下降约 30%，PCr 水平下降约 55%，此时患者出现嗜睡、注意力丧失、意识模糊、错乱、癫痫大发作，并随血糖不断降低而进入昏迷状态。急性缺血、缺氧性脑病常见于心脏停搏和急性呼吸衰竭（肺性脑病）等，由于急性全脑血液灌流或供氧障碍，患者可在数分钟立即出现意识丧失。在急性缺血、缺氧性脑病发病过程中，能量不足、酸中毒（包括乳酸酸中毒和高碳酸血症）、Ca^{2+} 失衡、自由基、兴奋性氨基酸毒性作用和神经递质异常等相关因素是引起缺血、缺氧性细胞损伤的相关环节。

（3）神经细胞膜损伤：在缺氧性酸中毒时，脑脊液的 pH 变化比血液更加明显。当脑脊液 pH 低于 7.25 时（正常为 7.33～7.40），脑电波变慢，pH 低于 6.8 时脑电活动完全停止，可能与酸中毒导致神经细胞膜损伤有关。在肝性脑病时，升高的血氨除干扰神经细胞能量和递质代谢以外，还影响神经细胞膜钠钾 ATP 酶活性，或与 K^+ 竞争进入细胞内，影响细胞内外 K^+ 的分布，进而影响膜电位、兴奋及传导等功能。在尿毒症性脑病，尿毒症毒素蓄积，使神经细胞膜钠钾 ATP 酶活性降低，能量代谢障碍，脑细胞膜通透性增加，脑细胞内 Na^+ 含量增高，导致脑水肿而出现严重意识障碍。

2. 外源性毒素损伤　许多神经系统类药物是通过选择性作用于某一类型突触而影响神经功能的，因而在神经冲动传递过程中，最易受药物、毒物影响的部位是突触。由于网状结构的多突触传递特性，使网状结构成为特别易受药物、毒物影响的位点，大脑皮质的广泛突触结构也是药物和毒物攻击的重要部位。例如，苯二氮卓类（地西泮、氯西泮等）通过增强 γ- 氨基丁酸能神经的效应产生突触抑制，大脑皮质、边缘系统、脑干都含有丰富的 GABA 受体，苯二氮卓类作用于边缘系统主要产生抗焦虑作用，但大剂量可引起意识模糊、昏睡。巴比妥类药物主要抑制多突触传递，从而产生镇静、催眠、麻醉作用。有机磷农药通过对胆碱酯酶的抑制和破坏，阻断胆碱能神经突触的传递，最终亦可导致意识障碍。

（三）颅内占位性病变和破坏性损伤

颅内占位性病变常见于外伤性颅内血肿、脑肿瘤、颅内局灶感染（如脑脓肿、硬膜外脓肿）和肉芽肿（如血吸虫、隐球菌、结核）等。颅内占位性病变导致意识障碍主要是脑受压，特别是脑干网状结构受压引起。由于中脑上段（网状结构的主要通路部位）位于小脑幕与颅底围成的天幕孔狭窄处，因此，各种颅内占位性病变，包括弥漫性的脑损害，常常都因引起颅内压升高，使脑干移位、受压，形成小脑幕裂孔疝，压迫网状上行激活系统，引起昏迷。颅内破坏性损伤多指脑梗死、脑出血等。当破坏性损伤直接伤及脑干网状结构或引起大脑皮质广泛性梗死时可直接造成意识障碍或昏迷，当损伤位于脑桥－中脑的网状结构上行激动系统时，即使损伤小而局限，也可导致深度的昏迷，如脑桥的出血或小梗死灶。

（四）其他

癔症、精神分裂症等精神性疾病可通过影响脑干网状结构和大脑皮质的代谢功能，导致不同程度的意识障碍。

三、意识障碍的主要表现

由于意识包含觉醒状态和意识内容两种内涵，因此，意识障碍的临床表现可以有以觉醒状态异常为主的表现，亦可以有以意识内容异常为主的表现，或二者兼而有之。由于意识障碍的轻重程度不同，其临床表现形式也多种多样，有以下几类。

1. 嗜睡　嗜睡为意识清晰度轻度下降，眼睑半闭，注意力涣散，卧床即能入睡，但易被唤醒；能简单回答问题、反应迟钝而且往往有错误；能完成简单的指令动作。

2. 意识模糊　意识模糊（clouding of consciousness）是较轻度的意识障碍，患者对自己和周围环境漠不关心，回答问题迟缓，但仍合理，语言简单或前后不连贯，定向力差，似朦胧状态，可有错觉或幻觉。

3. 谵妄　谵妄（delirium）是一种以意识内容异常为主的急性精神错乱状态，常有睡眠－觉醒周期紊乱及错觉、幻觉、定向力障碍、兴奋性增高（如躁狂、攻击性行为）为主的精神运动性改变。

4. 精神错乱　觉醒状态和意识内容两种成分均出现异常，患者处于一种似睡非睡的状态，常有睡眠、觉醒周期颠倒。

5. 昏睡　觉醒状态、意识内容均降至最低水平，强烈疼痛刺激可使患者出现睁眼、眼球活动等反应，但很快又陷入昏睡状态，患者几无随意运动，但腱反射尚存。

6. 昏迷　昏迷（coma）指觉醒状态、意识内容、随意运动持续至少 6 h 完全丧失的极严重意识障碍，昏迷时患者出现病理反射，强烈的疼痛刺激偶可引出简单的防御性肢体运动，但不能使之觉醒。深度昏迷的患者对身体内外环境的一切刺激均无反应。

由于意识内容与认知密切相关，所以，意识障碍的不同表现形式均可伴有认知的异常。在一些特殊的医学状态下，可出现意识内容和觉醒状态分离的现象，如大脑皮质广泛损伤后的植物状态（vegetative state），患者可有自主睁眼、眼球无目的活动等反应，显示出患者觉醒机制仍保存，但无任何认知、情感和有意义的反应，无完整的意识内容成分，有人将其称为"醒状昏迷"，此时脑干植物功能尚处于完整状态。

四、意识障碍对机体的影响

意识障碍，特别是意识丧失的患者通常会降低或失去机体的各种自我防御保护机制和对外界环境变化的适应能力，极易受伤害；导致意识障碍的病因在损害脑干网状结构和大脑皮质的同时，常常也会累及各种生命中枢，导致各个系统功能障碍，直接威胁患者的生命。

（一）呼吸功能变化

呼吸功能障碍是出现较早且最常见的变化，主要表现为：

1. 呼吸中枢受损　颅内占位性病变、脑水肿、脑出血及其他弥漫性的脑损害常常导致颅内压升高，压迫脑干、延髓。脑干受压常引起呼吸节律和深度的改变，呼吸变浅、变慢，通气不足，导致缺氧和 CO_2 潴留，PaO_2 下降，$PaCO_2$ 升高；也有患者早期因呼吸中枢受刺激而兴奋性升高，出现通气过度而使 $PaCO_2$ 下降。若延髓受压，导致呼吸节律失常，出现深大呼吸，甚至呼吸停止。

2. 肺部感染　意识障碍患者多种神经活动均减弱。吞咽反射减弱常使异物呛入气道，咳嗽反射减弱使气道的清除能力下降，有利于细菌的繁殖生长；昏迷患者因接受气管插管、气管切开等治疗，以及吸痰管、吸氧管等各种气道侵入式医疗、护理操作，常常合并肺部感染。严重的肺部感染常导致呼吸衰竭而死亡。

（二）循环功能变化

在意识障碍的发生发展过程中，许多由原发病因引起的继发性变化，如：脑血肿造成的颅内压升高，自由基、缺氧、血管活性因子、代谢紊乱等引起的脑水肿，均可导致脑血液灌流减少；延髓受压和缺血使心血管中枢受损，导致心功能不全和血压下降，同时意识障碍患者对血压的自稳调节能力降低而加重脑缺血；血管活性因子失常导致脑血管痉挛。诸多因素相继或同时作用于循环系统，使脑血流量减少，而脑的供血不足又进一步加重脑损伤。

（三）消化功能变化

下丘脑和脑干受压影响胃肠功能，多种消化酶分泌减少，胃肠蠕动减慢使消化功能降低。早期，由于神经 – 体液机制失调可出现应激性溃疡。意识丧失的患者，因不能主动进食，机体活动必需的营养物质不足，常在短期内出现营养缺乏。

（四）水、电解质代谢和酸碱平衡紊乱

意识障碍和昏迷患者失去了对自身需求的主观感觉和主动调节能力，如：对与机体物质和营养代谢相关的饥饿感、口渴感的主动调节能力下降，使患者发生水、电解质代谢和酸碱平衡紊乱。又可因治疗需要给昏迷患者使用脱水剂、利尿剂等，进一步加重内环境紊乱。中枢的损害也常常会波及一些与内环境稳定相关的调节中枢，如渗透压调节中枢、口渴中枢等，使患者对内环境稳定的自我调控能力明显下降。

（五）其他

意识障碍和昏迷患者常常波及位于下丘脑的体温调节中枢，导致体温调节障碍，患者体温易受环境影响而改变，出现体温过高或过低。免疫机制障碍易诱发感染，如皮肤破损继发感染出现溃疡、压疮等。由于昏迷患者不能主动进食，加上原发病引起的分解代谢增强，患者基本上处于负氮平衡。脑的病变或毒物蓄积、代谢紊乱等因素可引起抽搐，持续的抽搐又可加重神经细胞的损害，进一步加重意识障碍。

五、意识障碍防治的病理生理基础

意识障碍特别是重度意识障碍时，中枢神经系统对全身各系统、器官功能的调控能力严重受损，是临床上的危重病症，诊治及时与否对此类患者的预后非常重要。重度意识障碍的防治不但应有针对原发病的病因治疗，同时应非常注重防治生命功能衰竭的实时监测和紧急应对措施及保护脑功能、防止中枢神经系统进一步受损的防治措施。

（一）紧急抢救措施

应保持患者呼吸道的通畅，维持呼吸和循环功能，防止患者出现呼吸和循环衰竭。呼吸功能障碍是重度意识障碍患者最常见的损害。各种颅内病变、弥漫性脑损害常常导致颅内压升高，压迫脑干引起昏迷的同时，还可压迫脑桥和延髓的呼吸中枢，引起呼吸节律和深度的改变，通常引起通气不足，导致缺氧和 CO_2 潴留，甚至呼吸停止。此外，意识障碍容易引起肺部感染。严重的肺部感染不但可导致呼吸功能障碍，其引起的高热、毒素的吸收等又将进一步加重意识障碍。对于局灶性脑干功能异常的意识障碍患者，临床上必须争分夺秒地抢救。

（二）尽快明确诊断并对因治疗

及早针对病因治疗是减轻脑损伤、挽救患者生命的根本措施。如颅内出血、脑梗死患者，要及时给予内外科治疗；毒物和药物中毒患者，要及时洗胃、给予相应的拮抗药物等。通常情况下，结构损害引起的意识障碍较难恢复；而代谢紊乱和中毒引起的意识障碍，在及时纠正后，意识障碍较易恢复。

（三）实时监测生命指征和意识状态

由于重度意识障碍患者的生命指征和意识状态随时都有可能出现变化，故必须实时监测患者的呼吸、血压、脉搏、瞳孔和体温等生命指征。意识状态的细致观察对于评估中枢神经系统的损伤程度、预后和治疗都有重要意义。

（四）脑保护措施

在意识障碍和昏迷的发展过程中除原发病对脑组织的损害外，还有许多继发性改变会进一步损伤脑组织。因此，避免脑进一步受损的保护措施在昏迷的治疗中占有非常重要的地位，如改善脑代谢和脑血流，控制抽搐以及应用神经细胞保护剂等。

本 章 小 结

大脑具有复杂的结构和功能。脑外伤、感染、中毒、心血管疾病、脑肿瘤等都可以引起脑功能不全，脑功能不全最主要的表现是认知或意识的异常。认知障碍指与学习记忆及思维判断有关的大脑高级智能加工过程出现异常，从而引起严重的学习、记忆障碍，同时伴有失语、失用、失认或失行等改变的病理过程。任何直接或间接导致大脑皮质结构和功能损伤的因素均可引起认知障碍，包括脑外伤、脑老化、神经调节分子及其受体异常、蛋白质代谢异常、脑组织中蛋白质异常聚集、缺血缺氧性损伤、炎性因子失衡、慢性全身性疾病以及精神和心理异常等。意识障碍指不能正确认识自身状态和（或）客观环境，不能对环境刺激做出反应的一种病理过程。意识障碍的病因多种多样，其发生机制也极其复杂，主要由急性脑损伤、急性脑中毒、颅内占位性病变和破坏性损伤所致。意识障碍还可引起呼吸功能障碍，循环功能障碍，消化功能障碍，水、电解质代谢和酸碱平衡紊乱等病理过程，甚至危及生命。

复习思考题

1. 脑组织中蛋白质异常聚集的机制是什么？
2. 缺血缺氧性脑损伤引起认知障碍的主要机制有哪些？
3. 认知障碍主要有哪些表现形式？
4. 试述内源性毒素损伤引起意识障碍的主要机制。
5. 意识障碍主要有哪些表现形式？
6. 意识障碍对机体会产生哪些危害？

（金可可）

数字课程学习

⬇ 教学 PPT　▶ 微视频　✎ 自测题

第十八章
多器官功能障碍综合征

学习目标

掌握多器官功能障碍综合征的概念；多器官功能障碍综合征的病因、分型和发病机制；熟悉多器官功能障碍综合征时机体主要的功能代谢变化；了解多器官功能障碍综合征防治的病理生理基础。

核心概念

多器官功能障碍综合征　全身炎症反应综合征　代偿性抗炎反应综合征　混合性拮抗反应综合征　细菌移位　免疫麻痹

引言

多器官功能障碍综合征（multiple organ dysfunction syndrome，MODS）是指机体遭受严重感染、创伤、烧伤、休克或大手术等严重损伤或危重疾病后，短时间内同时或相继出现两个或两个以上器官功能损害的临床综合征。MODS包括器官损害由轻到重的过程，轻者发生器官的生理功能异常，重者达到器官、系统衰竭的程度，称为多器官功能衰竭（multiple organ failure，MOF）或多系统器官功能衰竭（multiple system organ failure，MSOF）。

MOF在高危人群中的发生率为6%~7%，发病急，进展快，病死率高（占30%~90%）。呼吸衰竭和肾衰竭对病死率的影响较大。死亡率随衰竭器官的数量增加而增高。MOF是监护病房、外科和创伤患者死亡的重要原因，占外科ICU死亡病例的50%~80%，其治疗需消耗大量的人力和财力。

第一节　病因和分型

一、病因

引起多器官功能障碍综合征的病因很多，主要包括感染性和非感染性因素，其中严重感染或感染性休克是导致MODS的最常见原因。

（一）感染性因素

70% 左右的 MODS 由感染引起。其中，严重的全身性感染引起的脓毒症（sepsis）是引起 MODS 及患者致死的主要原因。

临床上，老年患者中以肺部感染作为 MODS 的原发病因者最为多见，而青壮年患者在腹腔脓肿或肺部侵袭性感染后，MODS 的发病率增高，感染的原发灶约 50% 在肺内，40% 在腹腔。此外，各种原因导致的肠系膜缺血、肠黏膜屏障功能下降或菌群失调时，肠道内细菌直接侵入血液循环或肠道细菌毒素被吸收入血，引起肠道细菌移位（bacterial translocation）或非菌血症性临床脓毒症（non-bacteremic clinical sepsis）；烧伤或创伤患者的创面感染，这些情况均能促进 MODS 的发生。

（二）非感染性因素

1. 严重创伤、烧伤和大手术　严重创伤、大面积烧伤、多发性骨折和大手术后，由于组织损伤、坏死、失血、失液等，无论有无感染均可发生 MODS。其中，肺、肾、肝、消化道、心和神经系统等脏器容易受累。

2. 休克和休克后复苏　低血容量性休克引起组织器官的微循环血液灌流不足，或休克晚期微循环中形成大量微血栓，导致或加重组织缺血、缺氧，引起各器官功能损害。临床上，有些休克患者进行心肺复苏后，易发生 MODS，主要与缺血再灌注损伤有关。

3. 大量输血、输液及药物使用不当　创伤后早期给予患者输注大量库存血是创伤后引起 MODS 的独立危险因素。储存时间较长的库存血中含有复杂的生物活性物质包括炎性介质，因此，大量输血可引起高炎症反应，直接导致 MODS 的发生。过量输液可增加心脏容量负荷，引起急性左心功能不全和肺水肿；同时大量输液还可引起血液稀释，使患者凝血功能紊乱，易引起出血倾向。不恰当使用抗生素，可引起肝、肾功能损害。

4. 免疫功能低下　自身免疫性疾病、免疫缺陷性疾病、持续应激、肿瘤患者接受放疗或化疗等均可导致机体免疫功能低下，易继发严重感染。老年人器官的代偿能力及免疫功能低下也是发生 MODS 的重要危险因素。此外，大剂量使用激素可引起免疫抑制、消化道出血及继发感染等副作用。

5. 其他　医疗诊治中的操作不当或判断失误也是引起 MODS 的一大原因，如内镜检查导致的穿孔、高浓度吸氧导致的肺泡表面活性物质的破坏和肺血管内皮细胞损伤、呼吸机使用不当造成的心肺功能障碍等。此外，急性化学性中毒患者，因吸入大量的毒气引起急性呼吸窘迫综合征，如同时出现其他器官的损伤，可导致 MODS 的发生。

二、分型

1. 单相速发型（rapid single-phase）　由损伤因子直接引起，原无器官功能障碍的患者同时或相继在短时间内出现两个或两个以上器官的功能障碍，临床上多见于严重创伤、失血、休克后迅速发生，或在休克复苏后 12～36 h 内发生的 MODS。此型病情进展较快，病变进程只有一个时相，器官功能损伤只有一个高峰，故又称原发型或一次打击型。

2. 双相迟发型（delayed two-phase）　由原发性损伤因素引起的器官功能的轻度障碍经治疗后 1～2 天内缓解，但 3～5 天后又发生全身性感染，病情急剧恶化，导致多器官功能障碍。此型 MODS 在病变进程中出现两个时相，器官功能损伤出现两个高峰，故又称继发型或二次打击型。

第二节 发病机制

MODS 的发病机制十分复杂，至今尚未完全阐明。目前认为，全身炎症反应失控是其最主要的发病机制。此外，肠道细菌移位或肠源性内毒素血症、缺血和缺血再灌注损伤也在 MODS 的发生中起着重要作用。

一、全身炎症反应失控

当机体受到严重打击时，局部组织细胞释放炎症介质增多，诱导炎症细胞激活并向损伤部位聚集，出现局部炎症反应，有利于清除病原微生物和组织修复。但是，当炎症细胞大量激活以及炎症介质过量释放进入血液循环，可导致一种难以控制的全身瀑布式炎症反应，造成自身组织细胞的严重损伤和器官功能障碍。

（一）全身炎症反应综合征（systemic inflammatory response syndrome，SIRS）

SIRS 是指严重的感染或非感染因素作用于机体，刺激炎症细胞的活化，导致各种炎症介质的大量产生而引起一种难以控制的全身性瀑布式炎症反应。1991 年，美国胸科医师学会（American College of Chest Physicians，ACCP）/ 美国重症医学会（Society of Critical Care Medicine，SCCM）在芝加哥会议上制定了 SIRS 的诊断标准，提出具备以下 2 项或 2 项以上指标，即可诊断为 SIRS：体温 $> 38\,℃$ 或 $< 36\,℃$；心率 > 90 次 /min；呼吸频率 > 20 次 /min 或动脉二氧化碳分压（$PaCO_2$）< 32 mmHg；外周血白细胞计数 $> 12.0 \times 10^9/L$ 或 $< 4.0 \times 10^9/L$，或未成熟粒细胞 $> 10\%$。

1. 炎症细胞活化　炎症细胞在受到各种损伤性刺激后，会发生变形、黏附、趋化、迁移、脱颗粒及释放等反应，称为炎症细胞活化。炎症细胞活化，对于增强机体防御能力、清除病原体等具有积极意义。但炎症细胞如果过度活化，可大量浸润至组织，释放自由基、溶酶体酶和炎症介质，可引起原发组织，甚至远隔组织细胞的损伤，从而促进 MODS 的发生和发展。

2. 炎症介质表达增多　炎症介质是指在炎症过程中由炎症细胞释放或从体液中产生，参与或引起炎症反应的化学物质的总称。SIRS 时，炎症细胞活化，释放炎症介质，后者又进一步激活炎症细胞，两者互为因果，引起炎症介质的释放不断增加，形成炎症的"瀑布效应"。SIRS 时表达增加的炎症介质的作用及来源详见表 18-1。

表 18-1　主要促炎介质的作用及来源

促炎介质	主要作用	来源
TNF-α	活化内皮细胞、粒细胞和巨噬细胞；发热	巨噬细胞、淋巴细胞
IL-1	活化内皮及巨噬细胞；发热	巨噬细胞、中性粒细胞和内皮细胞
IL-2	活化 T 淋巴细胞及巨噬细胞	淋巴细胞
IL-6	活化内皮细胞及巨噬细胞	巨噬细胞
IL-8	趋化粒细胞、释放整合素（CD11/CD18）	巨噬细胞
IL-5	促 B 细胞分化和嗜酸性粒细胞生成	Th2 细胞、肥大细胞
IL-12	激活 NK 细胞、诱导 Th1 细胞分化	树突状细胞、巨噬细胞、B 淋巴细胞

续表

促炎介质	主要作用	来源
IL-17	诱导多种细胞产生炎症细胞因子、趋化因子和集落刺激因子	Th17 细胞
IFN	活化巨噬细胞、抗病原微生物	巨噬细胞、淋巴细胞
HMGB1	激活巨噬细胞释放促炎因子、刺激内皮细胞表达黏附分子等	巨噬细胞、坏死细胞
LTB$_4$	趋化粒细胞	中性粒细胞
PAF	活化血小板、粒细胞、巨噬细胞和内皮细胞	白细胞、血小板、巨噬细胞和内皮细胞
ROS	损伤血管内皮细胞、杀伤病原微生物	内皮细胞、粒细胞、巨噬细胞
血浆源介质	促进凝血、纤溶、激肽、补体活化	FXII 活化血浆前体物质
溶酶体酶	损伤弹性纤维、胶原纤维	粒细胞、巨噬细胞、组织细胞

（1）细胞因子：是指由多种细胞分泌的，能调节细胞生长、分化，调节免疫功能，参与炎症发生和创伤愈合等生物学作用的小分子多肽的统称。与炎症有关的细胞因子主要包括 TNF-α、IL-1、IL-2、IL-6、IL-8、IL-5、IL-12、IL-17、IFN、集落刺激因子、趋化因子和高迁移率族蛋白（high mobility group box 1 protein，HMGB1）等。这些炎症因子具有广泛的生物学作用：①启动瀑布式炎症反应；②参与创伤后的高代谢反应，引起发热、蛋白消耗、机体氧耗量增加；③损伤组织细胞。

（2）脂类炎症介质：细胞膜结构破坏后，膜磷脂可降解生成脂类炎症介质，主要包括二十烷类炎症介质和血小板活化因子（platelet activating factor，PAF）。

1）二十烷类炎症介质：膜磷脂降解产生花生四烯酸（arachidonic acid，AA）。①花生四烯酸经环加氧酶作用，产生前列腺素类（prostaglandins，PGs）和血栓烷类（thromboxanes，TXs）代谢产物，其中重要的有 PGE$_2$、PGI$_2$ 和 TXA$_2$。TXA$_2$ 可促进血小板聚集及血管收缩，参与 ARDS 时肺微循环内的血栓形成、肺动脉高压及通气/血流比例失调的发生。PGE$_2$ 和 PGI$_2$ 可使小血管扩张，血管壁通透性增加，抑制中性粒细胞趋化和免疫应答的功能，导致 SIRS 时的炎性渗出和脓毒性休克时的低血压，同时还可抑制血小板聚集。因此，PGE$_2$ 和 PGI$_2$ 是重要的抗炎介质。②花生四烯酸可产生白三烯类（leukotrienes，LTs）代谢产物，包括 LTB$_4$、LTC$_4$ 和 LTD$_4$ 等。其中，LTB$_4$ 的主要作用是趋化粒细胞，LTC$_4$ 和 LTD$_4$ 的主要作用是使支气管平滑肌收缩。

2）PAF：不仅能活化血小板促进血栓形成，而且可启动炎症反应，激活中性粒细胞和巨噬细胞，使之分泌细胞因子和脱颗粒；并活化血管内皮细胞，促进黏附分子的表达及与白细胞之间的黏附，损伤血管壁，增加其通透性。小剂量的 PAF 可使炎症细胞对炎症介质的敏感性升高，大剂量时可引起低血压和急性肺损伤。

（3）黏附分子：主要包括整合素、选择素和免疫球蛋白等三个家族。在炎症介质刺激作用下，黏附分子介导中性粒细胞和血管内皮细胞的黏附反应。SIRS 时，内皮细胞在 TNF-α、IL-1 等细胞因子作用下，ICAM-1 表达和 E-选择素表达增加。黏附且激活的白细胞可释放氧自由基和溶酶体酶，导致内皮细胞和其他组织细胞的损伤。

（4）血浆源性炎症介质：是指在致炎因素作用下，血浆中没有活性的某些蛋白质（如补体、激肽、凝血和纤溶因子等）发生裂解而生成的一类具有活性的肽类物质。它们可作用于全身各个组织、器官，引起功能紊乱。如补体成分 C3a、C5a 可作为趋化因子吸引中性粒细胞到达炎症部位，促进呼吸爆发，释放氧自由基，引起细胞损伤，或刺激嗜碱性粒细胞和肥大细胞释放组胺，增加血管壁通透性，促进微循环功能障碍。血浆激肽系统激活过程中产生的缓激肽可扩张微血管，增加微血管壁通透性，并且具有致痛作用。由于组织的广泛性损伤和血管内皮的功能障碍，凝血酶活化裂解纤维蛋白原，产生纤维蛋白肽 A 和肽 B，后者可增加微血管壁通透性，并促进白细胞趋化。纤溶酶活化后可降解纤维蛋白（原）生成纤维蛋白降解产物（FDP），可激活白细胞，并促进组胺和激肽的致炎作用。在 SIRS 的发展过程中，补体、激肽、凝血和纤溶四个系统相互作用，产生放大效应，不断加重组织细胞和器官功能障碍。

（5）氧自由基与一氧化氮：SIRS 时，白细胞的激活可产生大量氧自由基。氧自由基可以攻击细胞的所有成分，导致细胞膜损伤、酶失活、染色体基因突变等。此外，自由基还可作为信号分子诱导多种炎性细胞的信号转导活化，上调与炎症反应有关的多种基因表达，从而放大炎症效应。但并不是所有的自由基都是有害的，如内皮细胞产生的一氧化氮，能够稳定溶酶体膜，抵抗自由基的损伤；减少白细胞和血小板的黏附，减少血管损伤；还可以扩张血管，增加缺血器官的灌流量。

（6）蛋白酶：SIRS 时，蛋白酶活性增高。中性粒细胞过度激活、脱颗粒，引起弹性蛋白酶释放增加，直接损伤邻近或远隔的组织细胞或血管内皮细胞，导致毛细血管壁的通透性增加和组织器官的结构功能破坏。此外，细胞因子产生过度，可刺激成纤维细胞或成骨细胞活化，产生胶原酶增加，促进细胞外基质中的胶原蛋白分解，基质结构破坏，有利于感染的扩散。

总之，炎症是机体固有的防御反应，适量的促炎因子有助于杀灭细菌、清除坏死组织、增强免疫活性和修复创伤等，维持内环境稳定。而过度的炎症反应，则对组织器官产生广泛而严重的损害。

（二）促炎与抗炎反应的平衡失调

SIRS 时，活化的炎症细胞既能产生促炎介质，也能产生抗炎介质。在促炎介质释放的过程中，机体通过代偿机制，可同时产生各种内源性抗炎介质（anti-inflammatory mediator），拮抗炎症反应，有助于控制炎症。抗炎介质是一类具有抑制炎症介质释放、对抗促炎介质功能及控制炎症反应的免疫调节分子，主要包括 IL-4、IL-10、IL-11、IL-13、PGE_2、PGI_2、IL-1 受体拮抗剂、可溶性 TNF-α 受体、转化生长因子 β（TGF-β）和糖皮质激素等，具体详见表 18-2。

表 18-2 主要抗炎介质的作用及来源

抗炎介质	主要作用	来源
IL-4	抑制巨噬细胞产生细胞因子	T 细胞、肥大与嗜碱性粒细胞
IL-10	抑制巨噬细胞、中性粒细胞产生细胞因子及 PGE_2 等	Th2 细胞
IL-13	抑制巨噬细胞产生细胞因子	活化的 T 细胞
PGE_2	刺激 IL-10、拮抗 TXA_2	内皮细胞、巨噬细胞
sTNFαR	与膜 TNFR 竞争 TNF，干扰 TNF 活性	巨噬细胞
IL-1ra	与 IL-R 结合，抑制 IL-1 活性	巨噬细胞

续表

抗炎介质	主要作用	来源
TGF-β	抑制单核/巨噬细胞、淋巴细胞的多种功能	淋巴细胞、单核细胞
NO	扩张毛细血管，抑制 IL-6、IL-1、IL-8 的释放	内皮细胞、巨噬细胞
糖皮质激素	抑制炎症介质的释放	肾上腺皮质分泌

注：sTNFαR：可溶性 TNF-α 受体；IL-1ra：IL-1 受体拮抗剂。

随着炎症反应逐渐发展加重，机体的抗炎反应也随之加强，维持促炎与抗炎反应间的动态平衡。适度产生的抗炎介质可避免炎症反应的过度发展，但抗炎介质的过度表达、释放入血，则可引起代偿性抗炎反应综合征（compensatory anti-inflammatory response syndrome，CARS），进而导致免疫系统功能的广泛抑制，促进感染的扩散或增加对感染的易感性，患者往往由于严重、持续的感染而死亡。然而，在一些严重烧伤、创伤和出血的患者中，免疫功能低下也可出现在炎症反应的早期，甚至主导整个炎症反应过程而缺乏明确或强烈的促炎反应，这种因抗炎介质产生过多或促炎与抗炎失衡引起的免疫抑制现象称为免疫麻痹（immune paralysis）。

在 MODS 的发生发展中，体内的促炎反应和抗炎反应作为矛盾对立的双方，贯穿于疾病发生的始终，两者如果取得平衡，并得到控制，可维持内环境的相对稳定，病情可能好转。如果该平衡被打破，当促炎效应大于抗炎反应，则表现为 SIRS 或免疫亢进；如若抗炎反应大于促炎效应，则表现为 CARS 或免疫抑制。当 SIRS 和 CARS 同时存在，并且两者的反应同时增强时，则导致炎症反应与免疫功能更为严重的紊乱，对机体产生更加严重的损伤，这种现象称为混合性拮抗反应综合征（mixed antagonist response syndrome，MARS）。这种状态看似在更高的水平上，促炎和抗炎反应达到了平衡，但并非真正的稳态，而是更容易加速多个组织器官功能的衰竭。因此，SIRS、CARS、MARS 均是引起 MODS 的基础。

二、肠道细菌移位及肠源性内毒素血症

正常情况下，肠黏膜上皮是防止细菌或毒素从胃肠道进入体循环的重要机械防御屏障。在肠黏膜持续缺血或继发浅表溃疡时，可引起肠黏膜上皮的损伤，其天然防御屏障功能减弱，细菌和内毒素进入肠壁组织，通过肠淋巴管和肠系膜淋巴结进入门静脉和体循环，引起全身感染和内毒素血症，这种肠内细菌侵入肠外组织的过程称为细菌移位。正常情况下，进入门静脉系统的少量肠道细菌和内毒素能够被肝中的 Kupffer 细胞清除。因此，肝的 Kupffer 细胞在防止肠源性感染的第二道防线中发挥关键作用。在创伤、休克或大手术等危重病患者中，往往存在肝供血不足、肝细胞和 Kupffer 细胞功能受损，此时清除肠源性毒素或细菌的能力丧失，容易引发全身性感染或内毒素血症，促进 MODS 发生，其发生机制详见图 18-1。

由各种因素导致的肠黏膜长时间缺血缺氧、肝功能及单核巨噬细胞系统的功能障碍、危重病患者长期禁食、机体免疫功能低下，以及大剂量使用抗生素等情况，均可导致肠黏膜屏障防御功能降低，内毒素不能被清除而转移，吸收入血进入体循环，是引起肠源性内毒素血症常见的原因和条件。进入体循环的内毒素一方面可直接激活炎症细胞和内皮细

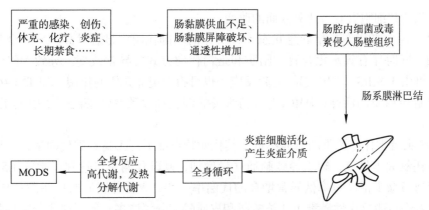

图 18-1 肠源性毒素或细菌引起 MODS 的机制

胞，合成和释放多种炎症介质和蛋白酶类等物质；同时可激活补体系统，促使炎症细胞的进一步激活，释放大量的炎症介质；另一方面，内毒素可直接损伤血管内皮细胞，使凝血与纤溶系统异常激活，引发 DIC。总之，内毒素可引起大量炎症介质的释放、微血栓的形成及微循环功能障碍，加重组织细胞的结构损伤与破坏，促进各个器官功能障碍甚至衰竭，最终导致 MODS 的发生。

三、缺血与缺血再灌注损伤

严重感染可直接损伤各个组织器官的血管内皮细胞（vascular endothelial cell，VEC），不仅使血管壁通透性增加引起组织水肿，而且使 VEC 与白细胞的相互作用增强，引起微循环的血流阻力增加甚至阻塞微血管导致无复流现象；VEC 损伤促使促凝活性增强导致微血栓形成。另一方面，严重损伤因素也可通过神经-内分泌反应使机体处于严重的应激状态，导致交感-肾上腺髓质系统和肾素-血管紧张素系统兴奋，内脏器官的血管收缩。上述因素均可引起微循环的血液灌流量显著减少、组织器官处于持续的缺血缺氧状态，进而导致多个组织器官功能代谢发生严重紊乱和损伤，促进 MODS 发生。MODS 发生时，多种因素之间相互影响、相互促进，共同推进疾病的进程，如过度炎症反应造成的组织损伤可激活凝血过程，而凝血系统的异常激活不仅导致微循环灌注障碍，也可加重炎症反应，活化的凝血酶通过与 VEC 表面的蛋白酶激活受体（proteinase-activated receptor，PAR）结合，促进内皮细胞表达多种黏附分子和炎症细胞因子。

临床上，部分患者当缺血状态改善后，其器官功能障碍仍呈进行性加剧的趋势。再灌注后出现 MODS 的机制尚未完全阐明，可能与自由基产生、钙超载、白细胞与内皮细胞的相互作用等有关。

此外，基因多态性、氨基酸代谢紊乱等因素也在 MODS 的发生发展中发挥作用。

第三节 多器官功能障碍综合征机体主要功能代谢的变化

一、主要功能代谢变化的特点

多器官功能障碍综合征患者的功能代谢变化主要体现在基础代谢率、循环系统动力学、能量代谢和细胞供氧与耗氧方面的改变。

1. 高代谢　高代谢是指静息状态下，机体的基础代谢率显著升高，导致全身耗氧量明显增加，同时伴有碳水化合物、脂肪和蛋白代谢方式的异常改变。导致 MODS 的高代谢状态既可由于 SIRS 病因引起的应激反应，也可由于炎症介质的作用，如 TNF-α 和 IL-1 等具有分解蛋白质的活性；HMGB1 可刺激炎症细胞释放致热性细胞因子引起机体发热，增加耗氧。

MODS 患者常伴有严重的营养不良，其代谢特点如下：①高基础代谢率：表现为耗氧量增加、耗氧大于供氧，缺氧导致肺通气量增加，基础代谢率可达到正常的 1.5 倍以上，而且不能通过减少活动量降低异常增高的代谢率。②三大营养物质的代谢途径异常改变：脓毒症患者中应激反应性激素（儿茶酚胺和皮质醇）分泌增多，使蛋白质分解加强，引起负氮平衡。MODS 早期脂肪利用增加，后期下降。糖原分解和糖异生增强使血糖水平升高。因此，机体主要通过大量分解蛋白质获取能量，临床上 MODS 患者的肌肉组织萎缩、消瘦和恶病质状态，主要是骨骼肌中肌蛋白被大量消耗分解所致。③对外源补充的营养反应差：外源性补充的营养不能有效阻止 MODS 患者自身的高消耗状态。

高代谢状态可造成严重的后果，不仅使患者体内的氧气和能量耗竭，加重供氧和需氧的矛盾，而且蛋白质的过度分解可造成各组织器官的结构损伤和功能障碍，同时支链氨基酸与芳香族氨基酸的比例失调可引起中枢神经系统的功能紊乱。此时，组织细胞的缺氧状态愈加严重，促进系统、器官、组织和细胞不同层次的功能代谢障碍。

2. 高动力循环　循环系统是 MODS 发生时最易受影响的器官之一。大多数患者在病程早中期即表现为"高排低阻型"的高动力循环特点。高排即心输出量增高，是由于机体在严重感染或 SIRS 时做出的代偿性应激反应，但此类患者普遍存在心功能损害，心输出量增高是由于心率增快所致，射血分数仍低于正常。低阻即外周阻力降低，主要与炎性扩血管物质的大量释放、肝功能受损引起的内源性扩血管物质灭活减少等因素相关。外周阻力过低，可导致难治性低血压。随着病程的进展到了后期，患者往往因心功能衰竭转变为"低排低阻型"。

3. 组织细胞缺氧与能量代谢障碍　MODS 发生时，交感 - 肾上腺髓质系统和肾素 - 血管紧张素系统兴奋性增高，引起外周血管广泛性收缩，以及器官微循环低灌流恢复血供后表现的无复流现象，均可导致组织器官的持续性缺血缺氧。长期缺氧、内毒素、自由基等因素将导致组织细胞中的线粒体结构和功能损伤，引起氧利用障碍、ATP 产生减少。同时，患者存在的高代谢和循环系统的功能障碍可造成体内的氧供和需氧的极度不匹配，"氧债"增加，组织细胞处于严重缺氧状态，糖酵解增加，引起乳酸堆积和酸中毒，进一步加重各个器官和组织细胞的功能和代谢紊乱，临床表现为"氧供依赖性氧耗（supply-dependent oxygen consumption）"和"乳酸酸中毒"。

二、主要器官系统的功能障碍

MODS 患者各组织器官功能障碍所出现的临床表现主要是由炎症介质泛滥损伤、组织缺氧和高代谢所致。

1. 肺功能障碍　MODS 患者中急性肺功能障碍的发生率高达 83%～100%。失血性休克早期，由于组织细胞缺血缺氧，刺激呼吸中枢，使呼吸加快、通气过度，患者表现为呼吸性碱中毒。随着休克的进展，可出现以动脉血氧分压进行性下降为特征的急性呼吸衰竭。SIRS 时，也往往最先累及肺，一般在原发病发生后 24 ~ 72 h 内即可出现急性呼吸功能障碍，严重的可发展为急性呼吸窘迫综合征（acute respiratory distress syndrome，ARDS）。肺容易受损的主要原因有：①肺循环接受来自全身各组织的静脉血，以及包含于其中的细菌、内毒素、炎症介质和代谢产物等，这些有害物质将在肺内被吞噬、灭活、转化或潴留；②肺组织内富含巨噬细胞，发生 SIRS 时容易被激活，释放大量的血管活性物质和炎症介质，参与失控性炎症反应；③肺内小血管中，活化的炎症细胞易与血管内皮细胞发生黏附和激活反应，释放活性氧、溶酶体酶、血管活性物质和炎症介质等。

　　临床上，MODS 患者可出现 ARDS 的临床表现，如呼吸窘迫、发绀、进行性呼吸困难和低氧血症，因肺防御功能障碍，易引起呼吸道感染。

　　2. 肝功能障碍　MODS 患者的肝功能障碍发生较早，往往由创伤和全身感染引起。肝受累的主要原因是：①肝含有大量的 Kupffer 细胞，占体内巨噬细胞总量的 85% 左右，是导致炎症介质产生和泛滥的基础；②由致病因素导致的肝血流量显著减少，影响肝实质细胞和 Kupffer 细胞的能量代谢，同时肝组织细胞中的黄嘌呤氧化酶含量丰富，容易发生缺血再灌注损伤；③肝是肠道细菌和毒素入血接触的首个器官，这些有害物质可直接损伤肝细胞或激活 Kupffer 细胞产生大量的炎症介质，造成对肝组织的损害，并损伤肝内的血管内皮细胞，促进微血栓形成。肝是机体重要的代谢及解毒器官，其功能障碍可表现为黄疸、白蛋白和凝血因子合成减少、肝功能指标的异常，甚至出现肝性脑病。

　　3. 肾功能障碍　急性肾功能障碍常发生于 MODS 患者中，发生率仅次于肺和肝。临床表现为少尿或无尿、代谢性酸中毒、高血钾、氮质血症和水中毒。休克早期，肾小管上皮细胞没有缺血性坏死，表现为急性功能性肾衰竭。发生机制是：①有效循环血量减少引起交感神经兴奋、儿茶酚胺增多，使肾小动脉收缩，导致肾缺血；②肾缺血激活肾素 - 血管紧张素 - 醛固酮系统，血管紧张素 II 产生增多使肾小动脉收缩，肾血流量更加减少，导致尿量减少；③醛固酮和抗利尿激素分泌增多，使肾小管对钠水的重吸收增多，尿量进一步减少。如果能够及时恢复肾血液灌流量，就可能使肾功能恢复，尿量增加。如果休克时间延长，将会导致肾小管发生缺血性坏死，引起器质性肾衰，即使再恢复肾血液供给，肾功能在短时间内也难以恢复正常。继发于 SIRS 的肾衰竭多发生在原发致病因素作用后 7 ~ 10 天，患者一般经临床治疗病情稳定，甚至好转，但之后又再次恶化，属于双相迟发型，病理表现为急性肾小管坏死（acute tubular necrosis，ATN），其机制与持续性肾缺血缺氧、肾毒素有关，也与中性粒细胞的活化、肾血管内皮细胞的损伤、微血栓形成和氧自由基释放等有关。

　　4. 胃肠道功能障碍　胃肠道对于缺血及炎性损伤非常敏感。休克早期，有效循环血量减少，机体因代偿而进行血液重分布，使胃肠道最早发生缺血和酸中毒，继而引起肠壁淤血水肿、消化液分泌减少、胃肠运动减弱、黏膜糜烂甚至形成溃疡；严重感染时，亦可直接损伤胃肠道黏膜，引起黏膜变性、坏死、通透性增高；长期静脉高营养引起的胃肠黏膜萎缩等，这些情况均可使肠黏膜上皮受损，肠道屏障功能削弱，肠道细菌大量繁殖，大量内毒素甚至细菌移位进入血液循环和淋巴系统，由于入血的细菌或毒素数量多且毒性强，肝无法完全清除这些有害物质，因此不管是由于感染因素或其他损伤因素都可启动 SIRS，引起肠源性内毒素血症或肠源性菌血症和脓毒性休克。胃肠道功能障碍可表现为呕血、便血、肠梗阻、应激性溃疡、腹泻、便秘、呕吐、厌食、腹痛等。

5. 心功能障碍　MODS 时，早期心功能损伤一般较轻，晚期才发生心功能障碍。休克引起心功能障碍的主要原因：①交感神经兴奋，心肌收缩力增强，心肌耗氧量增加，氧债增大而加重心肌缺氧，最终导致心肌收缩力下降；交感神经兴奋也会使心率加快，心室舒张期缩短而减少冠状动脉灌流时间，使冠脉血流量减少而导致心肌供血不足；②休克时易发生代谢性酸中毒和高钾血症，增多的 H^+ 通过影响心肌兴奋收缩耦联而使心肌收缩力减弱；高钾血症时易出现严重的心律失常，导致心排出量下降；③休克时炎症介质增多，TNF-α 和 IL-1 等对心肌细胞具有抑制作用；④细菌感染或出现肠源性内毒素血症时，内毒素也可直接或间接损伤心肌细胞，抑制心功能；⑤休克并发 DIC 时，心脏微循环中有微血栓形成，可导致局灶性坏死和出血，加重心功能障碍。MODS 患者伴有的高代谢和高心输出量可进一步加重心脏负担；此外，患者如同时发生急性肺损伤，可引起进行性低氧血症、肺循环阻力增加，加重缺氧，进一步影响心肌细胞的收缩和舒张功能。临床上，患者易出现心动过速、洪脉、心输出量增加、外周血管阻力降低、低血压、心律失常等。

6. 免疫系统功能障碍　在 MODS 发生的早期阶段，非特异性免疫系统被激活，患者血浆中 C3a 和 C5a 水平升高，不仅增加血管壁的通透性，而且激活组织细胞和白细胞释放炎症介质，推进 SIRS 的进程。此外，在革兰氏阴性菌所致的感染性休克中，内毒素具有抗原性，可与血浆中的抗体形成免疫复合物（immune complex，IC），除进一步激活补体系统产生过敏毒素（C3a 和 C5a）外，IC 可沉积于血管内皮细胞表面，吸引大量的白细胞黏附聚集活化，加重各器官系统的非特异性炎症反应。在 MODS 晚期，整个免疫系统处于全面抑制状态，出现中性粒细胞的吞噬功能缺失、单核巨噬细胞功能抑制、淋巴细胞数量减少和分泌抗体能力降低等，炎症反应无法局限，感染容易扩散或易引发新的感染，此时患者的抵抗能力完全缺失，是病情恶化的重要原因。

7. 凝血与抗凝血功能障碍　MODS 患者中部分可出现凝血与抗凝血功能的障碍，引起 DIC。患者可表现为明显和难以纠正的出血或出血倾向、血小板减少、凝血时间和凝血酶原时间延长等。凝血与抗凝血功能的紊乱主要与血管内皮细胞的损伤、肝功能障碍、单核巨噬细胞系统功能障碍、坏死组织的产生等因素相关。

8. 脑功能障碍　MODS 早期阶段，机体通过血液重分布和脑血流的自身调节作用，维持脑的血液供应，患者仅出现紧张、烦躁不安等应激的表现。MODS 后期，循环系统功能失代偿，血压进行性下降，当平均动脉压低于 50 mmHg，脑血流的自身调节功能丧失，甚至出现脑血管 DIC，导致脑供血严重不足，脑细胞因严重缺血缺氧、能量代谢障碍、钠水潴留、神经递质产生和释放障碍等，进一步引起脑细胞和脑间质水肿、颅内压升高，甚至发生脑疝，危及生命。脑功能障碍患者可出现头痛、反应迟钝、意识和定向力障碍，严重的可出现惊厥和昏迷。

第四节　多器官功能障碍综合征防治的病理生理基础

多器官功能障碍综合征一旦发展至多器官功能衰竭，则抢救治疗变得异常困难，病死率相当高，因此，对 MODS 患者的早期诊断、早期干预尤为重要。根据 MODS 的病理生理学变化，其防治原则应包括以下方面。

一、针对病因的治疗

积极处理或去除造成 MODS 的原始病因。及早清除感染灶，引流脓液，给予适当的抗生素。彻底清除创面坏死组织和血肿以去除炎症灶。休克患者，应积极进行休克的复苏，如纠正酸中毒、补充血容量、维持血细胞的比容、合理制定补液容量、改善微循环的血液灌流量，以及合理使用血管活性药等，尽可能缩短休克时间。此外，应尽量减少侵入性诊疗操作，加强 ICU 病房机械设备的消毒、灭菌和减少医源性感染。

二、针对发病机制的治疗

全身炎症反应失控、肠道细菌移位、缺血与缺血再灌注损伤等是 MODS 发生过程中的主要问题。因此，控制感染、改善各组织器官的缺血缺氧状态、恢复组织细胞的能量代谢和防止再灌注损伤等是 MODS 治疗的中心环节。

1. 阻断失控的炎症反应和控制感染　阻断炎症细胞活化的信号通路、拮抗炎症介质的作用或采用血液净化疗法去除患者体内过多的毒素和炎症介质。如果炎症反应过强、血浆促炎介质水平过高，可采用小剂量糖皮质激素抗炎，或采用非类固醇类抗炎药物。使用胰岛素制剂控制因应激引起的高血糖。

2. 改善氧代谢，纠正组织细胞缺氧状态　氧代谢障碍是 MODS 的特征之一。因此，纠正组织细胞缺氧是 MODS 的重要治疗目标。呼吸支持是提高氧输送和降低氧消耗的重要手段之一，在选择呼吸机模式和设置呼吸机参数时，应避免呼吸机使用引起的肺损伤，尽可能减少机械通气对器官功能的影响，维持动脉血氧饱和度在 90% 以上，静脉血氧饱和度≥70% 为佳。输血提高血红蛋白浓度，使血细胞比容达 33% 以上；给予 ATP，辅酶 A（CoA）、葡萄糖等改善细胞的能量代谢，稳定溶酶体膜，维持细胞的基本功能。

3. 改善内脏器官血液灌流量　监测患者的各项生命体征和各器官功能指标的变化，可早期发现和治疗患者的器官功能紊乱并指导 MODS 治疗。MODS 早期由于全身血液分布异常，容易引起急性肾衰竭和胃肠道功能障碍，因此，尽快尽早补液、恢复有效循环血量和组织灌流量是关键。对于低氧血症和呼吸衰竭患者，应及时给予机械通气（低潮气量）、中高浓度氧和呼吸末正压治疗。经肠道营养有利于肠道防御屏障的功能恢复。但是，如果患者不能承受，则需给予静脉输入营养液，以满足机体的高代谢状态的需求。一旦肾衰竭，则需要考虑血液透析疗法，以维持内环境中的体液与电解质平衡。急性心力衰竭时，应减少或停止输液，并强心利尿，适当降低前后负荷等。保肝药物可改善肝功能的损伤。

4. 防治缺血再灌注损伤　使用抗氧化剂、自由基清除剂、钙拮抗剂等减轻细胞损伤。

三、营养支持疗法

MODS 患者处于应激状态，机体的分解代谢明显高于合成代谢，器官及组织细胞的功能维护和组织修复有赖于细胞得到适当的营养底物，因此，加强营养支持、改善全身情况和维持内环境稳定是治疗的基础。如条件许可，应鼓励患者经口摄食，尽可能缩短禁食时间，促进胃肠蠕动，维持肠黏膜屏障功能。经胃肠道适当补充谷氨酰胺，可提高机体对创伤和休克的耐受力。提高蛋白质、氨基酸，尤其是支链氨基酸的摄入量，减少负氮平衡，保证每日的热量供应。

四、抗凝及免疫调节治疗

根据患者所处的 DIC 不同阶段，合理应用肝素、补充凝血因子和输血，阻止 DIC 的进一步发展。免疫治疗的目的主要是针对严重损伤后引起的免疫抑制，调节促炎和抗炎反应的平衡，改善抗原递呈细胞的功能等。

本 章 小 结

多器官功能障碍综合征（MODS）是指机体遭受严重损伤或危重疾病后，短时间内同时或相继出现两个或两个以上器官功能损害的临床综合征。引起 MODS 的病因主要包括感染性和非感染性因素。MODS 的发病机制十分复杂，至今尚未完全阐明。目前认为，全身炎症反应失控是其最主要的发病机制。此外，肠道细菌移位或肠源性内毒素血症以及缺血和缺血再灌注损伤也在 MODS 的发生中起着重要作用。MODS 患者的功能代谢变化主要表现为高代谢、高动力循环及组织细胞缺氧与能量代谢障碍。MODS 一旦发展至多器官功能衰竭，则病情危重，救治困难，因此要做到早诊断、早治疗，防治目标主要是控制感染、提供合适的组织供氧量、尽快恢复有效循环血量和组织灌流量、维持各个组织器官的正常功能。

复习思考题

1. 试述 SIRS、CARS 和 MARS 在 MODS 发生发展中的作用和特点。
2. 为何肠道细菌移位和肠源性内毒素血症在 MODS 发生发展中具有重要地位？
3. 根据临床发病过程，MODS 可分为哪两种类型？各型的特点分别是什么？
4. 试述内毒素是如何促进 MODS 发生的。
5. 试述针对 MODS 发病机制的治疗包括哪些方面？
6. 简述 MODS 发生的病理生理学机制。

（倪世容）

数字课程学习

📥教学 PPT　　▶️微视频　　✍️自测题

参 考 文 献

［1］ 姜勇.病理生理学.2版.北京：高等教育出版社，2019.

［2］ 王建枝，钱睿哲.病理生理学.9版.北京：人民卫生出版社，2018.

［3］ 王万铁.病理生理学.浙江：浙江大学出版社，2009.

［4］ 朱蕾.体液代谢的平衡与紊乱.北京：人民卫生出版社，2011.

［5］ 张立克，病理生理学.北京：人民卫生出版社，2007.

［6］ 肖献忠，病理生理学.4版.北京：高等教育出版社，2018.

［7］ 钱桂生，任成山，徐剑铖.实用血气分析及酸碱紊乱治疗学.郑州：郑州大学出版社，2014.

［8］ 查锡良.生物化学.7版.北京：人民卫生出版社，2013.

［9］ 周新，府伟灵.临床生物化学与检验.4版.北京：人民卫生出版社，2007.

［10］ 王吉耀.内科学.2版.北京：人民卫生出版社，2010.

［11］ 陆再英，钟南山.内科学.7版.北京：人民卫生出版社，2011.

［12］ 姜志胜.动脉粥样硬化学.北京：科学出版社，2017.

［13］ 杨永宗.动脉粥样硬化性心血管病基础与临床.2版.北京：科学出版社，2009.

［14］ 中国成人血脂异常防治指南修订联合委员会.中国成人血脂异常防治指南（2016年修订版）.中国循环杂志，2016，31（10）：937-995.

［15］ 王玮，赵小贞.中枢神经功能解剖学.2版.北京：科学出版社，2017.

［16］ 王万铁.病理生理学.北京：高等教育出版社，2012.

［17］ 邓小明，李志文.危重病医学.4版.北京：人民卫生出版社，2016.

［18］ 康焰.临床重症医学教程.北京：人民卫生出版社，2015.

读者意见反馈

为收集对教材的意见建议，进一步完善教材编写并做好服务工作，读者可将对本教材的意见建议通过如下渠道反馈至我社。

咨询电话　400-810-0598

反馈邮箱　gjdzfwb@pub.hep.cn

通信地址　北京市朝阳区惠新东街4号富盛大厦1座

　　　　　高等教育出版社总编辑办公室

邮政编码　100029

防伪查询说明

用户购书后刮开封底防伪涂层，使用手机微信等软件扫描二维码，会跳转至防伪查询网页，获得所购图书详细信息。

防伪客服电话　(010) 58582300